JN409522

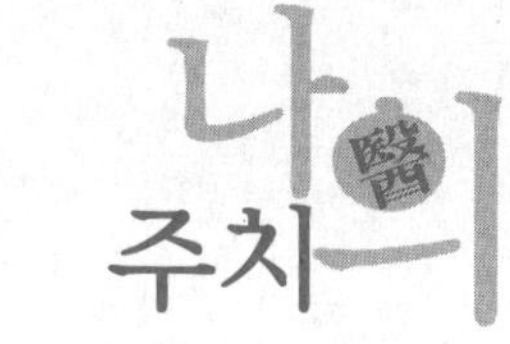

140가지 질병의 증상과 치료

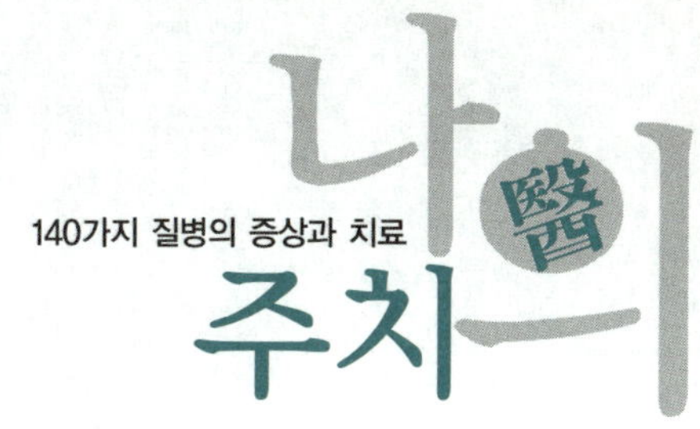

내과 전문의 이영직

일조각

이 책을 쓸 수 있도록 항상 정신적인 배려를 해준
아내에게 고마움을 전합니다.

✻✻✻

서문

나의 아버지는 나이 쉰에 하시던 일을 접어두고 홀로 미국 유학을 떠나셨다. 20대에 할 공부를 뒤늦게 하신 것이다. 미시간 주립 대학에서 학위를 마치고 귀국하신 아버지는 몇 년 동안 미국 교육제도의 장점에 대해 무척 자주 말씀하셨다. 평생을 교육계에서 일했던 분이기에 그만큼 느끼신 점이 남달랐을 것으로 생각된다.

당시 의과대학에서 공부하며 한국 의료제도에 익숙한 나에게 아버지의 미국 유학은 나의 관심을 미국 의료제도로 돌려놓았다. 그 후 미국에서 수련을 받고 개업의로 환자를 진료하면서 미국과 한국 의료제도의 장단점을 누구보다도 크게 느끼면서 살아가게 되었다.

미국과 한국 의료제도의 가장 큰 차이점 중 하나는 미국은 개방형 제도open system고, 한국은 폐쇄형 제도closed system라는 것이다. 개방형 제도란 개업의가 자신의 환자를 종합병원이나 대학병원에서 주치의로서 돌보는 것을 말한다. 환자가 양로병원에 입원하더라도 원하면 개업의가 돌볼 수 있다. 이에 비해 폐쇄형 제도란 의사는 외래clinic 환자만 진료하고 입원 환자는 병원에 속한 의사에게 치료를 맡기는 것을 말한다. 폐쇄형 제도에서 개업의는 종합병원이나 대학병원에서 환자를 진료할 수 없으며, 대학병원에 속한 의사는 개인병원에서 환자를 진료할 수 없다.

개방형 의료제도의 장점은 담당 의사가 환자의 병을 매우 잘 알고 있기 때문에 불필요한 검사를 피할 수 있고, 의사와 환자 사이의 신뢰가 강하기 때문에 치료 효과를 극대화할 수 있다는 것이다. 또 개업의가 원하면 대학병원을 비롯한 3차 의료기관에서 환자를 진료하기 때문에 새로운 의료 지식을 지속적으로 배울 기회가 있으며, 따라서 개인병원과 지역의 중소 종합병원(비非대학병원)이나 대학병원 간의 수준 차이가 작아 환자는 어느 병원에 가더라도 일정한 수준의 치료를 받을 수 있다. 개방형 의료제도는 의료의 질적 향상을 위해서 매우 필요한 제도다.

요즘은 미국의 의료수가가 전체적으로 낮아지는 경향이 있기 때문에 개업의사들이 시간 소모가 많은 병원 진료를 꺼리는 경향이 있다. 또 캘리포니아주의 경우는 HMOHealth Maintenance Organization가 보편화되고 있기 때문에 병원전담의사hospitalist가 병원 환자를 담당하는 것이 새로운 추세가 되고 있다. 하지만 의사가 새로운 지식을 지속적으로 배우고 환자 치료를 극대화하는 방법은 전통적인 개방형 의료제도밖에는 없다고 본다.

폐쇄형 의료제도에서는 전공의를 마친 후 대학병원이나 전문 종합병원에서 근무하지 않고 개업해 개인병원에서 일하게 되므로 수련 받을 때 배운 전문기술을 사용할 기회가 없어서 몇 년만 지나면 그 기술을 사용할 수 없게 되는 단점이 있다. 또 대학병원이나 종합병원에서 환자를 돌볼 수 없어서 새로운 임상지식을 습득하는 데 한계가 있으며, 결과적으로 우수한 의료 인력의 낭비와 의료의 질적 저하를 가져올 우려가 있다.

미시간 대학병원에서 수련을 받는 동안 한국인 환자를 거의 보지 못한 나는 한국인 환자를 진료하는 것이 개인적으로 큰 기쁨이었다. 그래서 한국인들이 많이 모여 사는 LA, 그중에서도 한인 타운에서의 개업이 매우 흥분되는 일이었다. 또 미국에 거주하는 한인들에게 흔히 발병하는 질병을 발견하고 공부하는 것도 큰 즐거움이다.

미국에서 한국인들이 가장 많이 사는 LA의 한인 타운에서 내과 병원을 개업하면서 느낀 점은 재미 한인들의 질병 양상이 한국에 거주하는 한국인과 미국인의 중간 정도가 아닐까 하는 것이다. 질병의 발생은 유전적인 면과 식습관 같은 환경적인 면이 모두 중요하기 때문에 미국에 오래 거주하면 질병의 양상도 미국인과 닮아가는 것이 놀라운 일이 아니다. LA에서 한국인 환자들을 보면서 많은 것을 느꼈다. 미시간 주에서 의사 생활을 하면서는 한국인 환자를 한 명밖에 보지 못했는데 LA에서 개업하니 환자 대다수가 한국인이었다.

1970년대 이후에 한국인의 미국 이민이 붐을 이루었는데 그때 이민을 와서 이미 미국에서 20~30년 이상을 살아온 교포들이 많았고, 일부는 1990년대 이후 이민을 온 사람들이었다. 미국에서 한국인 환자들을 진료하면서 배운 흥미로운 사실은 미국에서 오래 살아온 한국인들의 질병 양상이다. 미국에 거주하는 한국인들은 1990년대 이전부터 당뇨병이나 고지혈증과 같은 성인병이 매우 흔했는데, 이민 생활 자체가 스트레스가 많고 한국 생활과 비교할 때 운전을 많이 하고 적게 걷는 등 생활습관이 원인으로 추측된다. 또 육류를 많이 섭취하고 열량이 높은 음식을 많이 먹는 식습관도 원인 중 하나로 지적할 수 있다. 미국에 살고 있는 교포들은 한국과 마찬가지로 위암 발생률이 매우 높고, B

형 간염과 간암 발생이 미국인에 비해 월등히 높다.

결론적으로 미국에서 30년 이상 살아온 한국계 미국인들은 식습관이나 생활습관이 서구화되었기 때문에 당뇨병이나 고지혈증, 대장암 등의 발병률이 미국인처럼 높아지고, 한국인에게 흔한 간암이나 B형 간염, 위암 등은 이민 오기 전부터 이미 유발인자를 가지고 있기 때문에 미국에 살더라도 여전히 발병률이 높게 나타나는 것이다.

최근 한국에서 당뇨병 등 성인병이 급증하고 서구에서 흔한 대장암이나 유방암의 발병 빈도가 증가하고 있다는 발표를 보면 20~30년 미국에 거주했던 한국인들의 질병 양상이 30년 후 한국인의 발병을 미리 예측했다고 말할 수 있다.

한국인의 이민 역사는 일본인에 비해 짧아서 여러 세대에 걸친 연구는 없지만 하와이에 거주하는 일본인의 경우를 보면 미국 이민 세대가 길면 길수록 미국인에게 흔한 대장암 발병이 증가하는 것을 볼 수 있다. 또 미국령 괌에 거주하는 괌 원주민들이 미국 본토에 와서 치료받은 사례를 보면 괌 원주민들은 식습관이 매우 서구화되어 있고 운동을 많이 하지 않기 때문에 심장병이나 당뇨병과 같은 성인병이 다른 지역에 비해서 월등히 높고 그에 따른 합병증도 매우 심각했다. 이것은 후천적인 식습관이나 생활습관과 질병의 관계를 보여준다.

폐경기 한국 여성들이 많이 앓는 질환 중 하나가 골다공증인데, 어려서 우유를 많이 마시지 않았기 때문이기도 하고 야외에서 운동하지 않아서 발생 빈도가 타민족보다 높다고 한다. 하지만 어려서 우유를 많이 마시는 백인 여성도 흑인 여성과 비교하면 골다공증이나 이로 인한 골절 발병률이 훨씬 높다. 이것은 골다공증의 발병에 유전적인 측면도 영향이 있기 때문이다.

미국에서 의료 활동을 하면서 아쉬운 점은 아직 한국인을 비롯한 아시아인들에게 흔한 질병들이 주류 사회에 잘 알려지지 않아서 불이익을 받고 있다는 것이다. 백인들에게 매우 드문 위암이나 한국인들에게 흔한 B형 간염, 한국 여성에게 매우 흔한 골다공증 등이 대표적인 질환이다. 이를 주류 사회에 알리는 것은 한인 출신 의사들이 앞으로 해야 할 의무라고 생각한다.

이 책은 그동안 미주 『한국일보』에 매주 연재했던 '일과 건강'이라는 칼럼을 엮은 것이다. 이 칼럼을 통해 미국에 거주하는 한국인들에게 건강에 관한 의학지식을 전달하고자 노력했는데, 글들이 묶여 한 권의 책으로 만들어지게 되어 큰 감사함을 느낀다. 그동안 지면을 허락해주신 미주 한국일보사 권기준 편집국장님과 박홍율 부장님께 감사드리고, 이 책을 출판하도록 도와주신 일조각의 김시연 사장님께도 감사의 뜻을 전한다.

2010년 가을

LA에서 이영직

❊❊❊

차례

✻✻✻

심혈관 질환

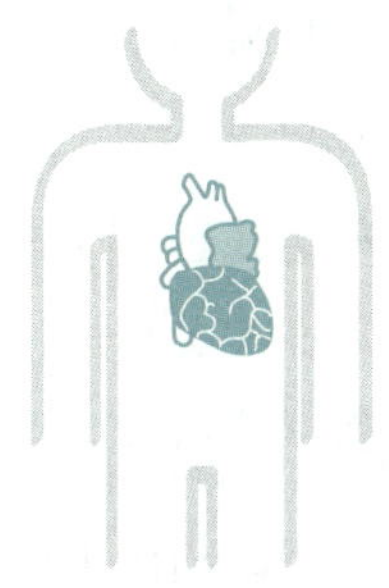

심혈관 질환cardiovascular disease이란 관상동맥 질환을 포함한 각종 심장 질환, 경동맥 협착증과 뇌혈관 질환(일반적인 의미의 중풍), 말초동맥 협착증peripheral vascular disease, 대동맥 동맥류와 같은 대동맥 질환 등을 통칭하는 것이다.

심혈관 질환은 현재 미국에서 가장 흔한 사망 원인이며 인구 고령화 때문에 더욱 빈도가 증가하는 추세다. 특히 한국인을 포함한 아시아에서 이민 온 미국인들에서 심혈관 질환 발병 빈도가 빠른 속도로 증가하고 있다. 이는 서구화된 식습관과 비만 등으로 인해 당뇨병과 같은 대사성 질환이 모국에 거주하는 사람들에 비해서 급격히 증가했기 때문으로 보인다.

심혈관 질환은 중년 이후의 남성, 심혈관 질환 가족력이 있는 경우 더욱 주의해야 한다. 심혈관 질환을 유발하는 위험인자risk factor로는 고혈압, 당뇨, 고지혈증, 흡연, 과체중, 스트레스가 많은 생활습관 등을 지적할 수 있다. 또 운동을 하지 않고 주로 앉아서 생활하는 습관과 육식 위주의 식습관도 위험인자로 볼 수 있다.

심혈관 질환 위험인자에 대한 연구가 처음 발표된 1960년대와 비교해 40년이 흐른 2000년대에 발표된 연구를 살펴보면 고지혈증, 고혈압, 흡연 등의 연관성은 현저하게 줄어들고, 과체중이나 당뇨 등의 연관 관계가 크게 늘어난 것을 알 수 있다. 이는 금연 운동으로 미국 남성들의 흡연율이 크게 떨어졌고, 고혈압이나 고지혈증은 치료 약물의 발달로 쉽게 조절되기 때문에 위험인자로서 차지하는 비중이 줄어든 것으로 보인다. 반대로 과체중 인구가 늘어나고 이에 비례한 당뇨병 환자가 증가하면서(과체중에서 당뇨가 발생하는 이유는 체내 인슐린에 대한 저항이 생기기 때문) 두 가지 위험인자는 현재 심혈관 질환 발병의 가장 위험한 요소가 되고 있다.

심혈관 질환의 위험인자 중 성별과 나이, 가족력은 이미 정해진 것이므로 인위적으로 바꿀 수 없지만 나머지는 개인의 노력에 따라 위험도를 줄일 수 있다. 우선 생활습관에서 스트레스를 적게 받도록 노력하고, 식습관을 채소나 과일 중심으로 바꾸고 섬유소가 많은 음식을 꾸준히 섭취하는 것이 좋다. 섬유질은 대장암 예방이나 만성 변비 치료에 직접적인 효과가 있으며, 심장 질환이나 뇌혈관 질환을 감소시키는 데도 효과가 있다.

심혈관 질환 예방에 도움이 되는 것으로 알려진 '프루던트 다이어트

prudent diet'는 과일과 채소, 콩 등을 많이 섭취하고, 육류는 칠면조나 닭고기 같은 가금류를 먹고, 현미와 같은 정맥 되지 않은 곡류 위주의 식사를 하는 것이다. 건강한 식습관과 함께 운동 습관도 중요하다. 걷기처럼 신체적으로 격렬하지 않은 운동만으로도 심혈관 질환을 예방할 수 있다.

당뇨병을 앓는 사람은 3개월 평균 당지수(당화혈색소)를 7퍼센트 이하로 유지하고 혈압은 수축기 혈압을 130mmHg 이하로 조절한다. 혈중 콜레스테롤은 나쁜 콜레스테롤LDL: light density lipoprotein을 100mg/dL 이하로, 좋은 콜레스테롤HDL: high density lipoprotein은 적어도 40mg/dL 이상으로 유지하고, 혈중 준성지방 수치는 200mg/dL 이하로 조절하는데 식사로 조절되지 않는 경우는 약물치료로 조절해야 한다. 만약 과체중이라면 체질량지수BMI: body mass index를 30 이하로 낮추어야 하고, 금연과 동시에 심혈관 질환의 위험이 크게 감소하기 때문에 흡연자는 담배를 끊는 것이 매우 중요하다.

고지혈증

콜레스테롤 낮추려면 식사 조절과 운동 필수

고지혈증(혈중 콜레스테롤이 높은 질환)은 서양인의 질병이기 때문에 우리는 크게 걱정할 필요가 없다고 생각하는 사람이 아직까지 많다. 하지만 지난 30년 동안 급격한 식생활 변화와 더불어 생활습관의 변화로 인해서 미국에 거주하는 한국인 중에서 고지혈증을 쉽게 발견할 수 있고 이로 인한 합병증도 급증하고 있다. 늘어난 육류 섭취도 원인으로 지적할 수 있지만, 어디를 가더라도 자동차를 타고 가야 하는 미국식 생활습관과 시간에 쫓기다 보니 운동할 수 있는 시간이 적어 열량을 소비할 기회가 적기 때문이다.

증권회사에서 근무하는 50대 중반의 이 씨는 얼마 전 건강검진에서 고지혈증이라는 진단을 받고 고민에 빠졌다. 20년 전 미국으로 이민 와서 지금까지 건강만은 자신해왔기 때문에 걱정은 더욱 컸다.

이 씨의 하루 일과는 아침에 일어나 서둘러서 회사에 도착하면 커피 한 잔을 뽑아들고 고객들과 상담하는 것으로 시작한다. 온종일 앉아서 일하기 때문에 평소 걷는 시간은 거의 없다. 업무 중에는 커피를 하루에 4잔 이상 마시고, 감자칩이나 초콜릿 등의 군것질을 즐기는 편이다. 점심은 샌드위치 등 패스트푸드로 때우고, 저녁은 퇴근 후 뒤늦게 식사를 하는 편이다. 저녁식사 후에는 TV를 시청하다가 잠자리에 든다. 일주일에 한두 번은 퇴근 후 동료와 어울려 소주와 삼겹살을 즐겼다. 또 담배는 군대에서 피우기 시작해 지금까지 하루 한 갑 이상 30년 동안 피웠다.

이 씨는 최근 한국에 사는 가까운 친척이 중풍으로 병원에 입원했다는 이야기를 듣고 종합 건강진단 검사를 하던 중 고지혈증이라는 진단을 받았다.

고지혈증은 말 그대로 혈중 지혈(콜레스테롤)이 증가해서 혈관 내벽을 막아 심장병이나 중풍 등의 합병증을 유발하는 병이다. 흔히 알려진 것처럼 콜레스테롤은 세 가지 종류가 있다. 혈관 질환을 촉진하는 것으로 알려진 LDL(나쁜 콜레스테롤)과 중성지방, 그리고 LDL 분해 역할을 하는 HDL(좋은 콜레스테롤)이 그것이다.

고지혈증 치료는 LDL과 중성지방 수치를 떨어뜨리고, HDL 수치를 올리는 것이 목표다. 콜레스테롤이 정상치라 하더라도 당뇨나 고혈압이 있거나 심장 질환 등의 만성병이 있을 때는 수치를 정상 수치 이하로 떨어뜨리는 것이 중요하다. 연구 결과들을 살펴보면 전체 콜레스테롤이 10퍼센트 떨어질 때 심혈관 질환이 15퍼센트 정도 감소하는 것을 볼 수 있다. 그러므로 일단 식사와 운동을 통해 콜레스테롤을 조절하고 이것으로 부족할 때는 콜레스테롤 강하제를 사용한다. 고지혈증 치료를 위해 현재 처방되고 있는 약물치료는 매우 효과적이기 때문에 별다른 부작용이 없는 경우에는 지속적으로 사용해 콜레스테롤 수치를 낮추어야 한다.

고지혈증 검사는 12~14시간 금식禁食 후에 혈액검사로 한다.

고중성지질혈증

혈중 중성지방 수치 높으면 심혈관 질환 위험

현대 의학 지식은 끊임없이 발전하고 있고 이런 새로운 연구 결과들을 근거로 환자 치료에 도움이 되는 새로운 지침들이 제공되고 있다. 그 중에서 중요한 역할을 하는 것이 역학epidemiology과 통계다. 역학은 과거에는 전염병의 원인을 알아내서 예방법을 제시하고 치료에 도움을 주던 것에서 시작했지만 지금은 여러 질병의 인과 관계를 규명해서 질병을 예방하고 치료방법을 제시하는 것으로 의학 발전에 도움을 주고 있다. 예를 들면, 고혈압과 심혈관 질환의 연관 관계는 끊임없이 반복된 연구의 결과로 이제는 누구도 의심하지 않는 사실로 받아들이고 있으며, 흡연과 폐암의 연관성도 역학 조사로 밝혀졌다. 이런 과학적인 연구 결과들이 없었다면 현대인들 사이에서 흡연 습관이 줄어들지 않았을 것이고, 고혈압 치료에 대한 약물 개발이 미진해 인간의 수명은 지금처럼 길지 않았을 것이다.

공과대학 교수로 일하는 50대 중반의 박 모 씨는 정기 건강검진에서 중성지방이 매우 높다는 이야기를 듣고 충격을 받았다. 박 씨는 지금까지 콜레스테롤이 높으면 위험하다는 이야기는 들었지만 중성지방에 대해서는 별로 들어본 적이 없었다. 그런데 담당 의사는 혈중 중성지방 수치가 높아도 각종 심혈관 질환을 유발할 수 있다고 설명했다. 박 씨는 의사의 권유에 따라 평소 즐겨 마시던 술을 끊고 칼로리를 높일 수 있는 밥이나 국수 같은 탄수화물 중심의 식단을 채소 중심의 식단으로 바꿨다. 또 규칙적인 운동을 시작했고 의사의 처방대로 중성지방을 떨어뜨리는 약물을 복용했다. 3개월 후 박 씨의 혈중 중성지방 수치는 정상으로 떨어졌다.

중성지방은 혈중 전체 콜레스테롤을 구성하는 일부로 우리가 섭취하는 당분을 재료로 간에서 합성된다. 혈중 중성지방 수치가 높아지는 질환인 고중성지질혈증hypertriglyceridemia은 과거에는 상반된 연구 결과로 혼란이 있었지만 지금은 심혈관 질환을 유발하고 악화시키는 주범으로 인식되고 있다. 중성지방 수치가 200mg/dL 이상이면 높다고 보는데 500mg/dL 이상이면 췌장염 등 합병증이 나타날 수 있으므로 반드시 적극적인 치료를 해야 한다.

고중성지질혈증이 나타나는 원인은 선천적으로 중성지방이 높은 가족력을 지닌 경우도 있지만 후천적으로 탄수화물 위주의 식습관, 비만, 갑상샘저하증 등 내분비 질환, 여성호르몬 등이 중성지방 수치를 높이는 위험인자로 알려졌다. 흔히 사용되는 피임약도 혈중 중성지방 수치를 높일 수 있다.

치료는 비약물요법인 금주와 식사 조절을 하고 규칙적인 유산소 운동을 병행해서 체중 조절을 하는 것이 중요하다. 비약물요법이 실패할 경우는 약물치료를 시작하는데 최근에 개발된 약들은 매우 효과적이고 부작용도 적은 편이어서 널리 쓰이고 있다. 박 씨의 증례처럼 비약물요법과 약물치료를 잘 병행하면 심한 고중성지질혈증도 효과적으로 치료되는 사례를 자주 본다.

고혈압

과다한 염분 섭취는 고혈압의 적

로스앤젤레스에서 자영업을 하는 40대 후반의 김 모 씨는 평소 건강에는 자신이 있다고 이야기해왔다. 30대 초반에 이민을 와서 지금까지 밤낮없이 사업에 신경 쓰느라고 건강을 돌볼 시간이 없었는데 지난 3개월 동안 오후만 되면 뒷골이 쑤시고 아픈 증상을 자주 느꼈다.

건강검진은 약 3년 전에 받았는데 당시 혈압이 약간 높았고 기본적인 혈액검사는 정상이었다. 과거에 수술을 받은 적도 없고 현재 복용하는 약은 종합 비타민 이외에는 없다. 가족 중에는 아버지가 중풍으로 일찍 돌아가셨고 어머니는 당뇨와 고혈압이 있었다. 담배는 피우지 않고 술은 사업 관계로 자주 마시는 편이며, 운동은 거의 하지 않았다. 식사는 젓갈이나 찌개와 같이 맵고 짠 음식을 좋아하고, 몸무게가 지난 6개월간 3킬로그램이 늘어서 움직일 때마다 숨찬 증상이 있었다.

김 씨를 검진한 결과 수축기 혈압이 170mmHg, 이완기 혈압이 100mmHg이었다. 2주 후 재측정한 결과도 같았다.

김 씨는 본태성 고혈압 진단을 받고 본격적인 고혈압 치료에 관한 교육을 받고 약물치료를 시작했다. 김 씨는 고혈압약은 일단 시작하면 평생 복용해야 한다는 말을 들어왔기 때문에 약물치료를 시작하는 것이 두려웠지만 아버지가 고혈압 때문에 중풍으로 돌아가신 것을 상기하고 고혈압약을 복용하기 시작했다. 또 맵고 짠 음식을 피하고 체중을 줄이도록 식사 조절과 운동을 시작했다. 알코올이 혈압에 해롭다는 이야기를 듣고 술자리를 될 수 있으면 삼가고 가정용 혈압계를 사서 수시로 혈압을 측정했다. 한 달 후 병원을 찾았을 때 혈압은 수축기 120mmHg, 이완기 70mmHg으로 정상이었고 두통도 완전히 사라져 컨디션이 좋았다.

김 씨의 증례는 클리닉에서 아주 흔히 보는 경우다. 특히 초기 고혈압은 증상이 없어서 수년 동안 방치하는 경우가 많은데 김 씨처럼 진단 후 식사 조절과 운동 요법, 약물치료를 병행하면 좋은 효과를 거둘 수 있다. 고혈압은 유전적인 면도 있지만 염분의 과다 섭취나 알코올, 흡연 등과도 밀접한 관계가 있으며 일상생활의 스트레스나 과체중과도 밀접한 관계가 있다. 예를 들면, 매일 맥주 두 병을 마시는 사람이 술을 끊거나 몸무게를 5킬로그램 줄이면 평균 혈압이 5mmHg 이상 감소하는 효과를 볼 수 있다. 또 염분 섭취를 줄이는 것도 매우 중요해 하루 6그램 이하로 섭취하도록 권장하고 있다.

일반적으로 고혈압약을 한번 먹으면 평생 먹어야 한다고 믿고 있는데 식이요법 및 행동요법으로 정상 혈압을 유지할 수 있다면 혈압약의 용량을 줄일 수 있고, 복용을 끊을 수도 있다. 하지만 약을 먹고 혈압이 잘 조절되더라도 약을 끊으면 다시 올라가는 경우가 많기 때문에 조심해야 한다.

고혈압의 초기 치료는 대개 약물요법을 사용하지 않고 운동이나 체중 조절, 식사할 때 소금의 양을 줄이는 식이요법, 지나친 음주를 금하는 방법 등으로 시작한다. 이런 접근은 부작용 없이 쉽게 시작할 수 있고, 고혈압이 없는 일반인들도 평소 건강관리에 도움이 되는 방법이다. 반면 약물치료는 돈이 들고 일시적인 부작용을 가져올 수도 있기 때문에 약에 대해서 잘 알고 시작해야 한다. 따라서 언제 어떤 고혈압약을 어떻게 시작할지를 잘 결정하는 것이 중요하다.

고혈압 약물치료는 수축기 혈압이 140mmHg 이상, 이완기 혈압이 90mmHg 이상 반복해서 측정되는 경우에 시작한다. 또 고혈압 전 단계prehypertension에서도 혈압약을 미리 복용하기 시작하면 고혈압으로 진행되는 것을 예방할 수 있다는 연구 결과도 있다. 고혈압을 치료하는 주된 이유는 약물치료를 할 경우 중풍이나 심혈관 질환의 위험이 현저히 감소한다는 많은 임상연구가 있기 때문이다. 이완기 혈압이 특히 높은 환자의 경우 심혈관 질환의 위험이 높은데 이완기 혈압이 105mmHg 이상 되는 환자가 고혈압 치료를 받을 때 심혈관 합병증이 3분의 2 이상 감소한다는 보고가 있다.

현재 가장 흔히 사용하는 고혈압약은 크게 네 가지로 에이스억제제ACE inhibitors · ARBs, 베타차단제beta blockers, 칼슘길항제calcium channel blockers, 이뇨제diuretics 등이 많이 사용된다. 이중에서 어떤 약이 더 우수하다고 볼 수는 없고 장단점이 각각 다르므로 자신의 상황에 맞는 약을 고르는 것이 중요하다.

인종적으로도 약의 반응이 조금씩 차이가 나는 것을 볼 수 있다. 흑인은 이뇨제나 칼슘길항제에 잘 반응하는 대신에 베타차단제나 에이스억제제는 상대적으로 잘 듣지 않고, 백인들은 에이스억제제가 가장 효과적이다. 젊은 고혈압 환자에게는 에이스억제제가 잘 듣고, 노인층은 이뇨제와 칼슘길항제가 잘 반응한다.

흔히 사용되는 고혈압 약제의 특징과 부작용은 다음과 같다. 에이스

억제제는 동양인의 50퍼센트 이상(백인은 5퍼센트 이내)에서 마른기침을 유발할 수 있고, 신장 질환이 있을 때는 주의해서 사용해야 한다. 하지만 심부전증이나 당뇨병성 신장 질환과 같은 당뇨 합병증을 예방하는 데는 탁월한 효과가 있다.

칼슘길항제는 부정맥 치료제로도 사용되며 전체적으로 부작용이 적지만 용량이 높아지면 다리가 붓거나 변비가 생기는 부작용이 있다. 당뇨병성 신장 질환을 예방하는 효과도 있다.

베타차단제는 심장 질환에도 많이 사용되는데 칼슘길항제와 같이 사용할 때는 맥박이 너무 느려질 수 있기 때문에 피해야 하고, 천식이나 말초 혈관 질환이 있는 경우는 주의해서 사용해야 한다. 또 남성의 성性 기능을 감소시킬 수 있다.

이뇨제는 혈압 강하 효과가 크면서도 값이 매우 싼 장점이 있다. 부작용으로는 지나친 이뇨 효과로 인해서 혈중 전해질의 이상을 가져올 수 있고, 당뇨병 환자의 경우 혈당을 상승시킬 수 있다.

이처럼 고혈압약은 장단점을 잘 알고 복용해야 한다. 약값도 종류에 따라서 차이가 매우 크기 때문에 고혈압 약물치료를 시작할 때는 개인적인 상황을 모두 고려해서 의사와 상의한 후에 결정하도록 한다.

혈압이 너무 낮으면 기립성 저혈압 위험

고혈압과 고지혈증을 조절하는 것은 심장병이나 중풍 등의 혈관 질환뿐 아니라 신장 질환 등의 말초 기관 장애를 예방하는 데 직접적인 도움을 준다는 것은 잘 알려진 사실이다. 혈압약을 복용하다 보면 가끔 혈압이 너무 낮다고 느낄 때가 있는데 이 때문에 멋대로 혈압약을 중단하는 환자들이 있다. 그러면 혈압이나 콜레스테롤 수치가 인체에 해롭지 않을 정도로 낮은 수치는 얼마일까?

식당업을 하는 50대 중반의 구 씨는 개인적인 문제로 스트레스를 몹시 받았다. 그 때문에 구 씨는 항상 두통에 시달렸고 병원에서 혈압을 측정하자 180/110mmHg으로 매우 높았다. 구 씨는 의사의 권유대로 고혈압약을 복용하기 시작했다.

혈압약을 복용하기 시작하자 혈압은 곧 정상으로 회복되었고 늘 구 씨를 괴롭히던 두통도 사라졌다. 얼마 뒤 구 씨의 골칫거리였던 개인적인 문제도 해결되었다. 그러던 중 구 씨는 자주 어지럼증을 느꼈다. 특히 오후만 되면 맥이 빠지고 앉았다가 일어서면 몹시 어지러웠다. 혈압을 재보니 95/60mmHg으로 조금 낮게 나왔다. 자신의 혈압이 너무 낮다고 생각한 구 씨는 의사와 상의하지 않고 혈압약을 끊었다. 한 달 후에 의사를 찾아간 구 씨는 혈압이 150/100mmHg으로 다시 높아진 것을 알았다.

고혈압 치료에 관한 최신 자료들을 보면 바람직한 혈압 수치는 당뇨나 만성 신장 질환을 앓는 경우는 130/80mmHg 이하로 유지하고, 그렇지 않은 경우는 140/90mmHg 이하로 조절하도록 권장하고 있다. 하지만 혈압이 115/75mmHg 이하로 유지될 때 심혈관 합병증이 더욱 감소한다는 데이터가 많기 때문에 혈압 치료를 지나치게 하다 보면 혈압이 너무 낮아질 수 있다.

일반적으로 혈압이나 혈중 콜레스테롤 수치는 낮을수록 좋다고 생각한다. 하지만 혈압이 너무 낮아지면 기립성 저혈압으로 어지러울 수 있는데 특히 노인들에게는 위험이 크다. 혈중 콜레스테롤이 너무 낮게 유지되어서 생기는 심각한 문제는 없어 보이지만 콜레스테롤약으로 인한 근육통과 같은 부작용이 생길 수 있다.

고혈압은 수축기 혈압의 조절이 일차적인 목표다. 혈압을 5mmHg만 낮추어도 심혈관계 합병증을 크게 감소시킬 수 있다. 고지혈증 치료의 일차적인 목표는 나쁜 콜레스테롤로 알려진 LDL 수치를 낮추는 것이다. 심혈관 질환의 위험도가 높은 '위험군'의 경우 LDL을 100mg/dL 이하로 조절하고, '고위험군'인 경우 LDL 수치를 70mg/dL 이하로 낮추어야 한다. 여기서 고위험군이란 심혈관 질환을 앓고 있으면서 당뇨, 흡연, 고중성지질혈증 등의 위험인자를 함께 가지고 있는 경우를 말한다.

백의 고혈압

병원만 가면 높아지는 혈압

심한 스트레스를 받을 때 '혈압 오른다'는 말을 자주 사용한다. 실제로 일시적인 스트레스 때문에 고혈압이 생기더라도 스트레스의 원인이 없어지면 혈압이 정상으로 돌아오는 경우가 많다. 또 누구나 병원에서 혈압을 측정할 때는 자신의 혈압이 높지 않을까 하며 긴장되고 가슴이 두근거리는 경험을 했을 것이다. 병원에서 고혈압 진단을 받은 사람도 집에서 혈압을 잴 때는 혈압이 정상인데 병원만 오면 혈압이 높아지는 경우도 있다.

평소 건강에 이상이 없었던 40대 중반의 남성 정 모 씨는 건강검진을 받기 위해 병원에 왔다. 가끔 집 주변 상가에서 기계로 혈압을 재보았지만 항상 정상이었다. 정 씨의 가족은 어머니가 젊어서부터 고혈압을 앓았고 누나도 고혈압약을 복용하고 있었다. 검진해보니 혈압은 160/100mmHg으로 높았다. 다시 측정해도 155/100mmHg였다. 혈압이 높긴 하지만 처음 병원에 와서 혈압이 높아졌을 수 있다는 의사의 말을 듣고 2주 후에 병원에서 다시 혈압을 재기로 했다. 혈압계를 산 정 씨는 2주 동안 집에서 혈압을 측정했는데 평균 혈압은 130/90mmHg이었다. 2주 후 다시 병원에 온 정 씨의 혈압은 160/100mmHg으로 여전히 높았다. 정 씨는 왜 병원에만 오면 자신의 혈압이 높아지는지 궁금했다.

백의白衣 고혈압white coat hypertension이란 하얀 가운을 입은 의사 앞에만 가면 혈압이 비정상적으로 올라가는 것을 말한다. 이는 의사 앞뿐만 아니라 지나치게 긴장을 하거나 스트레스를 받는 모든 경우가 포함된다. 스트레스나 긴장은 혈중의 교감신경을 자극하고 이는 혈관의 저항성과 심장 박출량을 증가시켜서 혈압을 올린다.

과거에는 백의 고혈압을 정상으로 보고 치료하지 않았지만 많은 임상연구 결과 백의 고혈압도 일반 고혈압과 마찬가지로 중풍이나 심장 질환 등을 일으키는 원인이 되고, 대부분은 수년 안에 일반 고혈압으로 진행하는 것으로 보고되고 있다. 따라서 백의 고혈압으로 진단받은 경우도 전문가와 상담하는 것이 중요하다.

정확한 혈압 측정을 위해서는 마음을 편하게 하는 것이 중요한데 다음 사항에 유의하자. 혈압 측정 전 10분 정도 안정을 취하고, 혈압을 두 번 정도 측정해서 측정한 평균을 기록하고, 꽉 조이는 옷을 입고 혈압을 재는 것을 피하고, 혈압계는 심장 높이에 두며, 식사나 운동 직후 또는 커피를 마시거나 담배를 피운 다음에는 혈압 측정을 피하고, 너무 춥거나 덥지 않은 적당한 실내 온도에서 측정한다.

심근염

감기 후 숨이 차거나 가슴이 답답하면 의심

감기 바이러스는 대개 코 점막에서 시작해서 호흡기를 타고 내려가면서 각종 호흡기계 합병증을 유발한다. 바이러스에 따라서는 위장을 선택적으로 감염시키기도 하고, 심장을 공격해 증상을 일으키기도 한다.

대형 로펌에서 일하는 S 모 씨는 30대 초반으로 평소 감기 한 번 앓은 적이 없는 건강한 사람이다. 하지만 일주일 전부터 열이 나고 전신이 쑤시고 아팠으며 목이 쉬고 기침이 났다. 그는 감기라고 생각하고 약국에서 감기약을 사 먹었다. 또 감기에는 휴식이 제일이라는 통념에 따라 며칠간 집에서 푹 쉬었다. 그런데 이틀 전부터는 열도 떨어지고 전신이 아픈 증상은 좋아졌는데 숨이 조금씩 차고 가슴이 답답해지는 것이 느껴졌다. 덜컥 무서운 생각이 들어 병원을 찾았다. S 씨는 지금까지 앓은 질병이 없고 담배나 술도 전혀 하지 않으며 일과 후나 주말에 조깅이나 테니스를 하면서 건강관리를 해왔다.

S 씨를 검진하자 혈압과 혈중 산소 농도는 정상이었다. 맥박이 조금 빨랐고 폐음은 정상이었지만 심장 청진상 제3음이 저명하게 들리는 것이 특징이었다. 가슴 엑스선 사진은 정상이었고 심전도상 T파가 비정상적인 것 외에는 정상 소견이었다.

일단 S 씨가 심장 질환의 위험이 낮은 30대 초반이고 건강한 생활습관을 유지해왔으며, 최근 바이러스로 추정되는 감기를 심하게 앓았고 약간의 심전도 이상 이외에는 이학적 검사가 정상이었기에 바이러스성 심근염으로 잠정 진단했다. 증상 치료만 하고 2주 후에 다시 심전도 검사를 하기로 하고 집으로 돌려보냈다. 그 후 S 씨는 상태가 좋아졌고 2주 후 검사에서는 심전도가 정상으로 되돌아왔다.

바이러스성 심근염心筋炎이란 글자 그대로 바이러스가 심장 근육에 침범해서 생기는 병이다. 흔한 바이러스로는 콕사키 바이러스 등이 있으며, C형 간염 바이러스도 심근염을 일으킬 수 있다. 감기 몸살 증상이 선행되는 경우가 대부분이고, 심하게 피곤한 증상을 느끼거나 숨이 차고 가슴이 답답한 증상을 느낄 수 있다. 증상이 심하지 않을 때는 검사상에는 정상으로 나타나는 경우가 많으므로 진단은 주로 잠정 진단으로 추측해서 한다. 심근염을 심하게 앓는 경우 진단 목적으로 심장 근육의 조직 검사를 해야 한다.

치료는 다른 바이러스 질환처럼 바이러스 감염 초기에 항바이러스제를 투여하는 것이 중요한데 대부분은 질환이 진행된 상태에서 오기 때문에 치료 시기를 놓치는 경우가 많다. 바이러스성 심근염은 바이러스성 기관지염이나 폐렴처럼 저절로 좋아지는 경우가 대부분이지만 드물게 부정맥이나 심부전 등의 심한 부작용을 유발하는 경우가 있다. 따라서 감기 후에 숨이 차거나 가슴이 답답한 증상 등이 나타나면 의사와 상의하는 것이 좋다.

부정맥

술과 담배는 부정맥 악화의 원인

예측할 수 없이 나타나는 부정맥은 진단하기 어려운 경우가 많다. 왜냐하면 진단을 위해서 병원에 갔을 때는 증상이 없고 검사상 정상으로 나오기 때문이다. 따라서 환자의 병력이 진단을 내리는 데 매우 중요하고 이를 바탕으로 예방적 치료를 하는 경우가 많다.

전문직에 종사하는 50대 후반의 박 모 씨는 지난 주말 심장이 터지는 듯한 느낌을 느꼈다. 박 씨는 주말에 이삿짐을 싸느라 육체적으로 피곤했고 스스로 느끼기에도 스트레스가 많다고 생각했는데 일요일 오후에는 갑자기 심장이 몹시 빨리 뛰는 것을 느꼈다. 박 씨는 순간적으로 심장이 너무 빨리 뛰어 목에서도 심장이 뛰는 것처럼 느낄 정도였다. 또 심한 어지럼증이 나타나서 그 자리에 주저앉아야 했다. 이런 증상이 약 5분 정도 지속된 후에는 식은땀이 나고 심한 피로감을 느꼈다.

박 씨는 심한 불안감 때문에 구급차를 불렀으나 응급구조팀이 도착했을 때 박 씨의 증상은 이미 호전된 상태였다. 박 씨는 일 년 전부터 비슷한 증상이 약 2~3개월에 한 번씩 나타났지만 이번처럼 심한 증상을 느낀 적은 없었다. 몸이 심하게 피곤하거나 스트레스를 많이 받을 때 이런 증상이 나타나는 것으로 기억하고 있었다.

박 씨는 기관지 천식으로 기관지 확장제를 주기적으로 흡입하는 것 외에는 다른 약은 복용하지 않고, 담배는 20년 전에 끊었으며 술은 전혀 마시지 않지만 커피는 하루 5잔 이상 마셔왔다.

검진상 혈압은 조금 높은 편이었고 맥박은 정상, 심음도 정상이었다. 심전도 검사는 정상이었고 24시간 보행 심전도 검사 및 다른 심장 정밀 검사도 정상이었다. 박 씨는 병원에 도착했을 때 아무런 증상이 없었기 때문에 정확한 진단을 받을 수는 없었지만 커피나 육체 및 심리적 스트레스가 부정맥을 유발할 수 있다는 설명을 들었다.

부정맥不整脈이란 심장 내에서 규칙적으로 전기를 발생시켜서 심장 전체로 전기를 전달하는 체계의 이상으로 인해서 불규칙한 심박동이 일어나는 병을 말한다. 부정맥은 크게 맥박이 빠른 빈맥tachycardia과 느린 서맥bradycardia으로 나뉘는데 심각한 심장 질환의 전조일 수도 있고 아닐 수도 있다.

빈맥을 유발하는 부정맥은 커피나 담배, 술 등과 밀접한 관계가 있으며, 육체적 피로나 심한 심리적 스트레스 등도 부정맥의 원인이 된다. 또 천식 치료 약물 등을 사용할 때도 부정맥이 생길 수 있다. 부정맥이 나타날 경우 심장 질환의 신호로 생기는 부정맥인지 생명에 지장을 주지 않는 부정맥인지를 파악하는 것이 중요하고, 어떤 부정맥인지 진단되면 그에 따른 적절한 치료를 받아야 한다.

심방세동

심하면 합병증으로 뇌혈관 장애 유발

부정맥 증상을 호소하는 사람이 최근 늘고 있다. 젊은 사람들에게서 발견되는 대부분의 부정맥은 특별한 치료가 필요없는 경우가 많지만 나이가 들수록 장기간 치료가 필요한 부정맥이 많고 경우에 따라서는 입원치료나 수술이 필요한 때도 있다.

60대 초반의 남성 T 씨는 사흘 전부터 심하게 심장이 두근거리고 다리가 붓는 것을 느꼈다. T 씨는 증권회사에 다니다가 6개월 전에 그만두고 집에서 쉬고 있다. 심장이 두근거리는 것을 느끼고 처음에는 마음이 불안해서 그런 줄 알고 안정제를 먹어보았지만 증상은 전혀 좋아지지 않았다. 병원에 오기 전날은 누워 있으면 숨이 차고 조금만 걸어도 호흡이 곤란했다. 가슴이 답답하고 어지럼증도 느꼈다. T 씨는 과거에 고지혈증을 앓은 것 외에는 다른 질환은 없었다.

T 씨를 검진한 결과 혈압은 100/60mmHg, 맥박은 분당 135회로 매우 빨랐다. 혈중 산소 농도는 94퍼센트였다. 경부 정맥이 커져 보였고 심장 청진상 심박동이 매우 빨랐다. 또 폐 청진상 폐 기저부에 수포음이 들렸고 하지의 심한 부종이 관찰되었다. 심전도 검사상 심방세동 atrial fibrillation이 보였고 흉부 사진상 폐부종의 소견이 보였다. T 씨는 심방세동으로 인한 빈맥tachycardia으로 진단이 되었고, 폐부종pulmonary edema으로 입원치료를 시작했다. 입원 후 정밀 혈액검사상 갑상샘항진증이 진단되었다.

심장은 2개의 작은 방인 심방과 2개의 큰 방인 심실로 이루어져 있다. 심장을 움직이게 하는 전기 자극이 시작하는 출발점은 좌측 심방인 좌심방인데 이 전기 자극의 전달에 이상이 생기면 심장이 불규칙하게 뛰고 심박동이 매우 빠르거나 느려진다. 이를 심방세동이라고 한다.

심방세동은 미국에서 200만 명 이상이 앓는 흔한 심장 질환이다. 나이와 정비례해서 그 빈도가 증가하고 이로 인한 뇌혈관 질환의 빈도도 증가하고 있다. 심방세동의 원인은 만성 고혈압으로 인해서 심장에 오랫동안 무리를 주거나 심장 혈관이 막혀서 생기는 관상동맥 질환, 심장 밸브의 이상으로 오랫동안 좌심방에 압력을 주어서 심방이 커져 있는 경우 등이며, 심장 수술 직후 일시적으로 올 수도 있고, 만성 폐 질환이나 심장이 약해지는 심부전증 등에서도 올 수 있다. T 씨와 같이 갑상샘항진증도 심방세동을 유발할 수 있다. 또한 커피의 카페인도 원인이 될 수 있다. 최근에는 수면 무호흡증도 심방세동의 원인으로 밝혀졌다.

심방세동으로 인한 합병증으로 뇌혈관 질환(중풍)이 생기는 원인은 심방세동 시 심장 근육이 제대로 수축을 못할 경우 혈전이 생길 수 있는데 이 혈전이 뇌로 갈 경우는 중풍을 유발할 수 있다. 따라서 나이가 많고 고혈압이나 심장 질환 등이 있는 심방세동 환자는 의사와 상의해서 항응고제를 장기간 투여해야 한다.

심부전증

하루 소금 섭취를 2그램 이하로 줄여라

우리나라의 추석이나 설처럼 미국에서는 추수감사절과 크리스마스가 일 년 동안 멀리 떨어져서 만나지 못했던 가족들이 모두 모이는 중요한 명절이다. 추석이나 설에 명절 음식을 해먹듯 미국에서도 오랜만에 만나는 가족들을 위해 칠면조 요리 등 여러 가지 별식을 준비해 밤늦도록 먹고 마시며 즐긴다. 그러다 보니 연휴가 끝나면 과식 탓에 생기는 부작용도 적지 않다.

연방 공무원으로 일하는 60대 초반의 임 모 씨는 이틀 전부터 숨이 차고 가슴이 답답했다. 길을 걸으면서 숨이 차서 중간 중간 쉬어야 했고, 특히 계단을 오를 때면 몹시 숨이 차서 걸음을 멈춰야 했다. 잠잘 때도 숨이 차서 똑바로 누워 잘 수 없었고, 자다가도 숨이 차서 일어나 의자에 앉아 있어야 할 정도였다. 또 며칠 전부터 다리가 붓는 게 심했는데 저녁이 되면 부기浮氣가 더욱 심했다.

임 씨가 병원을 찾아왔을 때는 며칠 동안 잠을 제대로 못 자서 몹시 피곤한 상태였다. 상담을 해보니 병원을 찾기 일주일 전인 추수감사절 연휴 때 가족들이 모여서 시간을 보냈는데 이때 평소보다 과식을 했다고 말했다.

임 씨는 지병으로 고혈압과 당뇨병을 10년 이상 앓았고 당뇨병은 약으로 조절되지 않아서 인슐린 주사를 맞아왔다. 2년 전에는 왼쪽 눈에 당뇨병성망막증糖尿病性網膜症이 생겨 레이저 수술을 받았다. 또 6개월 전

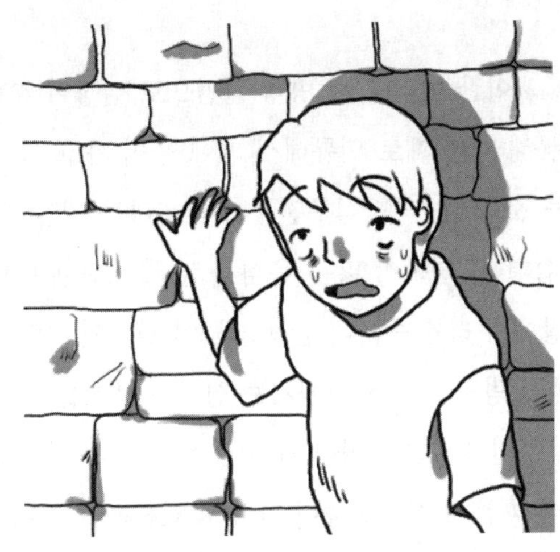

에는 심장에 통증이 와서 혈관 확장 수술을 받았는데 그때 신장 기능이 저하되어 있다는 판정을 받고 매일 아침마다 이뇨제를 복용해왔다. 담배는 10년 전에 고혈압 진단을 받았을 때 끊었고, 술은 원래 마시지 않았다.

검진을 해보니 혈압은 수축기 160mmHg, 확장기 90mmHg였고, 맥박은 분당 85회였다. 혈중 산소 농도는 95퍼센트로 조금 감소해 있었다. 폐 청진에서는 잡음이 심하게 들렸고, 흉부 X선 검사상 폐부종(폐에 물이 차 있는 것)이 있었다. 양쪽 발목에서도 부종이 보였다. 병력과 이학적 검사, 흉부 X선 검사를 바탕으로 임 씨의 병을 '심부전증 악화'로 진단하고 치료에 들어갔다.

심부전증heart failure이란 여러 가지 병적 원인으로 심장이 효과적으로 피를 뿜어내지 못해 피가 폐로 역류해서 폐에 물이 차고 이 때문에 호흡이 곤란해지는 것을 말한다. 심부전증이 악화하는 원인 중 하나는 짠 음식의 과다 섭취다. 염분이 많은 음식을 짧은 시간에 다량으로 섭취하게 되면 심장에 무리를 주는데 심장 기능이 정상인 사람은 큰 지장이 없지만 평소 심장병을 앓는 사람에게는 심장에 무리를 주고 이 때문에 심부전증이 악화될 수 있다. 여러 가지 음식을 과다하게 먹기 쉬운 연휴 기간에는 이 때문에 심부전증이 악화돼 호흡곤란을 호소하며 응급실을 찾는 환자들을 자주 볼 수 있다.

심부전증의 또 다른 원인은 조절되지 않는 고혈압, 관상동맥 질환, 심장 밸브의 이상 등이 있고, 당뇨병도 심부전증을 일으킬 수 있다. 심부전증 환자에게 증상을 악화시키는 원인으로 염분의 과다한 섭취가 가장 흔하기 때문에 평소 식이요법으로 짠 음식을 제한하는 것이 중요하다. 미국 심장학회에서는 심부전증을 예방하기 위해서는 소금을 하루 2그램 이하로 섭취하라고 권장한다.

흉통

심장이나 폐의 이상으로 인한 가슴 통증

흉통胸痛은 다양한 원인에 의해서 발생할 수 있는데 이는 우리 흉곽胸廓 내에 다양한 장기가 있기 때문이다. 흉곽 내에 있는 장기로는 심장 및 대동맥, 폐 및 기관지, 식도, 그리고 이런 장기를 보호하는 갈비뼈와 흉곽 근육이 있다. 그러므로 이들 장기 중 어느 한 곳에 이상이 있을 때 흉통이 발생하는 것으로 짐작할 수 있다.

가장 흔한 가슴 통증 유발 질환은 관상동맥 질환(협심증)으로 꽉 죄는 듯한 통증이 5분 이상 지속된다. 심장 질환 이외에도 가슴 통증을 유발하는 질환은 많다. 식도에 위산이 역류해서 식도가 조이는 경우는 관상동맥 질환으로 인한 심장 통증 증상과 거의 유사하다. 또 한국인에게 흔한 위염이나 위궤양, 갈비뼈에 염증이 있거나 각종 폐 질환인 경우도 가슴 통증을 느낄 수 있다. 숨을 크게 쉬거나 가슴을 누를 때 가슴 통증이 오는 경우나 가슴을 찌르듯이 아픈 경우는 보통 심장 이외의 이상일 때 나타나는데 전문가가 아니면 구분하기 어려운 경우가 많다.

특히 통증의 양상에 따라 가슴 중앙부에 극심한 통증이 있을 경우는 급성 심근경색증, 폐동맥 색전증, 박리성 대동맥류 등처럼 시간을 다투는 응급 질환인 경우가 많으므로 신속한 처치가 요구된다. 통증 발생 부위가 가슴 중앙부인 경우는 협심증, 심근경색증, 심낭염 등 흉곽 내 장기의 질환이 원인인 경우가 대부분이다. 가슴 좌측 또는 우측에 발생하는 통증은 흉곽 골염, 근육 질환, 소화기 질환, 신경증 등이 원인인 경우가 많다. 또한 통증 발생 부위가 같더라도 통증이 팔이나 턱으로 전파되는 경우에는 협심증이나 심근경색증을 의심할 수 있으며, 등 쪽으로 전파되는 경우는 박리성 대동맥류, 췌장염, 식도 질환 등을 예상할 수 있다.

흉통의 원인이 이처럼 다양하므로 병력만으로는 진단되지 않아서 여러 검사를 거치기도 한다. 앞에서 짐작할 수 있듯이 흉통의 감별 진단에 도움을 주는 것은 흉통의 강도, 부위, 흉통을 악화시키는 요인 혹은 완화하는 요인(예를 들면 자세에 따라 달라지는가, 운동할 때 악화되는가 등), 흉통의 지속시간, 흉통과 동반되는 증상, 흉통이 목이나 등 혹은 배 쪽으로 뻗치면서 아픈지, 흉통이 언제부터 발생했으며 얼마나 자주 아픈지 등을 알아보는 것이다.

흉통의 치료는 원인에 따라 다르다. 심근경색이나 대동맥 박리증大動脈剝離, aortic dissection 등은 응급 수술이 필요하고, 위염이나 위산 역류로 인한 식도염인 경우는 약물치료로 효과를 볼 수 있다. 따라서 흉통의 원인을 정확히 파악하는 것이 치료의 지름길이다.

관상동맥 질환

꽉 죄는 듯한 가슴 통증 느낄 때 의심

식생활이 서구화되면서 대장암이나 유방암, 관상동맥 질환 등 과거에는 한국인들에게 흔하지 않던 질병들이 많아지고 있다. 이런 질환은 조기에 진단, 치료하는 것이 중요하다.

건축업에 종사하는 김 씨는 50대 후반으로 건강에 관심이 많은 편이었다. 건강관리를 위해서 평소 꾸준히 운동을 해왔는데 3개월 전부터 운동 중 가슴에 통증이 오는 것을 느꼈다. 통증 부위는 왼쪽 가슴이고 꽉 죄는 듯한 느낌이었다. 운동을 멈추면 통증이 약 5분 정도 지속되다가 사라졌다. 통증이 생길 때마다 숨이 조금 차는 것도 느꼈다. 처음에는 근육통이라고 생각했던 김 씨는 통증이 계속 재발하자 병원을 찾아왔다.

김 씨는 15년 전부터 당뇨병과 고혈압을 앓아왔는데 꾸준한 약물치료와 식이요법으로 잘 조절되고 있는 편이다. 3년 전부터는 고지혈증으로 콜레스테롤 약을 복용해왔다. 가족 중에는 형이 심장병이 있다는 이야기를 들었다. 담배는 10년 전에 끊었고 술은 가끔 와인 한 잔 마시는 정도였다.

김 씨를 검진했다. 키 168센티미터에 몸무게가 80킬로그램인 비만 체형이고, 혈압과 혈당은 정상이었다. 심장에서 심잡음心雜音, heart murmur이 들리는 것 외에는 정상이었고 심전도도 정상이었다. 기본 혈액검사도 정상이었다. 운동부하 검사를 했는데 이상 소견을 보여서 관상동맥

촬영을 하자 3개의 혈관이 막힌 것이 발견되었다. 바로 수술을 했고 지금은 정상적인 생활을 하고 있다.

관상동맥 질환, 일명 협심증狹心症, angina pectoris은 만성 고혈압이나 당뇨, 고지혈증 등 여러 가지 원인으로 인해 심장으로 가는 혈관이 좁아진 상태에서 운동하게 되면 심장으로 충분한 양의 혈류를 공급할 수 없게 되고 이 때문에 가슴에 통증을 느끼게 된다. 통증은 김 씨의 경우처럼 5분 이상 지속되는 경우가 많고, 휴식을 취하면 좋아지지만 휴식을 취해도 통증이 지속되는 경우는 병의 정도가 심한 경우로 볼 수 있다.

김 씨의 증례처럼 조기에 발견해서 치료하는 것이 중요하다. 또 평소 지병인 당뇨, 혈압, 고지혈증을 잘 조절하는 것이 관상동맥 질환을 예방하는 지름길이다.

복부 대동맥류

65세 이후부터 빈도 높아져

많은 질병은 나이가 많아지면서 그 빈도가 증가하게 된다. 고혈압, 당뇨, 심장병 등 성인병도 그렇지만 복부에 생기는 대동맥류도 65세 이후부터 빈도가 급격히 증가한다.

대학교수인 김 모 씨는 우연히 정기 검진 중에 복부 대동맥류가 발견되었다는 이야기를 의사에게 들었다. 지름은 3센티미터 정도로 작은 편이고 다른 장기로 가는 혈관을 침범하지 않아서 당장 위험은 없지만 크기가 더 커질 수 있기 때문에 6개월에 한 번씩 대동맥 초음파를 해서 크기를 측정해야 한다고 했다. 또 대동맥류는 일정 크기 이상 커지면 저절로 터질 수 있기 때문에 예방하기 위해서는 수술을 해야 한다는 소견도 들었다. 이때부터 김 교수는 몸속에 마치 폭탄을 가지고 사는 기분이었고 이럴 바에는 미리 수술을 하는 것이 고민을 줄이는 방법이라는 생각에 병원을 찾아왔다.

대동맥은 심장에서 나온 혈액이 통과하는 인체에서 가장 큰 혈관으로, 대동맥을 통과한 혈액은 복강 내의 장기들에 혈류를 공급하고 하지로 전달된다. 대동맥류란 대동맥 벽이 약해져서 늘어지는 것을 말하는데 그 크기가 점점 커지게 되면 심장으로부터 오는 압력이 높아져 어느 순간에 터지게 된다. 동맥류가 생기는 위치에 따라서 흉곽 내에 생기면 흉부 대동맥류, 복부에 생기면 복부 대동맥류라고 분류한다.

복부 대동맥류abdominal aortic aneurysm는 60세 이하에서는 거의 없지만 65세 이상에서는 6~10퍼센트 비율로 발견된다. 주로 흡연자에서 많이 나타나고 담배를 끊게 되면 그 위험이 줄게 된다. 또 남자가 여자보다 5배가량 더 흔하고, 관상동맥이나 말초 혈관 질환이 있는 경우에 더 많다. 60세 이상의 형제 중에 동맥류가 발견된 가족력이 있다면 본인에게도 대동맥류가 발견될 확률이 높다.

대동맥류 치료의 일반 원칙은 수술이다. 문제는 수술 자체가 대동맥 전체를 인공혈관으로 교체하는 수술이기 때문에 나이가 많은 환자는 수술할 때 위험이 따른다. 또 대동맥류는 터지지 않으면 큰 증상 없이 살아갈 수 있기 때문에 수술을 하는 것이 반드시 도움이 되는 환자를 선정해야 한다.

수술이 필요한지를 결정하는 데는 두 가지 요소가 중요하다. 대동맥류의 크기와 자라는 속도다. 지름 3.5센티미터 이하의 작은 대동맥류는 터질 염려가 거의 없지만 지름이 5.5센티미터 이상이거나 6개월 동안 0.5센티미터 이상 커지면 수술을 고려해야 한다. 참고로 지름 7센티미터 이상의 복부 대동맥류가 5년 이내 터질 확률은 75퍼센트 정도다.

대동맥류 수술의 위험을 줄일 수 있는 시술로 대동맥 내 혈관 안에 스텐트라고 불리는 관을 집어넣어서 비교적 간단히 치료하는 방법이 최근에 시행되고 있지만 아직 많은 연구가 필요한 상태다. 지금까지는 개복 수술의 위험이 아주 큰 환자 위주로 이 방법이 시술되고 있다.

하지 심부정맥혈전

피임약과 흡연이 혈전 생성 증가 원인

30대 중반의 주부인 김 모 씨는 일주일 전부터 오른쪽 다리가 붓고 통증을 심하게 느꼈다. 처음에는 오랫동안 서 있어서 다리가 붓는다고 생각했는데 자고 일어나도 다리는 계속 부어 있고 부기浮氣가 가라앉지 않았다. 시간이 지날수록 부기는 나아지지 않았고 다리 색깔이 붉은빛을 띠었다. 걸을 때 다리 통증이 심하고 걷기가 어려워서 병원을 찾아왔다. 걸을 때 숨이 차거나 가슴이 아픈 증상은 없었다.

김 씨는 과거에 특별한 질병을 앓은 적은 없었고 수술을 받은 적도 없었다. 둘째 아이를 낳은 후 지난 5년 동안 피임약을 복용했고 담배는 하루에 반 갑 정도를 피우고 술은 마시지 않았다.

검진상 혈압은 수축기 120mmHg, 이완기 80mmHg으로 정상이고, 맥박은 분당 70회였다. 혈중 산소 농도는 99퍼센트로 정상이었다. 하지 검사상 오른쪽 다리는 무릎 아래가 부어 있었고 붉은빛을 띠었다. 만질 때 뜨거운 열감은 없었고 발목을 움직일 때 장딴지에 통증을 느꼈다(호먼스징후Homans sign).

정맥 초음파검사상 혈전이 발견되었고, 김 씨는 하지 심부정맥혈전深部靜脈血栓, lower extremity deep vein thrombosis 진단을 받았다. 현재 복용 중인 피임약이나 흡연 습관이 혈전 형성의 원인이라고 판단하고 피임약을 끊고 금연할 것을 권유받고 약물치료에 들어갔다.

심부정맥혈전이란 여러 가지 원인으로 인해서 혈전血栓(핏덩어리)이 하지나 상지의 정맥혈관에 형성되는 질환을 말한다. 흔한 원인으로는 장거리 여행이나 수술 후에 오랫동안 하지를 움직이지 않는 경우에stasis 정맥혈전이 생길 수 있고, 혈관에 외상injury을 받는 경우도 정맥혈전의 원인이 된다. 각종 암을 앓고 있거나 피임약 복용, 신장 질환, 임신, 흡연 습관 등은 인체 내 혈액의 점도를 높여서hypercoagulable state 혈전 형성을 증가시킬 수 있다. 또 폐경기 여성들이 많이 복용하는 여성호르몬 치료제도 혈전 형성을 증가시키는 것으로 보고되고 있다.

하지 심부정맥혈전은 다리가 붓고 아플 수 있기 때문에 몹시 불편할 뿐만 아니라 하지의 핏덩어리가 떨어져 나와 폐동맥을 막으면 급성 호흡곤란을 유발할 수 있으며 이때 응급 치료를 받지 않으면 사망에 이를 수도 있기 때문에 조기 발견해서 치료하는 것이 매우 중요하다.

하지 심부정맥혈전을 예방하는 방법은 자동차나 비행기를 이용한 장거리 여행 시에는 수분을 충분히 섭취하고 휴게실이나 기내에서 자주 걷는 것이 좋다. 또 장시간 한자리에 앉아서 일하는 것은 피하고, 정맥혈전의 병력이 있는 여성은 피임약이나 호르몬 치료를 피해야 한다. 아스피린은 정맥혈전 치료에 도움이 되지 않으며, 약물치료로 항응고제를 최소 3개월 이상 복용해야 한다.

레이노 현상

찬바람에 노출될 때 손가락 끝에 심한 통증

경비원으로 일하는 김 모 씨는 3개월 전부터 새벽에 일할 때 손발이 차가워지고 손가락 끝에 심한 통증이 오는 것을 느꼈다. 손발을 따뜻하게 해주면 통증이 사라졌지만 다시 찬바람에 노출되면 통증이 재발했다. 처음에는 추운 날씨 때문이라고 여기고 대수롭지 않게 생각했지만 증상은 호전되지 않았다. 김 씨는 병원을 방문해서 의사와 상담하고 자신의 증상이 레이노 현상이라는 말을 들었다.

레이노 현상Raynaud's phenomenon은 찬 기온이나 심리적인 스트레스, 진동 등에 대해서 혈관이 과민하게 반응해서 수축하는 질환이다. 증상은 갑작스럽게 찬 기온에 노출될 때 심한 혈관 수축으로 인해서 주로 손가락이나 발가락 말단 부위로 산소 공급이 차단되면서 파랗게 변하고 더 심하면 창백해진다. 대개 더운물에 말단 부위를 담그면 혈관이 확장되면서 다시 정상 피부색을 되찾게 된다.

레이노 현상은 일반인들에게 약 3~5퍼센트의 빈도로 발생하는데 젊은 여성들에게 조금 더 흔하다. 이 질환은 관련 질병 없이 발생하는 원발성(일차성) 질환과 루푸스와 같은 사가면역 질환과 동반돼서 발병하는 이차성으로 나누어진다. 원발성 레이노 현상은 찬 공기가 어떻게 혈관을 비정상적으로 수축시키는지 그 기전이 불분명하고, 가족력과 관계가 있을 것으로 추정하지만 아직 밝혀진 유전자는 없다. 빈도로 볼 때는 일차성이 이차성보다 더 흔하지만 다행스러운 것은 증상의 정도도 약하고 상대적으로 치료에 반응을 잘한다.

단순히 손발이 찬 것인지 레이노 현상인지는 환자의 병력을 자세히 들어보면 대개 구분할 수 있다. 레이노 현상에서는 손발이 파랗게 변하거나 창백해지고 통증이 심하게 온다.

레이노 현상이 자주 오는 경우는 다음과 같은 사항을 조심하면 도움을 받을 수 있다. 갑작스럽게 찬 공기에 노출되는 것을 피하고, 증상이 악화될 때는 더운물에 손발을 담그거나 겨드랑이와 같이 따뜻한 부위에 넣어서 추위를 녹인다. 또 담배 속에 들어 있는 니코틴은 혈관을 수축시켜서 레이노 현상을 악화시키므로 담배를 끊는 것이 중요하다. 콧물이나 알레르기 증상에 흔히 사용하는 약물이나 편두통약 등 혈관을 수축시키는 약물은 되도록 피해야 한다. 마지막으로 평소 심리적 스트레스를 될 수 있는 대로 줄이고 긴장을 푸는 생활습관을 유지하는 것이 좋다.

일차성 레이노 현상은 위와 같은 방법만으로 효과를 볼 수 있지만 심한 경우는 고혈압 약제로 흔히 사용되는 칼슘길항제를 사용하면 증상을 완화하는 효과가 있다. 또 추운 겨울에 증상이 악화되는 경우는 겨울 동안만 약물치료를 하는 방법도 있다.

✻✻✻

위장관 질환

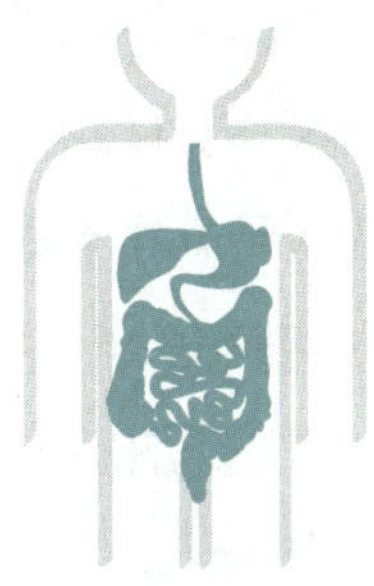

한국인들은 특히 소화기계, 즉 위장관胃腸管 계통의 질환을 많이 앓는 것으로 의학계에 잘 알려져 있다. 미국 제약회사에서 판매하는 제품 중 소화제 기능을 하는 것으로 알려진 췌장효소약이 가장 많이 팔리는 지역이 미국 내 한인들이 밀집해 사는 한인 타운 지역이라는 이야기도 있다. 개인적으로도 한국인이 아닌 타민족이 소화 목적으로 약을 복용하는 일은 거의 본 적이 없다. 위암은 한국 남성에서 발견되는 가장 흔한 암이고 식생활의 변화에도 아직까지 위암 발병은 줄지 않고 있다.

이처럼 한국인들에게 소화불량과 같은 가벼운 위장 질환부터 위염, 위궤양, 더 나아가서 심각한 질환인 위암에 이르기까지 위장 계통의 질환이 흔한 이유는 무엇일까? 아마도 한국인들의 독특한 맵고 짠, 자극적인 음식 문화 때문이라고 하는 답변이 가장 많을 것이다. 또 한국인이 다른 민족에 비해서 흡연율이 높고 과음을 하기 때문이라고 대답하는 사람들도 있을 것 같다. 모든 암은 스트레스와 관계가 있기 때문에 전 세계에서도 매우 높은 수준인 한국인의 스트레스가 위암의 원인이라고 보는 시각도 있다.

한국인에게 위장 질환이 많은 원인은 위의 세 가지와 모두 관계가 있지만 가장 직접적인 원인은 한국인의 식습관에서 찾을 수 있다. 실제로 한국인이 가장 즐겨 먹는 김치는 염분이 다른 음식에 비해서 매우 높고, 한국 음식으로 하루 세 끼를 먹을 경우 평균 염분 섭취는 20그램 정도로 전 세계에서 가장 높다.

일본인을 대상으로 한 위암의 원인에 관한 연구를 살펴보면 염분을 많이 섭취한 그룹에서 암 유발인자인 헬리코박터균이 더 많이 발견된다고 한다. 다시 말하면 고염분 식사를 하게 되면 위 점막에 지속적인 자극을 주게 되고 이 때문에 헬리코박터균의 감염에 쉽게 노출되는데 이로 인한 세균의 증식과 아질산염의 위장 내 생산을 증가시켜서 위암을 유발하는 것으로 보인다.

위장관 질환 중 과거 30년 전에는 쉽게 볼 수 없던 대장암의 발병 빈도가 한국인에게서 급격히 증가하는 것도 매우 두드러진 점이다. 이는 미국에 거주하는 한국인에서 더욱 두드러진다. 이러한 현상은 하와이에 거주하는 일본인 2~3세들을 대상으로 한 연구에서 식생활 패턴의 변화가 질병 발생의 차이를 가져올 수 있다는 연구결과를 뒷받침하고 있다.

특히 대장암은 섬유질을 적게 섭취하고 고지방과 붉은 살코기 위주의 육류를 섭취하는 것과 밀접한 관계가 있다. 또 운동을 하지 않는 생활습관이나 비만, 흡연과도 연관이 있다. 한인 이민자는 미국에 이민 온 후에 짧은 기간 내에 육류 위주의 식습관으로 바뀌었고 한국에서의 생활에 비해서 걷지 않는 미국식 생활습관 때문에 내장비만의 축적으로 인한 대사 증후군에 걸리기 쉽다. 이로 인해서 당뇨병 등의 발병이 증가할 뿐 아니라 대장암 등의 빈도도 급격히 증가할 수 있다. 또 한국인의 흡연율은 평균 미국인들의 흡연율보다 훨씬 높다.

따라서 육식보다는 신선한 채소나 과일 위주의 식사를 하도록 하고, 규칙적인 운동을 통해서 내장비만을 대사시키는 것이 중요하다. 또 흡연 습관을 버리고 정기적인 위 내시경과 장 검사를 의사와 상의해서 하도록 한다.

한국인에게 흔한 간肝 질환은 B형 간염, 지방간, 급성 전염성 질환인 A형 간염이고, 1980년대 이전에 수혈을 받은 경우 C형 간염을 앓고 있는 사례가 있다. B형 간염은 젊은 층에서 매우 흔한데 조기 검진을 통한 진단이 중요하고, 활동성 B형 간염으로 진단을 받으면 약물치료를 통해서 간염이 간암으로 진행하는 것을 막는 것이 중요하다. 특히 간염 환자가 알코올을 섭취하거나 검증되지 않은 약제를 복용하는 것은 매우 위험하다.

구토증

위궤양부터 뇌종양까지 다양한 원인

구토嘔吐, vomiting는 위장관의 질환으로 인해서 발생하는 매우 불쾌한 증상이다. 구토 후에 증상이 완화될 수도 있지만 불편함이 계속될 수도 있다. 또 음식을 섭취한 뒤에 구토 증상이 유발되는 경우도 있다.

60대 초반의 남성 박 모 씨는 새벽에 전화를 받기 위해서 일어났다가 심한 어지럼증과 함께 구토 증상이 나타났다. 어지러움과 구토 증상이 너무 심해서 자리에 누워 있다가 두 시간이 지난 후에야 움직일 수 있었다.

20대 후반의 여성 김 씨는 새벽에 속이 심하게 쓰리면서 속이 메슥거리는 증상이 3주 동안 계속되었다. 평소에 위가 약해서 자주 속 쓰린 증상을 경험했는데 최근에 스트레스가 심한 직장으로 옮기면서 증상이 더 심해지는 것을 느꼈다.

이들 사례에서 김 씨의 증상은 위궤양이나 위염과 같이 흔한 위장 질환으로 일어난 구토지만 박 모 씨의 증상은 전정기관의 이상으로 인한 구토 증상이다. 이처럼 같은 구토 증상이라도 그 원인이 전혀 다를 수 있어 원인을 파악하는 것이 때로는 매우 중요하다.

위장 운동은 중추신경계와 매우 밀접한 관계를 맺고 있는데 다음의 단계에서 조절이 일어난다. 부교감신경과 교감신경 같은 중추신경계와 장신경계, 평활근육平滑筋肉 세포 사이의 상호작용에 의해서 장운동이 정상적으로 일어난다. 이때 어느 작용에 이상이 나타나게 되면 메슥거리는 증상이 나타나고 심하면 구토를 하게 된다.

구토와 동반되는 다른 증상에 따라 구토를 유발하는 원인 질환을 찾을 수 있다. 첫째, 구토와 함께 복통이 동반되면 담석증이나 위궤양 등의 상부 위장 관계의 질환을 의심해 볼 수 있다. 장염에서도 흔히 복통과 함께 구토 증상이 나타날 수 있지만 급성 복통인 경우에는 외과적인 수술이 필요할 수도 있으므로 전문가의 도움을 받아야 한다. 둘째, 구토와 함께 복부가 불러오면 장폐색腸閉塞을 의심할 수 있다. 특히 장관 수술을 한 병력이 있는 경우는 가능성이 높다. 셋째, 아침 일찍 일어나는 구토 증상은 임신 때 나타날 수 있기 때문에 가임기 여성은 임신 여부를 검사해 본다. 넷째, 구토할 때 대변 냄새가 나는 경우는 소장이 막혀서 그럴 수도 있다. 다섯째, 구토와 함께 심한 어지럼증이 동반되는 경우는 전형적인 내이內耳 질환 때 발생한다. 여섯째, 급성 뇌졸중이나 뇌종양이 커서 뇌압을 상승시킬 때도 구토를 할 수 있는데 한쪽 팔다리에 힘이 없다거나 시력에 이상이 있는 등 다른 신경계통의 이상 소견과 함께 구토가 있을 때는 이를 의심해 본다. 이런 증상이 나타날 때는 응급한 상황이므로 급히 의료기관을 찾도록 한다.

급성 장염에 의한 구토 증상

구토 증상은 의료인이 아닌 일반인들에게는 생소할 수 있기 때문에 매우 놀랄 수 있다. 하지만 구토증의 일반적인 상식을 알고 있으면 도움을 받을 수 있다.

내이內耳의 급격한 균형 장애로 인해서 갑작스러운 어지럼증을 호소하면서 구토를 하는 경우는 머리를 고정하고 누워 있으면 대개 어지럼증이 나아지면서 증상이 호전된다. 급·만성 위궤양이나 위염으로 인한 구토증은 제산제를 복용해서 위염이나 위궤양을 치료하면 좋아질 수 있고, 신부전증이 악화돼서 구토증을 느낄 때에는 신부전증을 치료하거나 혈액 투석 등으로 요독증尿毒症을 치료하면 구토 증상이 좋아진다. 급성 장염(세균성 혹은 바이러스성)으로 구토를 하는 경우는 우선 NPOnothing per os(입으로 물이나 음식 등을 먹지 않는 것)하고 장염이 좋아질 때까지 기다린다.

장염 치료에 관해서 미국인 의사 친구에게 들은 이야기를 한 가지 소개한다. 로스앤젤레스에서 심장내과 의사로 활동하는 L 씨는 학술활동과 여행 목적으로 상하이행 비행기에 몸을 실었다. L 씨가 탑승한 비행기가 태평양 상공을 지나가고 있는데 응급환자가 발생했다는 기내 방송이 흘러나왔다. 승객 중 한 명이 심하게 구토를 하고 있기 때문에 의사를 급하게 찾는다는 내용이었다. 의사들은 평소에도 응급 상황에 대해 긴급하게 대처하는 것이 몸에 배어 있기 때문에 L 씨는 자신이 의사라는 것을 승무원에게 밝히고 환자에게 다가갔다.

환자는 50대 초반의 백인 여성으로 비행기에 탑승하기 전부터 장염 증상이 조금 있었는데 비행기를 탄 후 배가 아프고 심한 구토가 시작되었다고 호소했다. 환자를 진단한 L 씨는 구토증의 원인을 장염 때문으로 판단하고 이 여성에게 구토를 멎게 하는 약을 복용하고 구토증이 멈출 때까지 음식을 먹거나 물을 마시지 말라고 했다.

L 씨가 환자를 보고 있는데 중국인 한 명이 다가오면서 자신은 중국의사라고 소개하고 환자를 진찰해 볼 수 있겠느냐고 물어보았다. 환자

를 진맥한 이 중국 의사는 환자가 장염에 걸렸기 때문에 따뜻한 중국차를 마시는 것이 좋다고 말했다. 같은 환자의 증세를 진찰하고 각각 다른 처방을 내리는 것을 보고 L 씨는 이것이 동서양의 문화적 차이라고 느꼈다고 한다.

환자들이 장염 때문에 설사나 구토증을 호소할 때 대부분의 의사는 증상이 가라앉을 때까지는 아무것도 먹거나 마시지 말고 필요하면 수액주사를 맞을 것을 권한다. 장염이 세균성이라고 판단되면 항생제를 처방하고 필요하면 구토나 설사가 멎는 약을 복용하도록 한다. 이런 방법으로 증상이 회복되지 않을 때에는 다른 원인으로 유발된 구토증이 아닌지 의심해 보아야 한다.

장폐색이나 급성 담낭염膽囊炎, 뇌종양 때문에 구토할 때는 구토 증상 이외에도 심한 복통이나 두통, 어지럼증 등의 증상이 함께 온다. 매우 드물지만 급성 심근경색이나 급성 폐렴에서도 구토 증상이 나타날 수 있기 때문에 급성 구토와 동반되는 다른 증상이 나타날 경우에는 전문가의 도움을 받는 것이 중요하다.

복통

특별한 원인 없는 경우가 가장 흔해

배가 아파서 병원을 찾는 경우는 많은 사람이 한 번 정도는 경험했을 정도로 매우 흔한 내과 질환이다. 갑작스러운 복통과 설사, 구토 등 급성 장염 증상으로 병원을 찾을 수도 있고, 몇 개월 동안 위가 쓰리고 아파서일 수도 있다. 또 신장에 돌이 있어도 복부의 통증으로 오인하고 병원에 갈 수 있다. 이처럼 소화기 질환은 다른 분야의 질환과는 달리 그 증상이 매우 다양하고 일반인들에게 낯익은 증상들도 많다.

20대 초반의 유학생 정 모 씨는 이틀 전부터 하복부에 몹시 심한 통증을 느꼈다. 쥐어짜는 듯한 통증이 계속되어서 잠을 잘 수가 없었다. 설사나 변비는 없었고 구토도 없었다. 응급실에서 혈액검사와 복부 단층촬영을 했으나 특별한 이상 소견이 없었다. 진통제 주사를 맞자 통증이 없어졌고 정 씨는 장경련腸痙攣이라는 진단을 받고 응급실을 나왔다.

60대 후반의 박 모 씨는 심한 복통과 구토가 함께 나타나 병원 응급실을 찾았다. 처음에는 아침에 먹은 음식이 체했다고 생각했는데 시간이 갈수록 통증이 심해졌고 구토가 가라앉지 않았다. 혈액검사상 급성 췌장염으로 진단되었고, 정밀 검사에서 담낭의 돌이 췌장관을 막아서 췌장염을 일으켰던 것으로 밝혀졌다. 수술을 통해서 돌을 제거하는 담낭 절제술을 했다. 박 씨는 일주일 후 퇴원했다.

복통의 가장 흔한 원인은 특정한 원인 없이 오는 기능성 소화불량증 functional dyspepsia이다. 위염이나 위궤양, 위식도 역류와 같은 위장 질환과 담석증이나 담낭 혹은 담도의 염증으로 인한 담낭염, 담도염, 췌장염 등은 흔히 보는 상부 위장관계통의 복통을 유발하는 질환이다. 또 연령이 증가할수록 이들 장기에 악성종양이 생길 수 있는데 이런 경우도 복통으로 병원을 찾는 원인이 된다.

하부 위장관 질환 중에서는 만성 변비도 매우 흔한 복통의 원인이고, 대장염이나 궤양, 대장 게실염 등은 하복부 통증의 흔한 원인이다. 또 신장에 돌이 있거나 신장이나 방광에 염증이 있어도 하복부 통증 증상을 느낄 수 있다. 세균이나 비이러스 감염으로 인한 감염성 장염이나 급성 간염도 복통을 일으킬 수 있다.

복통 환자가 외래 병원을 찾아오면 의사는 매우 긴장하게 된다. 급히 외과적 수술이 필요한 질환이나 급성 췌장염과 같이 입원이 필요한 내과 질환도 초기에는 증상이 애매한 경우가 많기 때문이다. 따라서 복통으로 병원을 찾아갈 때는 여러 가지 가능성이 있을 수 있다고 생각하고 의사의 지시를 따르는 것이 좋다.

식도 열상

정확한 진단을 위해 내시경 필수

상부 위장관(식도, 위, 십이지장을 말함) 출혈의 증상은 변이 검게 나오는 흑변melena, 피를 토하는 토혈hematemesis, 출혈이 아주 심한 경우 대변에 붉은 피가 섞여 나오는 혈변hematochezia 등 세 가지로 나뉜다. 출혈의 원인은 조직의 염증이나 궤양, 정맥류나 약물로 인한 것 등 매우 다양하다. 상부 위장관 출혈이 심한 경우는 출혈의 양이 매우 많아서 응급 처치가 필요하고 시간을 지체할 경우 생명에 위험을 줄 수도 있다.

자바 시장에서 일하는 20대 후반의 이 모 씨는 심한 구토와 함께 토혈이 있어서 응급실에 찾아왔다. 간밤에 늦게까지 한국에서 온 친구들과 술을 많이 마신 뒤 집에 와서 잠을 잤는데 새벽에 심한 구토 증상이 나타나 토하던 중 다량의 피가 섞여 나왔다. 곧 바로 응급조치에 들어갔으나 이 씨의 토혈은 멈추지 않았다. 과거에 위염이나 위궤양 증상이 전혀 없었던 이 씨는 응급실 당직 의사의 권유대로 응급 위 내시경을 실시했다. 내시경검사에서 위나 십이지장에는 아무런 이상 소견이 없었고 식도가 찢어져 있었다. 내시경으로 응급 지혈을 한 뒤 입원치료를 시작했다.

복강 내의 갑작스러운 압력 증가로 식도 하단부를 누르게 되어 식도 아래 부위가 일자 모양으로 찢어지면서 심한 출혈이 나는 질환을 식도 열상, 전문용어로는 말로리바이스 증후군Mallory-Weiss syndrome이라고 한다.

이런 식도 열상으로 인한 출혈은 전체 상부 위장관 출혈의 약 5퍼센트 정도를 차지한다.

식도 열상의 주된 원인은 횡격막 탈장(횡격막에서 식도가 빠져나가는 구멍이 커지면서 위의 일부가 흉곽으로 밀려 올라가는 경우)이다. 횡격막 탈장이 있는 경우에 흔하고, 음주 후에 구토를 하는 경우에도 볼 수 있다. 또 나이가 많아지면서 그 빈도가 증가하고, 간경화증으로 인한 식도 동맥류가 있거나 아스피린이나 항응고제, 소염제를 복용하는 경우에도 빈도가 증가한다.

식도 열상은 일단 출혈이 멎게 되면 대부분 완치되는데 재발하지 않도록 주의해야 한다. 식도나 위궤양 등과 같이 상부 위장 출혈의 다른 원인과 감별하기 위해서 내시경이 필요하고, 출혈이 계속되는 경우에는 내시경으로 지혈을 하기도 한다. 내시경상으로 심한 출혈이 보이는 경우 24시간 내에 재출혈하는 경우가 많기 때문에 48시간 입원치료를 받는 것이 안전하다.

위장 출혈

대변에 피가 섞여 나오면 꼭 의사와 상담해야

대변에 피가 섞여 나오면 일단은 주의하고 그 원인을 알아보는 것이 중요하다. 흔히 배변 후 피가 보이거나 화장지에 피가 묻어 나오는 경우 먼저 치질이 있는지를 검사한다. 외치질인 경우에는 항문 밖에서 보이거나 만져지지만 내치질인 경우는 만져지지 않고 보이지도 않기 때문에 발견하기 어렵다. 치질이 없는데 대변에 피가 묻어 나오거나 검은 변이 나오는 경우는 반드시 정밀 검사를 통해서 출혈의 원인을 파악하는 것이 중요하다.

40대 중반의 독신 여성 K 모 씨는 대형 백화점에서 매니저로 일하고 있다. 평소에 위장 장애로 고생하던 K 씨는 1주일 전부터 피곤하고 현기증을 느꼈다. 이틀 전부터는 계단을 올라갈 때 숨이 차서 중간에 한번은 난간을 잡고 쉬어야 했다. 평소에 직장에서 일중독으로 평가받고 있던 K 씨는 직장 동료들로부터 너무 창백해 보인다는 이야기를 듣고 병원을 찾아왔다.

K 씨와 면담을 통해서 K 씨가 평소에 위궤양을 앓아왔고 이 때문에 자주 속이 쓰린 증상에 시달렸으며 최근에는 속이 쓰린 정도가 심했다는 이야기를 들었다. 또 대변 색깔이 검은색으로 변했고 냄새가 심했다고 했다. 몇 주 전에 직장 동료가 외국 여행에서 사온 차를 선물받아 최근에 계속 마셨다고 했다.

K 씨는 검진상 혈압은 수축기 100mmHg, 이완기 60mmHg였고, 맥

박은 분당 105회로 조금 빠른 편이었다. 안구가 창백해 보였고 심장 청진상 맥박이 빠르고 심잡음이 들렸다. 혈액검사상 혈색소치가 7.0g/dL(정상 여성은 12.0g/dL 이상)로 빈혈이 아주 심했다.

K 씨는 상부 소화기 출혈로 진단받고 일단 병원에 입원했다. 응급 수혈 치료를 받고 나서 내시경검사상 출혈성 위궤양 진단을 받았고 지혈 치료를 받았다. K 씨의 대변 색은 정상으로 돌아왔고, 어지럽고 숨찬 증상도 사라졌다.

장관계에서 출혈하는 경우는 혈변(대변에 붉은 피가 섞여 나오는 것)과 흑변(변이 검게 나오는 것)으로 나눌 수 있다. 일반적으로 십이지장을 기준으로 상부(주로 위와 십이지장 상부)에서 출혈하게 되면 혈액이 대변으로 섞여 나오는데 배변까지 시간이 오래 걸리므로 적혈구가 산화되어서 변이 검게 보이는 흑변이 되고, 십이지장 하부에서 출혈하면 붉은 혈변을 볼 수 있다. 하지만 출혈량이 많은 경우 출혈 속도가 빠르기 때문에 상부 위장관에서 피가 나더라고 혈변을 볼 수 있고, 대장암과 같이 출혈 속도가 느린 경우에는 하부 위장관에서 출혈을 하더라고 대변 색이 검다.

일단 대변에 피가 섞여 나오면 치질과 같은 양성 질환도 있지만 위암이나 대장암, 궤양성 위장관계 질환 등과 같은 치료가 필요한 경우도 있으므로 반드시 전문의와 상의해야 한다.

위식도 역류병

식사 후 가슴 쓰리거나 목 칼칼하면 의심

P 씨는 40대 중반 남성으로 식품점을 운영하고 있다. 약 일 년 전부터 점점 목이 쉬는 것을 느꼈고 3개월 전부터는 더 악화되었다. 처음에는 감기에 걸려서 목이 쉬었다고 생각했는데 좋아지지 않고 점점 더 나빠졌다. 또 가끔 기침을 하고 흰 가래가 나와서 답답함을 느꼈다. 그러나 음식을 삼키거나 숨을 쉬는 데는 아무런 지장이 없었다. P 씨는 과거에 특별한 질병을 앓은 적이 없고 복용하는 약물도 없었다. 생활습관은 커피를 하루 3~4잔 마시고, 담배를 하루 한 갑 피우고, 술은 가끔 마시고 있다.

P 씨는 직업 관계상 일주일에 6일 이상 아침 일찍 출근해서 저녁 늦게 퇴근했다. 퇴근 후 저녁 식사를 늦은 시간에 하고 바로 잠을 자는 편이며, 운동은 거의 하지 않았다. 특이점으로 지난 일 년간 몸무게가 10킬로그램 이상 늘었다. P 씨는 만성적으로 목이 쉬면 후두암 때문일 수 있다는 이야기를 주위에서 듣고 병원을 찾아왔다.

검진상 혈압은 정상이고 체중은 과체중에 속했다. 인후에 흰 가래가 고여 있는 것을 발견했고 폐음은 정상이었다. 현재의 병력과 검진을 바탕으로 위식도 역류병GERD으로 일단 진단했다. P 씨는 커피와 과체중, 늦은 저녁 식사 등이 위식도 역류병을 일으키는 원인이라는 이야기를 들었고 약물치료를 시작했다.

위의 증례는 흔히 보는 위식도 역류병의 예다. 현재 미국인의 10퍼센트가 위식도 역류 증상을 매일 느낀다고 하고, 33퍼센트는 적어도 한 달에 한 번 이상 역류 증상을 느낀다고 한다.

위식도 역류가 생기는 가장 흔한 경우는 식도와 위 사이의 괄약근이 약해진 경우로 선천적으로 괄약근이 약한 경우도 있지만 기름진 음식이나 카페인, 알코올 등이 괄약근을 약하게 할 수 있다. 복부 비만도 복강 내 압력을 증가시켜서 역류를 증가시킬 수 있으며, 식사 후에 바로 누워 있을 때도 체위성으로 위산의 역류를 유발할 수 있다. 또 다른 원인으로 맵고 짠 음식을 먹거나 칼슘 등을 과량 섭취할 때 위산이 증가해서 역류가 생길 수 있다.

위식도 역류병을 진단하는 데 가장 중요한 것은 환자의 병력이다. 특히 식사 후 가슴이 쓰리거나heartburn 아침에 일어났을 때 목이 칼칼하고 흰 가래가 나온다거나 노래를 부를 때 고음이 나오지 않는 등의 증상들은 모두 위산이 역류하는 경우로 볼 수 있다. 병력으로 진단이 확실하지 않은 경우 내시경을 해서 위산으로 인한 식도의 손상을 볼 수 있다. 또 위식도 역류병이 의심 가는 경우 위산 억제제를 실험적으로 사용해 볼 수 있다. 오랫동안 위식도 역류병을 내버려두면 각종 합병증이 생길 수 있는데 대표적인 것이 만성 역류로 인해 식도 하단부에 발생하는 암 바레트 식도Barret's esophagus로 최근 발병 빈도가 증가하고 있다. 또한 위식도 역류병은 만성 기침의 원인이 되기도 하고 천식을 악화시키기도 한다.

위궤양

헬리코박터균 감염이 원인일 수도

호주의 병리학자 로빈 워런과 내과의사 배리 마셜 박사는 전 세계 인구의 약 절반이 감염된 것으로 추정되는 헬리코박터균이 위궤양 및 십이지장궤양을 유발하는 주범이라는 것을 발견해 2005년도 노벨의학상 공동수상자로 선정되었다. 이 발견은 위에서는 강한 위산 때문에 세균이 살 수 없다는 종전의 학설을 뒤집은 것으로 20세기 임상의학의 위대한 발견 중 하나로 평가받고 있다.

증권회사에서 일하는 40대 중반의 문 모 씨는 3주 전부터 상복부 통증을 느꼈다. 또 음식을 조금만 먹어도 배가 부르고 식욕이 없었으며 가끔 토할 것 같은 느낌이 들었다. 대변 색깔은 가끔 검은색 변이 보였고 어지러운 증상은 없었다. 문 씨는 특별한 질병을 앓거나 수술을 한 적도 없다. 증권회사라는 특성상 업무에 매우 스트레스가 많았다. 하루에 커피를 5~6잔씩 마시고, 최근에는 동료가 중국 출장에서 가져온 차를 매일 마셨다. 담배는 하루 1갑 이상 피우고 술은 자주 마시는 편이었다. 최근에는 연말에 일이 많아서 스트레스를 많이 받았다.

검사상 혈압과 맥박수는 정상이고, 다만 상복부를 눌렀을 때 진통이 있었다. 혈색소치는 14g/dL로 정상이었고 대변검사상 잠혈이 보였다. 위 내시경 소견상 위궤양이 있었고, 헬리코박터균 검사는 음성이었다. 조직 검사상 위궤양을 확인해 이에 따라 문 씨는 치료를 받았다. 치료 후 위 검사를 다시 해 궤양이 치료된 것을 확인했다.

위궤양은 위 내벽이 손상돼 조직의 결손이 생긴 것인데 점막 하층까지 깊게 손상을 받은 경우를 궤양이라고 한다. 미국에서는 매년 약 400만 명의 환자가 궤양을 앓는 것으로 보고되고 있다. 궤양이 위에 생기면 위궤양, 십이지장에 생기면 십이지장궤양으로 나뉜다.

궤양의 원인은 헬리코박터균 감염에 의해서 생길 수도 있고, 주위에서 흔히 복용하는 아스피린과 같은 소염 진통제에 의해서도 생길 수 있다. 또 궤양은 유전되는 경우도 있고, 흡연이나 스트레스와 밀접한 관계가 있으며 알코올과 카페인도 궤양의 원인이 된다고 알려져 있다.

따라서 궤양으로 진단받으면 약물치료와 함께 금연 및 금주 등 원인 인자를 함께 제거하는 것이 중요하다. 일단 궤양으로 진단받게 되면 약물치료로 대부분 치료가 가능하지만 아주 드물게는 외과적 수술을 해야 하는 경우도 있다. 십이지장궤양은 악성종양으로 진행하는 경우는 없지만 치유되지 않은 위궤양이 드물게 악성종양으로 진행할 수 있기 때문에 위궤양 치료 후에 내시경검사를 다시 해서 궤양이 사라진 것을 육안으로 확인하는 것이 좋다.

폴립

대장 검사 때 흔히 발견되는 용종

대장 검사를 하다 보면 검사 후에 용종이 발견됐다는 이야기를 듣고 놀라는 환자들이 많다. 어떤 용종은 제거하지 않고 두면 악성종양이 되어서 나중에 더 큰 수술이 필요하지만 양성인 경우에는 그대로 두어도 악성종양이 될 위험이 거의 없다. 용종에 대해서 다음과 같은 사실을 알아두면 도움이 된다.

대장의 용종은 매우 흔해서 전체 성인의 30~50퍼센트에서 발견이 되고 대부분은 악성으로 진행하지 않는다. 또 악성으로 진행한다 하더라도 수년이 걸리기 때문에 미리 발견하면 안전하게 제거할 수 있다. 작은 용종이 자라서 악성종양으로 변하는 데는 약 10년 정도가 걸린다. 용종이 발견되었을 때는 용종의 수와 종류, 크기, 위치가 중요하다. 이에 따라서 다음 대장 검사 시기를 결정하게 된다.

용종이 발생되는 이유는 다음과 같은 요인들과 밀접한 관계가 있다.

첫째는 생활습관 때문이다. 용종은 성별이나 인종에 관계없이 선진국에서는 매우 흔하게 발견된다. 이를 통해 음식과 환경요인이 용종 발생에 결정적인 역할을 하는 것을 알 수 있다. 특히 지방질이 많은 음식과 쇠고기의 섭취량이 용종 발생과 관계가 있고, 흡연이나 비만도 관계가 있다. 또 섬유질이 적은 식단 위주의 식습관은 용종 발생과 직접적으로 관련이 있다. 반면에 아스피린이나 소염제, 칼슘이 풍부한 식단 등은 대장암 예방에 도움을 준다는 연구가 있다.

두 번째는 나이다. 용종은 40세 이하에서는 매우 드물고 대부분 50세 이상의 환자에서 발견되기 때문에 대장 검사는 일반적으로 50대 이후부터 시작하게 된다.

세 번째는 가족력과 유전이 영향을 끼치는 것으로 분석된다. 가족 중 대장암 환자가 있는 경우는 대장 검사를 50세 이전부터 하도록 권장하고 있다. 특히 가족성샘종폴립증이라고 불리는 유전 질환은 대장에 수많은 용종이 발생하는 질환으로 이 경우 20~30대에도 대장암이 발생할 수 있다. 이 때문에 대장암의 가족력이 높은 경우에는 유전자 검사를 받도록 권하고 있다.

대장암은 미국 내 암 사망 원인 중 두 번째로 전체의 14퍼센트를 차지할 정도로 흔하나. 양성용종의 일종인 샘종폴립adenomatous polyp도 크기가 큰 것은 그대로 두면 악성으로 변할 수 있다.

용종은 미리 진단해서 제거하면 나중에 발생할 수 있는 대장암을 예방할 수 있기 때문에 정기적인 대장(직장) 검사를 통해서 검진을 받는 것이 중요하다. 그러면 대장암을 조기에 발견하기 위한 가장 적합한 정기 검진의 방법과 시기는 언제일까?

대장암 조기 검진을 위해서 흔히 실시하는 방법은 대변 잠혈 검사와 직장경 및 대장경 검사가 가장 많이 쓰인다. 또한 정기적인 혈액검사를 통해서 빈혈의 유무를 판단하는 것도 도움이 된다. 암세포가 대장 내에서 자라게 되면 미세한 출혈을 하게 되는데 출혈의 양이 적을 때는 육안으로 구분할 수가 없다. 대변 잠혈 검사는 대변에 혈액이 묻어 나오는지를 판별하는 검사인데 잠혈 검사를 통해서 출혈이 의심되는 경우는 혈액검사와 대장 검사를 통해서 대장암의 유무를 진단할 수 있다.

일반적으로 대장 검사는 50세 이후부터 실시해 결과에 따라서 얼마 만에 재검진을 할지 검사 주기를 결정한다. 예를 들면 대장 검사 결과 대장에 용종이 전혀 없는 경우는 5~10년 후에 재검사를 받으면 되고, 검사상 선종성 용종이 발견되면 제거한 후 일반적으로 3년 후에 재검사를 받는 것이 좋다. 왜냐하면 샘종폴립은 3년 안에 재발할 가능성이 25~30퍼센트 정도 되고 용종의 숫자도 많아지기 때문이다.

따라서 조직 검사 결과와 용종의 숫자 등에 따라 재검사를 결정하게 되고, 첫 검사 때 장 청소가 제대로 되지 않았을 때도 3~5년 안에 재검사를 하도록 한다.

정기적으로 대장 검사를 하게 되면 대장암으로 사망할 확률이 훨씬 줄어들기 때문에 50세 이상의 성인은 정기적으로 대장 검사를 꼭 받도록 하고, 대장암 가족력이 있을 때는 50세 이전(40세부터)에 대장 검사를 받는 것이 좋다.

위암

한국인 암 발병률 1위

암의 발생은 민족별로 발생 빈도에서 차이를 보이는데 이는 선천적으로 타고난 면도 있지만 후천적인 면(식생활 등)도 그 발생에 큰 역할을 하기 때문으로 볼 수 있다. 예를 들면 일본에 거주하는 일본인은 위암이 많고 대장암이나 유방암의 발병률이 낮지만 미국에 이민 온 일본인 2·3세들은 위암이 적은 대신 미국인들에게 흔한 대장암이나 유방암의 발병률이 높은 것을 볼 수 있다. 미국에 사는 한국인들도 미국에 얼마나 오래 살았는가에 따라서 각종 암 발생의 빈도가 바뀐다고 볼 수 있다.

은퇴한 60대 중반의 남성인 임 모 씨는 평소에 건강한 편이었으나 약 3개월 전부터 공복에 속이 쓰린 느낌이 있었고 소화가 잘 되지 않았다. 처음에는 대수롭지 않게 여겼으나 소화제를 먹어도 통증이 계속되자 주위의 권유에 따라 건강검진을 겸해서 병원을 찾아왔다. 임 씨의 과거 병력은 고혈압을 10년 동안 앓아왔고 현재 약물치료로 잘 조절되고 있었다. 수술은 젊어서 맹장 수술을 한 것이 전부였다. 지금도 매일 아침 등산을 갈 정도로 건강한 편이고, 건강관리에 관한 관심도 많았다. 술이나 담배는 일절 하지 않았다.

검진상 복부에 경한 통증이 만져지는 것 외에는 특별한 이상이 없었다. 일단 위염이나 위궤양으로 진단하고 제산제로 치료를 시작했다. 처음에는 증상이 호전되었으나 2주 후에 다시 위장 장애 증상이 나타나서 내시경검사를 했다. 내시경검사상 임 씨는 조기 위암 진단을 받았다. 처음에는 절망에 빠졌지만 조기 위암은 수술 성공률이 높다는 이야기를 듣고 임 씨는 용기를 내어 수술했다.

조기 위암이란 림프샘 전이의 여부에 관계없이 암세포가 위 점막 내에 국한되어 있는 것을 말한다. 조기 위암 발견이 중요한 이유는 수술 후 생존율이 90퍼센트 이상이기 때문이다. 위암은 일본인이나 한국인에서는 가장 흔한 암이지만 선진국에서는 그 빈도가 계속 감소하고 있다. 미국인들에게는 매우 드물게 발생하는 암이다.

위암은 남자에게서 여자보다 2배 이상 발견되고, 짠 음식이나 훈제 음식을 많이 먹는 경우 많이 발생하며 흡연이나 음주 습관과도 관계가 있다. 신선한 채소나 과일 등을 적게 먹는 습관도 위암 발병과 관계가 있는 것으로 알려져 있다.

요즘 많이 연구되고 있는 헬리코박터균 감염은 위암과 밀접한 관계가 있는 것으로 생각하는데 특히 어릴 적에 감염되는 경우 위암 발생률이 높고 나이가 들어서 감염되는 경우는 궤양과는 관계가 있지만 위암과의 관계는 분명하지 않다. 또 위염이 오래 치료되지 않은 상태로 남아 있을 때에도 위암을 유발하는 위험인자가 된다. 재미있는 사실은 미국에 사는 일본인은 일본 본토에 사는 일본인보다 위암 발병률이 낮아 미국인의 위암 발병률과 비슷한 수준이다. 이는 후천적인 식생활의 영향이 위암 발생에 중요한 역할을 한다는 것을 의미한다.

최근 미국 주류 언론에서 한인의 높은 위암 발생률을 보도했다. 이는 매우 의미가 있다. 이제까지 미국에서 대부분의 질병 통계는 백인 위주로 집계되어왔기 때문에 한인을 비롯한 아시아 출신의 이민자들에 대한 통계는 부족한 상태다. 이로 인해 조기 진단과 치료가 늦어져 불이익을 받을 수 있다. 한인을 비롯한 미국 내 아시안 계에 대한 통계 발표는 앞으로 암을 비롯한 다양한 질환의 진단과 치료에 많은 도움이 될 것으로 기대된다.

현대 의학이 많이 발달했지만 아직 모든 암을 완치하는 수준까지는 발달하지 못했고 조만간 완치될 가능성도 많지 않다. 그러나 조기에 암을 발견하는 경우 치료 방법들도 발달되어 있고 완치 확률도 높다. 따라서 조기에 암을 발견하는 것은 매우 중요하고 이는 암 발병 이후의 생존율에 직접적인 영향을 미친다.

미국 의사협회에서는 암의 조기 발견을 위해서 얼마 주기로 검사를 해야 하는지 발표하고 있다. 이에 따르면 대장암은 3~10년마다 대장 검사를 하며, 유방암은 40~70세 여성에게 1~2년에 한 번씩 방사선 유방 검진을 하도록 권하고 있다. 백인에게 위암이 워낙 드물기 때문에 위암 검사에 대한 연구는 자료가 미비하다. 일본의 예를 들면, 40세 이상의 성인에게 위 내시경검사를 매년 시행해서 위암의 치료율을 향상시켰다는 통계가 있다.

알코올성 간 질환

지나친 음주는 만성 간 질환 유발

대다수의 미국인은 건강에 지장을 주지 않는 범위 내에서 약간의 음주를 하는 것으로 알려져 있다. 하지만 지나친 음주는 건강에 여러 가지 적신호를 줄 수 있다.

자동차부품업에 종사하는 30대 후반의 정 모 씨는 최근 피로감을 느껴서 인근 병원에서 종합검진을 받았는데 혈액검사상 간 수치가 증가해 있다는 이야기를 들었다. 정 씨는 황달이나 복통 등의 증상은 없었고 소변의 색깔이 변하는 것도 없었다. 과거에 질병을 앓거나 수술한 적 없이 아주 건강한 편이었고 현재 복용하는 약물도 없었다. 담배는 피우지 않지만 술은 일주일에 2~3회 보드카와 위스키를 마시는 애주가로 일단 마시면 혼자서 위스키 한 병을 마신다고 한다. 과거에 술을 끊었을 때도 있었는데 당시 금단 증상은 없었다.

정 씨의 검진상 혈압이나 맥박은 정상이었고, 다른 이학적 검사상 간이 약간 커져 있는 것 이외에는 별다른 소견이 없었다. 혈액검사상 간 수치를 나타내는 AST가 200IU/L(정상수치 50 이하)으로 증가했고, ALT도 80IU/L(정상수치 55 이하)으로 역시 증가해 있었다. 바이러스성 간염 검사나 다른 혈액검사도 모두 정상이었다. 일단 정 씨의 질환은 알코올성 간 질환alcoholic liver disease으로 진단하고, 술을 완전히 끊도록 하고 2주 후에 간기능검사를 다시 받도록 했다.

미국에서는 매년 12,000명 이상이 술로 인한 만성 간 질환으로 사망한다. 술로 인한 간 질환을 살펴보면 별다른 증상 없이 진행하는 지방간 fatty liver부터 알코올성 간염alcoholic hepatitis, 심한 황달이나 복수, 혼수 등을 동반하는 말기 간경화증 등이 있는데 이런 다양한 만성 간 질환이 만성 알코올 섭취로 발병한다. 또 음주 습관은 B형 간염과 같은 바이러스성 간 질환의 진행을 빠르게 하기도 한다.

지방간은 과음 후에 생기는데 별다른 증상 없이 진행되기 때문에 이 때문에 병원을 찾는 경우는 거의 없다. 증상은 없지만 간이 조금 커져 있거나 혈액검사상 간 수치가 조금 증가할 수 있다. 알코올성 간염은 실제로 간에 염증이 있어서 대개 지방간보다 간 수치가 더 증가하고 황달이나 미열, 피로감 등을 동반할 수 있지만 별다른 증상이 없는 경우도 있다. 간경화증은 지방간이나 알코올성 간염이 10～20년 이상 지속될 경우 생길 수 있는데 바이러스성 간염으로 인한 경화증과 증상이 같고 예후도 유사하다.

알코올로 인한 만성 간 질환은 초기에는 아무런 증상이 없다가 말기가 되어서야 증상이 나타나기 때문에 정기 혈액검사로 간 질환의 징후가 나타날 경우 금주를 하는 것이 중요하다.

간암

바이러스성 간염이 주범

세탁업에 종사하는 50대 후반의 임 모 씨는 3개월 전부터 전신이 피곤하고 식욕이 없어지는 것을 느꼈다. 한달 전부터는 오른쪽 상복부가 뜨끔뜨끔하게 아프고 복부가 팽창해 왔으며, 이틀 전부터는 대변 색깔이 검게 나오는 것을 발견하고 병원을 찾아왔다. 임 씨는 최근 들어 부쩍 어지러운 증상을 호소했다.

임 씨는 10여 년 전에 C형 간염 진단을 받아 지금까지 별다른 치료 없이 지내왔고 그 외에 다른 질병을 앓은 병력은 없었다. 20여 년 전에 장 수술을 받았다. 담배는 20년 전에 끊었고 술은 젊어서 많이 마셨지만 간염 진단을 받고 나서는 끊었다.

임 씨를 검진했다. 혈압은 수축기 100mmHg, 이완기 60mmHg로 환자의 평소 혈압보다 조금 낮은 편이었고, 맥박은 분당 100회가 조금 넘었다. 각막은 창백한 편이었고 피부에는 간 질환 환자에게서 보이는 소견들이 보였다. 복부 검진상 복수가 차 있었고 간이 커져 있는 것이 만져졌다. 대변검사상 혈변이 보였다.

병력과 이학적 검진을 토대로 임 씨의 병력은 간 질환으로 말미암은 식도정맥류와 상부 위장관의 출혈로 일단 진단했다. 세부 정밀 검사상 임 씨의 혈색소치는 10g/dL로 낮았고, 복부 CT 검사상 간에 경화증이 있었고 간암으로 추정되는 지름 3센티미터 크기의 덩어리가 간 우엽에 보였다.

위 내시경검사상 식도정맥류 진단을 받았다. 또 간암의 정도를 보여주는 수치인 알파태아단백질 수치가 높았다. 다행히 암세포가 다른 부위로 퍼진 흔적은 없어 보였다. 임 씨는 원발성 간암으로 진단을 받고 치료에 들어갔다.

원발성 간암primary hepatocellular carcinoma이란 간 자체에서 발생한 암을 말하는데 한국인에게 발생하는 암 중에서 위암 다음으로 흔한 질환이다. 한국이나 중국, 대만에서는 B형 간염의 합병증으로 발생하는 경우가 대부분이지만 미국에서는 C형 간염이 간경화증을 거쳐서 간암으로 발전하는 경우가 많다. 최근 미국에서는 원발성 간암이 증가하는 추세인데 이는 오랫동안 C형 간염을 앓던 환자들이 간암으로 진행된 경우가 늘어난 것으로 분석한다.

간암을 유발하는 다른 원인으로 곰팡이에서 생기는 아플라톡신aflatoxin은 발암 억제 유전자를 비활성화시켜서 간암을 유발시킨다. 또 알코올 섭취도 간경화 및 간암으로 진행을 촉진하는 요인이다.

간암 치료방법은 약물치료는 가능하지 않고 외과 수술뿐이다. 간암을 조기에 발견하고 남은 간의 상태가 양호한 경우는 절제술이 가장 이상적이지만 간암 진단 때 수술이 불가능한 경우가 많다. 이때는 경피적 간동맥 색전술transcutaneous arterial chemoembolization을 많이 하고, 마지막 수단으로 간 이식을 시행하기도 한다.

담석증

40대 이상의 여성 중 비만인 경우 흔해

담낭은 간에서 만들어진 소화효소를 저장했다가 음식이 들어오면 소화효소를 십이지장으로 분비해서 소화작용을 도와주는 역할을 한다. 담낭에 돌(담석)이 들어 있으면 담낭의 기능이 떨어져서 소화가 안 될 수 있고, 담도를 막아서 급·만성 담낭염이나 췌장염 등의 합병증을 일으킬 수 있다.

40대 중반의 가정주부 임 모 씨는 2개월 전부터 오른쪽 상복부에 간헐적으로 통증을 느끼기 시작했다. 통증은 주로 식사 후 시작됐고, 특히 육류나 기름진 음식을 많이 섭취한 후에 심했다. 최근에는 통증이 너무 심해져서 육류는 거의 피하고 있다. 통증이 있을 때는 너무 심해서 일을 하다가도 쉬어야 할 정도였고, 명치끝을 꾹 찌르는 듯한 통증이 우측 상복부로 타고 올라갔다. 통증은 2~3시간 지속되다가 사라지는데 때로는 온종일 지속되는 경우도 있었다. 통증이 있을 때 발열은 없었고 설사나 변비도 없었다. 최근에 실시한 위 검사는 정상으로 판명되었다. 임 씨는 과거에 특별한 질병을 앓거나 수술을 받은 적이 없었다. 담배나 술은 전혀 하지 않고, 현재 복용하는 약도 없었다.

검진상 혈압은 120/80mmHg, 맥박도 분당 70회로 정상이었다. 키 157센티미터에 몸무게는 82킬로그램으로 체질량지수BMI가 30 이상인 비만에 속했다. 복부 검진에서 상복부를 촉진할 때 통증이 있었다. 혈액검사상 백혈구 수는 정상이었고, 간기능검사 등도 모두 정상치였다.

복부 초음파검사상 1센티미터 정도의 담석이 보였다. 임 씨는 담석증으로 진단을 받았다.

담석증은 미국에서 2,500만 명이 진단을 받았고, 매년 100만 명이 새로 진단을 받을 정도로 흔한 질환이다. 담석증에 걸리기 쉬운 사람은 4F(Female, Forty, Fatty, Fertile)라고 한다. 즉 40대 이상의 비만 여성에서 흔하고, 아이를 많이 낳은 여성에서도 흔히 나타난다. 피임약을 복용하는 경우 담석의 위험이 높고, 운동하지 않거나 당뇨병을 앓는 경우도 담석의 위험이 크다. 또 담석은 동양인이나 백인, 히스패닉에서 많지만 흑인에서는 빈도가 낮다.

담석증의 증상은 식사 후 약간 더부룩하게 느끼는 증상부터 심한 담도 질환에 이르기까지 다양하다. 담석이 진단되었다고 해서 모두 치료가 필요한 것은 아니다. 대부분의 담석은 별다른 증상을 일으키지 않지만 자신에게 담석이 있다는 것을 아는 것이 중요하고, 담석으로 인한 합병증에 대해서 아는 것이 중요하다.

담석증은 약물로 치료할 수도 있지만 치료에 수개월이 걸리고 재발하는 경우도 많을 뿐 아니라 급성 담도 질환인 경우는 치료할 수 없기 때문에 수술적 방법을 많이 사용한다.

급성 담낭염

담낭에 염증이 생기는 경우

담낭은 간에서 만들어진 담즙을 저장하고 필요할 때 분비하면서 소화나 흡수에 도움을 주는 역할을 하는 기관이다. 담낭에 돌이 생기고 염증이 발생하면 담낭이 담즙을 제대로 분비할 수 없게 되어서 소화불량이 올 수 있고 복통을 수반하게 된다. 담낭의 돌 자체로도 담낭염이 발생할 수 있지만 담낭의 돌이 담도를 막거나 췌장관을 막게 되면 그 합병증으로 담도염이나 췌장염을 유발할 수도 있다.

60대 중반의 가정주부 정 모 씨는 심한 우측 상복부 통증으로 병원을 찾아왔다. 처음에는 진통이 너무 심해서 집에 비상용으로 보관해 둔 진통제를 먹었다. 진통이 조금 가라앉았으나 상복부 통증이 오른쪽 어깨로 타고 올라가는 증상은 계속되었다. 또 구토 증상이 심했고, 병원을 찾아올 때는 발열감도 있었다.

정 씨는 지난 10년간 당뇨병을 앓았고 수술은 한 적이 없었다. 당뇨약 이외에는 복용하는 약은 없었고 담배나 술을 전혀 입에 대지 않는 독실한 천주교 신자였다.

검진상 혈압은 100/60mmHg, 맥박이 분당 100회로 조금 빨랐고, 체온은 38.6도로 높았다. 몸무게는 90킬로그램, 키는 157센티미터로 비만형에 속했다. 복부 촉진상 상복부 통증이 우측 어깨까지 타고 올라가는 증상이 심했다. 일단 정 씨는 담석증으로 인한 급성 담낭염으로 진단을 받고 상복부 초음파를 실시했다. 그 결과 담낭에 돌이 보였고 담도가 확장되어 있었다. 곧바로 담낭 절제술을 받은 정 씨는 곧 완치되었다.

담낭에 돌이 있는 경우는 매우 흔하고 그 자체로는 건강상의 문제를 일으키지 않는다. 또 담석이 있더라도 증상이 없는 경우가 더 많기 때문에 수술은 증상이 나타날 때까지 기다리다가 하게 된다. 하지만 전문적인 지식이 없는 일반인들은 단순한 담석으로 인한 통증인지 담낭의 염증으로 인한 통증인지를 구분하기가 쉽지 않다. 단순한 담석증으로 인한 통증은 기름진 음식을 먹거나 담관이 눌렸을 때 담낭이 수축해서 생긴다.

담낭에 염증이 생기는 경우는 급성 담낭염인데 통증의 정도가 훨씬 심하다. 조기에 치료하지 않으면 합병증이 생겨서 수술이 복잡해지고 수술 후 후유증도 심하다.

따라서 담석증 진단을 받은 사람이 상복부에 평소보다 심한 통증이 있거나 발열감이나 황달이 상복부 통증과 함께 있는 경우는 급성 담낭염일 수 있기 때문에 조기에 병원을 찾아야 한다. 특히 당뇨병을 앓는 경우는 합병증의 발생 빈도가 높으므로 주의해야 한다.

췌장염

담석이나 과음 등이 원인

은행에 근무하는 50대 중반 남성 박 모 씨는 아침 식사 후 심한 복통을 느끼기 시작했다. 잠시 후 통증과 함께 구토증을 느꼈고 속이 메슥거려서 음식을 먹을 수 없었다. 처음에는 소화불량으로 생각하고 인근 약국에서 소화제를 사 먹었지만 통증은 전혀 가라앉지 않고 점점 더 심해졌다. 복통의 양상은 배꼽 주위를 마치 송곳으로 찌르는 듯한 느낌이었고 때로는 통증이 등으로 움직이는 기분이었다. 통증이 너무 심해서 인근 병원 응급실을 찾았을 때는 심한 통증으로 온몸이 땀으로 흠뻑 젖어 있었다.

박 씨는 고혈압이나 당뇨병과 같은 만성 질병을 앓지도 않았고 수술받은 적도 없고 건강한 편이었다. 술이나 담배도 전혀 하지 않고, 규칙적인 운동도 하고 주말에 골프도 치는 등 건강에 관심이 많은 편이었다.

검진상 박 씨의 혈압은 110/60mmHg이고, 맥박은 분당 90회였다. 체온은 37.9도로 미열이 있었다. 복부 촉진상 심한 통증을 호소했고 반사통이나 복부 경직의 소견은 없었다. 혈액검사상 췌장염을 나타내는 효소의 수치가 아주 높게 나왔다. 응급실에서 실시한 복부 CT 검사상 췌장염 소견이 보였고, 담낭 내에서 돌이 발견되었다. 박 씨는 담석으로 인한 급성 췌장염으로 진단받고 입원 치료에 들어갔다.

췌장은 많은 소화효소를 분비하면서 음식을 소화시키는 데 중요한 역할을 한다. 또 인슐린을 분비해서 우리 몸의 혈당치를 조절한다.

췌장염은 급성 췌장염과 만성 췌장염으로 나뉘는데 급성 췌장염의 대표적인 원인은 담석과 지나친 알코올 섭취다. 혈중 중성지방 수치가 아주 높은 경우도 췌장염을 유발할 수 있다. 그 외에도 약물이나 감염에 의해서도 췌장염이 유발될 수 있고, 내시경으로 담관을 보기 위한 시술ERCP: endoscopic retrograde cholangiopancreatography의 합병증으로도 췌장염이 생길 수 있다.

급성 췌장염의 치료는 입원 치료가 원칙이다. 이때 일단 금식하면서 췌장을 쉬게 해주는 것이 중요하다. 혈관으로 수액을 공급하면서 진통제로 통증을 진정시키는데 일단 심한 진통이 가라앉고 혈액검사상 췌장염이 호전되는 것이 보이면 물이나 부드러운 음식 위주로 식사를 시작한다.

췌장염이 심한 경우는 초기에 중환자실 치료를 받아야 할 때도 있다. 담석으로 인한 췌장염이 발생한 경우는 췌장염이 재발할 우려가 30~50퍼센트 정도 되기 때문에 담석 제거술을 받는 것이 좋고, 지나친 알코올 섭취로 인한 경우는 금주하는 것이 매우 중요하다.

췌장암

채소나 과일 위주 식사로 예방

은퇴한 60대 후반의 남성 김 모 씨는 한 달 전부터 소화불량과 함께 상복부 통증을 느끼기 시작했다. 통증은 식사 후에 더 심했고 때로는 등 쪽으로 통증이 옮겨갔다. 처음에는 단순 소화불량이라고 생각하고 소화제를 복용했으나 통증은 가라앉지 않았다. 일주일 전부터는 피부와 눈의 흰자위가 노랗게 변했고, 소변 색깔이 갈색으로 변했다. 김 씨는 지난 6개월 동안 약 5킬로그램의 체중이 감소했고, 식욕 부진과 피로감 등을 느꼈다.

김 씨는 과거에 당뇨병을 10년간 앓았지만 약물치료와 식이요법으로 잘 조절되고 있었다. 담배는 당뇨병 진단 후 끊었지만 10년 전까지는 하루 한 갑 이상을 피우는 골초였고, 술은 식사 후 반주로 포도주를 한 잔 마시는 정도였다.

검진상 혈압과 맥박은 정상이었다. 눈의 흰자위에 심한 황달기가 있었고, 명치 부위를 누를 때 통증이 있었다. 복부 초음파상 담도가 확장되어 있었고, 췌장의 머리 부분이 커져 있었다. 복부 CT 검사로 이것이 확인되었고 조직 검사 결과 췌장암 진단을 받았다.

췌장은 췌장관을 통해서 십이지장으로 소화효소를 분비하는 외분비와 인슐린 등의 호르몬을 혈관 내로 분비하는 내분비의 두 가지 기능을 하는데 췌장 세포의 약 95퍼센트는 외분비와 관계되어 있다. 췌장암의

90퍼센트는 외분비 세포에 생기며 췌장관에 생기는 암을 대개 췌장암이라고 한다.

췌장암은 아주 흔한 편은 아니지만 예후가 극히 나쁘기 때문에 미국에서 암으로 인한 사망 원인의 네 번째를 차지할 정도다. 한국에서도 2002년 통계로 볼 때 암 발병 순위의 아홉 번째지만 사망률은 다섯 번째로 높다. 이는 췌장암 환자의 대부분이 사망하기 때문이다. 췌장암은 35세 이전에는 드물지만 35세 이후부터 70세까지 나이에 비례해서 발병률이 증가한다.

췌장암의 원인은 확실하지 않으나 선천적인 요인과 환경적인 요인이 있다고 생각되고 있다. 그중에서 흡연은 가장 확실한 유발인자로 알려져 있다. 육류 및 고지방 식사는 췌장암 발생을 증가시키고 반대로 신선한 채소와 과일 위주의 식습관은 췌장암 발생에 대한 예방적 효과가 있다고 알려졌다. 또 여자보다 남자에게서 췌장암이 더 흔하고, 인종적으로 볼 때는 백인보다 흑인들이 췌장암 발병률이 더 높다. 당뇨병 자체는 췌장암 발생에 직접적인 원인이라고 보기 어렵지만 당뇨병 가족력 없이 50세 이후에 당뇨병 진단을 받은 경우 췌장암 발생이 증가한다는 통계가 있다.

췌장암은 증상이 나타나면 이미 치료 시기를 놓치고 늦기 때문에 조기 발견이 중요하다. 현재 췌장암을 미리 발견할 뚜렷한 방법은 없지만 복부 CT 촬영이나 내시경초음파검사EUS: endoscopic ultrasound가 췌장암의 진단에 많이 쓰이고 있다.

췌장암을 조기 발견하는 방법

인간의 수명이 증가하면서 급격히 증가한 질환 중 하나가 암이다. 암 환자가 증가하는 또 하나의 원인은 치료방법이 없어 암이 발병할 경우 사망했던 과거와 달리 치료법이 많이 발달해 생존율이 높아졌기 때문이다. 실제로 약물치료뿐만 아니라 방사선 치료, 외과적 치료 등 불과 20년 전에는 가능하지 않던 것이 치료방법의 발달로 인해서 암이 완치되지 않더라도 꾸준한 치료로 정상에 가까운 생활을 하면서 암과 싸워 나가는 환자들을 자주 본다.

또한 암 조기 발견, 스크린 방법이 다양한 임상연구를 근거로 암 종류별로 나와 있고 암에 대한 사회적인 인식도 상당히 높아져서 암을 조기에 발견해서 치료할 뿐 아니라 암이 진행된 상태라 하더라도 적절한 치료를 잘하면 정복할 수 있는 희망이 어느 때보다 높다.

하지만 췌장암은 다른 암에 비해서 조기에 발견할 방법도 없고 진단된 후에도 수술해서 완치될 가능성이 희박하다. 따라서 췌장암은 그 빈도에 비해서 사망률이 높다. 이 때문에 많은 사람이 췌장암을 두려워하지만 아직까지 특별한 조기 검진 방법은 없는 실정이다.

한국인 암 사망 원인 1위인 폐암을 예로 들어보자. 폐암은 가슴 엑스레이 사진이나 CT 사진에 나타날 수 있는데 1기의 경우 수술하면 생존율이 90퍼센트에 육박한다. 한국인에게 특히 많은 위암도 마찬가지다. 내시경검사로 조기 발견되는 경우 생존율이 90퍼센트고, 대장암이나 직장암 모두 초기에 발견해서 수술 치료를 받으면 90퍼센트 가까이 살 수 있다.

하지만 췌장암은 앞에서도 말했듯이 조기 검진 방법이 마땅하지 않다. CT 촬영을 하면 췌장에 종양이 보일 수 있지만 그 크기가 작은 경우는 나타나지 않기 때문에 췌장암을 미리 발견하기 어렵다. 췌장암 지표로 흔히 쓰이는 혈중 CA19-9 수치는 혈액으로 검사할 수 있는데 이 수치도 암이 아닌 환자에서도 비정상적으로 높게 나오는 단점이 있기 때문에 조기 검진 목적으로는 사용하지 않는다. CA19-9 수치는 췌장암 진단을 받고 치료 중인 환자에게 치료 효과를 판단하기 위해서 사용한다.

췌장암은 흡연자에서 발병이 많고 과거에 만성 췌장염을 앓은 경우에도 빈도가 증가한다. 당뇨병과 췌장암의 관계는 분명하지 않다. 이유는 췌장암에 걸리면 당뇨병이 생길 수 있기 때문에 그 상관관계를 밝히기 어렵다. 췌장암 환자의 다수는 만성 췌장염의 가족력을 가지고 있는 경우가 많다. 췌장의 만성 염증이 후에 암을 유발할 수 있다고 생각된다. 췌장암은 일반적으로 초기 증상이 거의 없어서 진단이 내려질 때는 대부분 암이 진행된 경우가 많아서 수술적 치료를 하지 못하는 경우가 대다수다.

췌장암의 진단방법

대부분의 췌장암 환자는 통증과 체중 감소, 황달을 호소한다. 일반적으로 통증은 식사 후에 심해지고 등으로 통증이 전이되는 묵직한 느낌이 상복부에 온다. 또 통증은 계속 지속되는 것이 아니라 간헐적으로 지속됐다가 회복되는 것을 반복한다. 일반적으로 체중 감소가 심한데 이는 식욕이 감소하기 때문이기도 하고 소량의 음식을 먹은 후에도 쉽게 배가 부른 포만감을 느끼기 때문이다. 종양이 췌장관을 막게 되면 췌장의 소화효소가 소장에서 음식물(특히 지방)을 소화시킬 수 없기 때문에 대변에 기름이 뜰 수 있다.

황달은 혈중 빌리루빈bilirubin이 높아서 생기는데 피부와 눈이 노랗게 변하고 소변이 진한 노란색으로 변한다. 췌장의 두부(머리 부위)는 담도와 가까운데 두부의 종양이 커지면서 담도를 막게 되면 담즙이 소장으로 들어가는 것이 막히게 된다. 이때 축적된 담즙은 혈중으로 역류해서 황달을 일으키게 된다. 결과적으로 대변에 빌리루빈이 없기 때문에 대변 색깔이 누런빛이 없는 회색으로 변하게 된다.

췌장암의 증상은 종양의 위치에 따라서 다르게 나타난다. 종양이 꼬리 부위에서 시작하는 경우는 증상이 거의 없어 조기 진단이 특히 어렵다. 췌장암을 진단하기 위해서 다양한 검사방법을 사용한다. 다음 세 가지 질문은 췌장암 증상의 환자 진단에 큰 도움이 된다.

첫째, 자신의 증상이 췌장에서 오는 증상인가? 췌장 질환의 증상 중 상복부가 아픈 증상은 위염과 같은 위장 장애로 인한 경우가 훨씬 많다. 특히 한국인과 같은 위장 질환이 많은 경우에는 거의 대다수가 췌장 질환보다는 위장 질환이라고 볼 수 있다. 따라서 복통만으로는 판단하기 어렵고 지속적인 복통 이외에 체중 감소와 황달이 나타날 때 췌장 질환을 의심해 본다.

둘째, 만약 증상이 췌장에서 온다면 이것이 암인가? 담석이 담낭에서 굴러 나와서 췌장을 막아서 급성 췌장염을 일으키는 경우가 노인층에서 드물지 않게 발생하고, 젊은 층에서는 알코올의 과다한 섭취로 췌장염이 생긴다. 그 외에도 혈중 중성지방이 지나치게 높은 경우도 췌장염의 원인이 된다. 급성 췌장염은 통증이 매우 심하고 혈액검사 등으로 쉽게 진단을 할 수 있으며, 만성 췌장염도 병력을 자세히 들어보면 진단에 도움이 된다.

셋째, 췌장 질환이 췌장암이라면 수술로 치료할 수 있는가? 일단 초기에 발견되고 크기가 작은 경우에는 조직 검사를 한 후 악성종양으로 판명되면 절제술을 할 수 있다. 하지만 대부분은 췌장암 진단 때 수술할 수 없을 정도로 뒤늦은 경우가 더 많다.

췌장암의 진단은 초음파, CT, MRI 등으로 할 수 있으며 환자에 따라서 가장 도움이 되는 방법을 사용한다.

초음파검사는 안전하고 손쉽게 할 수 있어서 가장 먼저 시행하는 검사다. 초음파를 통해서 담낭이나 담도 질환이 있거나 담도가 막혀 있는지를 살펴볼 수 있고, 췌장에 물혹 등이 있는지도 알 수 있다. 하지만 췌장의 작은 종양까지는 발견하기 어렵다는 단점이 있다.

단층촬영CT은 췌장암 진단에 가장 많이 쓰이는 방법인데 초음파와 비교하면 구체적으로 췌장을 해부학적으로 볼 수 있고 손쉽게 촬영할 수 있다. 또한 췌장 이외의 장기에 대한 전이 여부도 알 수 있다는 장점이 있다. MRI는 주로 CT 결과를 확진하기 위해서 쓰기도 한다.

일단 CT 검사에서 췌장에 혹이 나타나면 이것이 악성종양인지 아닌지를 구분하기 위해서 조직 검사를 해야 하는데 가장 흔히 쓰이는 방법이 내시경을 통한 초음파검사EUS다. 과거에는 이를 검사하기 위해서 외부에서 복막을 뚫고 들어가서 조직을 떼어내는 복잡한 수술을 했다. 그러나 지금은 이런 불편함을 줄이기 위해서 내시경의 끝에 달린 초음파를 이용해서 종양의 정확한 위치를 선정한 후에 바늘을 넣어서 조직을 떼어내는 간단한 시술을 통해서 악성의 여부를 판별하는 기술이 보편화되어 있다. 이런 검사를 통해서 악성으로 진단되면 수술을 통해서 종양을 제거하지만 양성으로 판단되면 정기적으로 초음파나 CT 검사로 종양이 계속 자라는지를 관찰한다.

얼마 전 미국 TV에서 지미 카터 전 미국 대통령의 인터뷰를 소개했다. 그는 양쪽 부모를 모두 췌장암으로 잃었고 두 명의 형제도 췌장암으로 사망했다. 이런 가족력 때문에 카터 대통령은 자신에게 닥쳐올 수 있는 암으로부터의 공포와 평생을 싸워야 했다. 일 년에 두 번 췌장 CT 촬영을 하고 정밀 혈액검사와 신체검사를 매년 하면서 자신에게 췌장암이 없다는 것을 확인했지만 췌장암이 초기에는 증상도 없고 CT 촬영에서도 나오지 않기 때문에 항상 두려웠다는 것이다. 하지만 80세가 지난 지금은 인생을 충분히 살았다는 안도감 때문에 췌장암의 공포에서 벗어났다고 한다. 다만 그의 자손들이 췌장암에 걸릴까 봐 걱정하고 있다고 했다.

카터 대통령의 일화처럼 췌장암을 조기에 진단할 수 있는 손쉬운 방법은 없다. 위암이나 대장암은 정기적인 내시경검사로 알 수 있고, 폐암도 엑스레이나 CT로 조기에 발견할 수 있지만 췌장암은 초기에는 CT 상에 나타나지 않을 수 있다. 전립선암은 80퍼센트가 혈액검사로 이상이 나타나지만 췌장암은 혈액검사가 정확성이 많이 떨어지기 때문에 진단적으로 그리 유용하지 않다. 따라서 환자들을 일상적으로 대하는 의사들로서도 췌장암을 조기에 발견한다는 것이 쉽지 않은 일이다.

세균성 설사

여름철의 불청객, 식중독

식중독으로 수십 명의 환자가 발생하고 급기야 1명이 사망하는 사건이 발생했다. 원인은 병원성대장균에 오염된 시금치였던 것으로 조사되었다. 사건 발생 직후 미국 식품의약국FDA: food and drug administration은 모든 종류의 시금치를 당분간 먹지 말라고 권유했다. 여름철이면 이와 유사한 사건이 언론에 보도되는 것을 흔하게 볼 수 있다.

급성 설사는 발생 원인과 관계없이 특별한 치료를 하지 않아도 대부분 저절로 낫는다. 미국에서는 식중독 등 음식으로 전염되는 설사보다 그렇지 않은 경우가 대략 두 배 정도 더 흔하다. 미국 질병통제예방센터 CDC : centers for disease control and prevention의 발표에 따르면 연간 미국 내 식중독 환자는 760만 명이고, 그중에서 5,000여 명이 사망한다. 하지만 실제 환자 수는 이보다 훨씬 많을 것으로 짐작된다. 그 이유는 아무리 역학 조사 체계가 잘 갖춰진 사회라고 하더라도 식중독이 집단으로 발생하지 않으면 원인을 찾기 어렵고, 또한 오염된 음식을 먹고 1주일이 지난 후에 증상이 발생한 때는 원인을 추적하기가 쉽지 않기 때문이다.

미국에서 발생하는 식중독의 가장 흔한 원인 균은 살모넬라균과 캄필로박터균이고, 이질균이 세 번째, 병원성대장균E. Coli 0157:H7은 다섯 번째를 차지한다. 그중에서도 병원성대장균 감염으로 발생하는 식중독은 특히 위험하다. 대장균 감염에 의한 식중독은 출혈성 설사가 주요 증상 중 하나인데 병원균이 죽더라도 독소가 남아 있어서 마땅한 치료 방법이 없다. 노약자나 어린이에게 전염될 경우 합병증으로 신부전증을 일으키면서 심하면 사망까지 이르게 할 정도로 치명적이다. 병원성 대장균은 주로 익히지 않은 쇠고기 등에서 검출되지만 위의 사례와 같이 오염된 시금치나 채소에 의해서도 전염될 수 있다. 식중독은 3분의 2 이상이 날씨가 무더운 6월에서 9월 사이에 집중적으로 발생한다.

그 밖에도 식중독을 일으키는 원인 균인 살모넬라균은 익히지 않은 닭고기나 오리고기 등 가금류나 계란과 유제품에 의해서 전파되지만 신선한 육류 등에 의해서도 전염될 수 있다. 캄필로박터균은 조리되지 않은 가금류를 먹었을 때 전염될 수 있으며, 증상으로는 출혈성 설사뿐 아니라 후유증으로 관절염과 드물게는 신경 질환의 일종인 길랭-바레 증후군Guillain-Barré syndrome을 유발할 수도 있다. 세균성 이질은 심한 혈변血便과 설사가 특징이며 사람들끼리의 접촉으로도 감염될 수 있다.

식중독을 예방하기 위해서는 육류는 반드시 익혀 먹는 것이 중요하고, 유효기간이 지난 육류나 유제품은 먹지 말아야 한다. 요리하기 전에는 반드시 손을 씻고, 채소나 과일은 흐르는 물에 충분히 씻는 것으로 예방할 수 있다. 또한 혈변이나 설사, 복통 등의 증상이 계속될 때는 세균성 설사가 의심되므로 병원을 찾아 대변검사를 받는 것이 좋다.

변비

고혈압약 등 약물 부작용도 원인

서구화된 식습관과 걷지 않는 생활습관으로 인해서 미국에 사는 한국인들의 질병 패턴이 많이 바뀌고 있음은 이미 잘 알려진 사실이다. 이는 흔한 변비에서부터 각종 암의 발생에 이르기까지 다양하게 영향을 끼치고 있다.

은퇴를 앞둔 60대 중반의 회사원 김 씨는 지난 6개월 동안 변비로 고생해왔다. 젊을 때부터 가끔 변비가 있었지만 그때마다 물을 많이 마시거나 운동을 하고 사과 등 섬유질이 많은 음식을 먹으면 좋아졌지만 이번에는 위와 같은 노력에도 변비가 좋아지지 않았다. 대변은 3일에 한 번씩 보는 편이고 한번 화장실에 앉으면 변을 보는데 20분 이상 걸리고 그 양도 많지 않았다. 또 배변 후에도 시원한 느낌이 들지 않았다. 대변에 피가 섞여 나오지는 않았고 색깔도 정상이었다. 변비 때문인지 가끔 아랫배가 아픈 느낌이 있었다.

김 씨는 6개월 전에 고혈압 진단을 받고 고혈압약을 복용하고 있으며, 당뇨병이 있지만 약물치료로 잘 조절되는 편이었다. 담배는 과거에 많이 피웠지만 5년 전 당뇨병 진단을 받고 끊었고, 술은 저녁식사 후 포도주 한 잔 마시는 정도다. 평소 운동은 거의 하지 않는다.

이학적 검사상 별다른 소견이 발견되지 않았지만 김 씨가 복용하는 혈압약의 부작용으로 변비가 유발될 수 있기 때문에 일단 혈압약을 바꾸고 비약물적 치료인 식이요법과 운동을 시작하도록 권했다. 또 한

번도 대장 내시경검사를 받지 않았기 때문에 검사를 받도록 권유했다. 김 씨의 변비 증상은 위와 같은 비약물치료로 호전되었다.

미국인의 4분의 1이 변비 증상을 느끼고 있으며 일 년에 250만 명이 변비 때문에 의사를 찾는다고 한다. 일반적으로 변비는 일주일에 3번 이하로 대변을 보거나 변을 볼 때마다 배변 양의 4분의 1 정도만 보는 경우라고 정의한다.

변비의 원인은 다양하다. 첫째, 섬유소가 적은 음식물을 주로 섭취하는 경우다. 고기나 치즈, 햄 등은 섬유소가 적어서 소화되고 나서도 대변의 양 자체가 적고 장운동을 감소시켜서 변비의 원인이 될 수 있다. 둘째, 물을 적게 마시는 경우도 변 자체를 굳게 해서 변비를 유발할 수 있다. 셋째, 장거리 자동차 운전자나 의자에 오래 앉아 있어야 하는 사무직 직장인도 평소 움직임이 거의 없기 때문에 운동이 부족하면 장운동이 저하되어 변비가 생기기 쉽다. 넷째로 김 씨의 경우처럼 약물도 변비의 원인이 될 수 있는데 대표적인 것이 혈압약이나 진통제 등이다.

그 외에도 갑상샘저하증이나 과민성 대장 증상, 당뇨병 등도 변비의 원인이 될 수 있고, 대장에 생긴 종양도 변비의 원인이 될 수 있다. 그러므로 이유 없이 만성 변비로 고생하는 경우는 반드시 전문의와 상의해야 한다.

만성 변비

변비가 3개월 이상 계속될 때

만성 변비는 매우 흔한 질환인데 일반적으로 남자보다 여자에게서 2~3배 더 흔하고 나이가 많이 들수록 빈도가 증가한다. 위궤양이나 담낭 질환, 위식도 역류병 등 흔한 위장관보다도 빈도만 따지고 보면 더 흔하다.

만성 변비란 3개월 이상 배변에 이상을 느끼는 질환으로 특별한 이유 없이 발생하는 일차성 변비와 약물이나 스트레스 등으로 인한 이차성 변비로 나눌 수 있다. 일차성 변비는 장운동 자체가 느려서 변비가 생긴 것으로 예를 들면 노인들의 경우 골반 근육이 약화되면서 배변에 이상을 유발할 수도 있다. 또 장운동은 정상이지만 변비가 있다고 느끼거나 굳은 변을 볼 때 환자가 심리적으로 변비로 인식할 수도 있다. 이차성 변비는 약물로 인해서 생기는데 약물 중에서도 심장약이나 부정맥 치료제, 진통제 등은 만성 변비를 일으킬 수 있기 때문에 변비가 심한 경우는 의사와 상의해야 한다.

변비에 대한 정의는 의사나 의학단체마다 조금씩 다를 수 있는데, 그 중에서 최근에 발표된 정의는 이렇다. 증상의 빈도와 정도를 종합해서 정의하는데 총 배변 횟수 중 25퍼센트 이상에서 다음 여섯 가지 증상 가운데 두 가지 이상이 있을 때 변비로 정의한다. 배변이 힘들거나 변이 딱딱하게 나올 때, 변을 본 후에도 완전하게 비워지지 않은 느낌이 들고, 항문이나 직장이 막힌 느낌이 들고, 변을 볼 때 손가락으로 비워

내야 하고, 일주일에 변을 세 번 이하로 본다.

변비를 오랫동안 내버려둘 경우에는 크고 작은 합병증이 생길 수 있다. 변비가 심할 때 억지로 변을 보면 항문이 찢어지는 열상이나 치질 등으로 대변을 볼 때 출혈을 할 수도 있고, 배변할 때 심하게 힘을 주다가 보면 뇌혈관이나 심장혈관에 지나친 압력을 주기 때문에 순간적으로 의식을 잃거나 심장마비, 중풍의 원인이 될 수도 있다.

노인들에게 만성 변비는 매우 심한 합병증을 유발할 수 있으니 주의해야 한다. 노인들은 심장 질환이나 고혈압 등으로 약물을 복용할 경우 약의 부작용으로 만성 변비가 올 수 있다. 또 노인은 장운동 자체가 느려져서 쉽게 변비가 올 수도 있다. 병원에 오랫동안 누워 있거나 만성적으로 변비를 유발하는 심장약이나 혈압약 등을 복용할 때 심한 변비로 인해서 장폐색이 올 수도 있다.

만성 변비는 변비 이외에 다른 원인으로 인한 것인지를 구별하는 것이 중요하다. 대장암이 초기에 발견되지 않고 커져서 장을 막을 경우에도 변비 증상으로 나타날 수 있기 때문이다.

만성 변비의 치료방법

변비를 오랫동안 앓게 되면 식욕을 잃을 수 있고 만성적으로 변을 볼 때 출혈을 한다든지 치질이 악화하는 등의 불편한 점이 많다. 심하면 변을 볼 때 복강 내 압력이 매우 높아져서 뇌출혈이나 심장마비 등 생명에 지장을 주는 합병증이 올 수도 있고, 장이 꼬이는 현상인 장중첩이 나타날 수도 있다.

어느 질병이나 마찬가지겠지만 만성 변비의 치료 중 가장 중요한 것

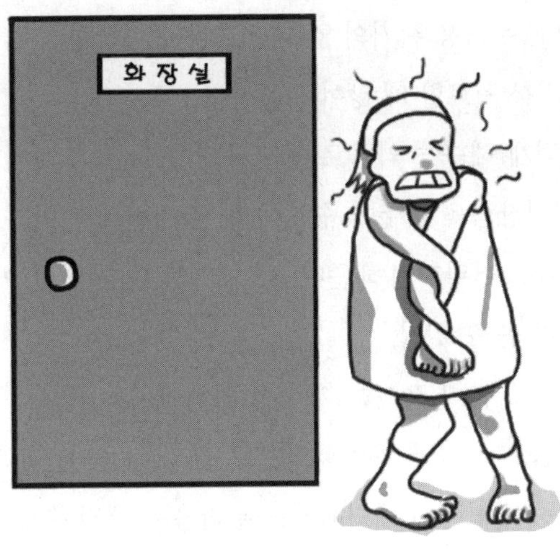

은 환자 교육이라고 할 수 있다. 기본적으로 물을 많이 마시고 섬유질이 많은 채소나 과일 위주의 식사를 하는 것이 좋다. 섬유질의 섭취량과 배변의 양은 직접적인 관계가 있는데 사과, 배, 복숭아, 체리, 건포도, 포도, 땅콩 등을 많이 섭취하는 것이 배변에 도움이 된다. 식사 후에는 장운동이 증가하기 때문에 식후에 대변을 보는 습관을 갖도록 하고, 복용하는 약이 혹시 변비를 악화시키지 않는지 의사와 상의하도록 한다.

이런 비약물적인 방법으로도 정상적인 배변 습관을 가질 수 없을 때는 약물치료를 시도해 볼 수 있다. 팽변성 하제bulk-forming laxatives는 차전자psyllium(사일리움이라는 식물 씨앗의 껍질로 만든 장운동 조절 제제) 열매나 메타무실metamucil 등으로 의사의 처방 없이도 약국에서 살 수 있다. 이를 물과 함께 복용하면 대변을 부드럽게 해주고 대변의 양을 증가시켜서 배변을 도와준다. 부작용은 거의 없지만 효과가 신속하지 않기 때문에 장기적으로 변비를 치료할 때 많이 사용한다.

대변을 부드럽게 해주는 약물로는 도큐세이트docusate 제제가 있는데 이는 대변의 표면장력을 낮추어 수분이 쉽게 대변에 들어가도록 도와주면서 대변이 부드러워지게 해준다. 이 제제는 다른 변비약보다 부작용이 적어 장기간 쓸 수 있다.

강한 변비약으로 흔히 쓰이는 자극성 완하제stimulant laxatives는 둘코락스dulcolax라는 이름으로 경구 혹은 좌약으로 많이 사용되는데 장기간 쓰게 되면 저칼륨증이나 장이 무력해지는 부작용이 생길 수도 있기 때문에 장기간 사용은 피하는 것이 좋다.

삼투성 완하제osmotic laxatives는 삼투압 현상을 이용해서 장내 수분을 증가시켜 배변을 유도한다. 대표적인 예로는 락툴로오스lactulose, 마그네슘 제제milk of magnesia 등이 있다. 락툴로오스는 간경화증이 심한 환자에게 변비로 인해서 간성 혼수가 오는 경우에 사용하면 도움이 된다.

그 외에도 경구용 변비 치료약으로 듣지 않는 심한 변비의 경우 관장을 할 수도 있다. 관장은 장기간 사용하게 되면 배변 반사를 무력화시키기 때문에 장기간 사용은 피하도록 한다. 그 외에도 행동요법의 하나인 바이오피드백biofeedback이나 수술적인 방법도 특수 상황에서는 사용된다. 일반적으로 약물치료에도 변비가 지속되는 경우는 대장 검사를 해서 대장암 유무를 판단해야 한다.

과민성 대장 증후군

복통, 설사, 변비 나타나

과민성 대장 증후군irritable bowel syndrome은 글자 그대로 장(소장小腸과 대장大腸)이 너무 민감해서 비정상적으로 수축하기 때문에 복통을 호소하거나 설사나 변비를 유발하는 질환이다. 이 병은 미국에서 가장 흔히 진단받는 위장관계 질환이고 감기 다음으로 흔한 병가病暇의 원인이다. 통계를 보면 전체 미국 인구의 약 10~20퍼센트가 이 병을 앓고 있으며, 약 15퍼센트가 병원을 찾는다고 한다.

언론계에 종사하는 30대 후반의 여성 임 씨는 지난 3개월간 복통으로 고생해왔다. 과거에도 장이 약하다는 생각을 많이 해왔는데 지난 3개월 동안은 심한 복통과 변비 때문에 거의 정상적으로 업무를 하기 어려웠다. 특히 업무로 인해서 정신적 스트레스가 심한 경우에는 왼쪽 아래쪽 복부의 통증이 더 심했다. 통증의 양상은 마치 쥐어짜는 듯했고 음식을 먹으면 더 심했다. 변비가 심하다가도 가끔 설사가 나기도 하는데 이때는 소량의 묽은 변이 자주 나오곤 했다. 또 화장실에 가고 싶은 생각이 급해서 화장실에 가면 변이 잘 나오지 않고 대변을 보고 나서도 시원한 생각이 별로 들지 않았다. 임 씨는 늘 복부에 가스가 차 있는 느낌이 들었다. 하지만 잠을 자는 동안은 복부 증상이 사라졌다.

임 씨는 과거에 특별한 질병을 앓은 병력은 없었지만 항상 장이 약하다고 생각했고 중요한 시험이나 발표를 앞둘 때마다 장에 탈이 나곤 했다. 이때 항상 설사와 변비가 번갈아서 나타났다. 또 월경할 때 통증이 몹시 심해서 피임약을 복용하고 있었다. 담배와 술은 마시지 않고, 언론계에서 일하는 특성상 일로 인한 스트레스가 항상 많은 편이었다.

임 씨를 검진했다. 혈압이나 맥박은 모두 정상이었고, 촉진할 때 복부 아래쪽에 통증이 있었다. 혈액검사와 대변검사도 정상이었다. 임 씨는 병력을 바탕으로 과민성 대장 증후군으로 진단을 받고 치료를 시작했다.

이 병의 원인은 음식 알레르기나 감염 등으로 설명하기도 하지만 정확한 원인이 규명된 바는 없다. 심리적인 스트레스가 과민성 대장 증상을 악화시키기는 하지만 직접적인 원인은 아니다. 진단을 위해서 가장 중요한 것은 환자의 병력이지만 염증성 장 질환 등도 비슷하게 나타날 수 있기 때문에 기본적인 혈액검사나 대변검사가 필요할 수도 있고 드물게 장 내시경을 해야 하는 수도 있다.

치료는 먼저 증상을 유발하는 원인이 무엇인지 파악하고 그 원인을 제거하는 것이 중요하다. 또 평소 섬유질이 많은 음식을 먹는 것이 좋다. 변비가 주된 증상으로 나타나면 장운동을 증가시켜주는 세로토닌 길항제를 쓸 수 있고, 설사가 주된 증상으로 나타나는 경우는 장운동을 감소시켜주는 항콜린성 약물을 사용한다. 다만 이 약물들을 과잉 사용하는 경우 부작용이 나타날 수 있기 때문에 반드시 전문가와 상의해야 한다.

궤양성 장염

혈변과 함께 설사와 복통 호소

서구화된 식사습관과 사회 발달로 한국인의 질병 양상은 점점 서양인과 비슷해지고 있다. 과거에는 한국인에서 거의 보지 못했던 궤양성 장염ulcerative colitis이나 크론병Crohn's disease 같은 염증성 장 질환inflammatory bowel disease도 드물지 않게 진단되고 있다. 미국에 이민 온 일본계 미국인의 사례를 예로 들면, 이민 1세 일본인과 비교했을 때 이민 2세, 3세로 내려갈수록 질병의 양상이 미국인과 유사해지는 것을 볼 수 있다. 이 모든 것이 환경이 질병의 발병에 미치는 영향을 말해주고 있다.

20대 초반의 대학 2학년생인 임 모 씨는 2개월 전부터 대변을 볼 때마다 붉은 피가 섞여 나오는 것을 발견했다. 처음에는 화장지에 피가 묻어 나와서 깜짝 놀라 인터넷을 찾아보니 변비 때문에 피가 나올 수 있다고 해서 안심했다. 하지만 피는 계속 나오고 2주 전부터는 설사와 함께 복통도 있었다. 대학에서 생물학을 전공하는 임 씨는 학기말 시험 준비로 스트레스가 매우 심한 상태였고 식사도 제대로 못 했다. 임 씨는 힘들게 시험을 모두 마치고 병원을 찾아왔다.

임 씨는 로스앤젤레스에서 나고 자랐고 대학 진학을 위해서 동부로 왔다. 처음 겪는 동부의 춥고 어두운 날씨 때문에 첫 해는 정신적으로 무척 힘들었지만 잘 이겨냈고 지금은 잘 적응하고 있다고 생각했다. 고등학교 때 시험 때면 설사와 변비를 번갈아 가면서 하는 과민성 대장 증상을 가지고 있다는 이야기를 의사로부터 들은 적이 있었다. 담배도 피우지 않고 술은 전혀 마시지 않으며 주말이면 규칙적으로 운동하고 있다.

임 씨의 이학적 검진상 특별한 이상은 없었다. 직장 수지 검사상 혈변이 묻어 나왔고 치질의 소견은 보이지 않았다. 혈액검사는 정상이었다. 좀 더 정확한 진단을 위해서 임 씨는 대장 내시경검사를 했는데 직장에 궤양이 보였고 조직 검사상 궤양성 장염으로 진단받았다.

궤양성 장염은 크론병과 함께 염증성 장 질환의 일종으로 주로 북유럽이나 영국계 미국인에서 많이 발견된다. 하지만 서구화된 식생활 변화와 육류 위주의 식사, 스트레스가 많은 사회 환경 등으로 한국계 미국인이나 한국인에서도 궤양성 장염의 진단이 늘고 있다.

궤양성 장염의 원인은 유전과 환경 모두 관계가 있다고 보고 있지만 정확한 원인은 규명되지 않고 있다. 15~30세에 가장 흔하지만 중년 이후에도 발병할 수 있다. 아직 한국인에서는 염증성 장염이 상대적으로 드물기 때문에 세균성, 바이러스성, 결핵성, 허혈성 장염이나 방사선 치료 후에 오는 장염 등과 구분하는 것이 중요하다.

장폐색

장으로 가는 혈류가 막혀서 발생

가끔 소화가 안 되거나 바이러스 장염에 걸리고 나서 음식물을 먹은 후 복통과 함께 구토를 할 때 '장이 막히지 않았나?'라는 걱정을 하면서 병원을 찾아오는 경우가 종종 있다. 우리의 장은 자율신경계에 의해 조정되는데 정상적으로 섭취한 음식물이 소화되면서 내려가게 되어 있기 때문에 바이러스 장염에 의해서는 장이 막히지 않는다.

건축업에 종사하는 50대 중반의 박 모 씨는 3일 전부터 식사 후에 구역질과 함께 구토가 나서 병원을 찾아왔다. 음식을 먹고 나서 2~3 시간 후에 속이 메슥거렸고 음식물을 모두 토해냈다. 또 상복부 통증도 시간이 지날수록 점점 심해졌고, 복부가 부풀어 오르는 느낌을 받았다. 병원에 왔을 때 박 씨는 닷새 동안 대변을 보지 못했다. 박 씨는 10년 전에 교통사고로 장 수술을 한 적이 있었고, 그 이후로 가끔 소화가 안 되는 경우가 있었다.

박 씨는 혈압은 정상이었지만, 맥박은 분당 110회로 빨랐다. 복부 검진상 복부가 조금 팽창되어 있고, 장음은 현저하게 감소해 있었으며 만질 때 통증이 심했다. 복부 엑스선 촬영상 장폐색의 소견이 관찰되었고 단층촬영을 통해서 확인되었다. 박 씨는 장이 막히는 질환인 장폐색이라고 진단받고 입원 치료를 시작했다.

해부학적으로 대장은 지름이 넓어서 꼬이거나 혈액 순환이 차단되는 경우가 아니면 장폐색腸閉塞, intestinal obstruction이 드물지만 소장은 지름이 좁아서 막히기가 쉽다. 과거에는 탈장이 장폐색의 흔한 원인이었지만 현재는 인간의 수명이 연장되면서 장 수술을 하는 환자가 증가해 수술 후 합병증으로 생기는 장 유착이 가장 흔한 원인으로 전체 장폐색의 4분의 3을 차지한다. 일반적으로 개복 수술 후에 약 5퍼센트에서 장 유착이 나타나고 장폐색 증상을 보인다.

장폐색이 생기면 막힌 부위의 위쪽인 소장과 위가 늘어나게 되고, 소장으로 가는 혈류가 막혀서 장에 괴사(장이 썩는 것)가 일어나게 된다. 장폐색은 소장 일부만 막히는 부분 장폐색이 있고, 장 전체가 막히는 완전 장폐색이 있다. 수술 후에 생기는 장폐색은 대부분 부분 장폐색으로 비수술적 치료가 수술보다 예후가 더 좋다. 하지만 완전 장폐색인 경우 수술 이외에는 치료방법이 없고, 24시간 안에 수술하지 않으면 장의 괴사가 일어나서 사망할 수 있다. 이 때문에 부분 폐색인지 완전 폐색인지를 빨리 판단하는 것이 중요하고, 의료진은 환자의 전체적인 상태를 보고 수술을 결정하게 된다.

맹장염

오른쪽 하복부 통증이 계속될 때 의심

1886년에 처음으로 보고된 후 맹장염으로 흔히 알려진 급성 충수염은 전 세계적으로 개복 수술을 하는 가장 흔한 질병 중 하나다.

언론사에 일하는 30대 초반 여성인 P 씨는 하루 종일 오른쪽 하복부의 통증을 느꼈다. 처음에는 속이 쓰리고 소화가 안 돼서 근처 약국에서 소화제를 사 먹었지만 증상이 가라앉지 않았다. 전날 밤부터는 속이 약간 메슥거리기 시작했고, 다음날 아침에는 우측 아래 부위에 심한 통증을 느껴서 병원에 왔다. 병원에 올 때는 통증이 심해서 걸을 수도 없을 정도였다. 전날 밤에는 설사를 두 번 했다고 말했다. P 씨는 과거에 별다른 질병을 앓거나 수술을 한 적도 없었다. 담배는 피우지 않았고 술은 동료와 어울려 가끔 마시는 정도였다. P 씨는 미혼으로 지난 일 년간 성관계를 하지 않았다.

검진상 혈압은 정상이었고, 맥박은 분당 90회로 조금 빨랐다. 하복부 촉진상 통증이 심했고 반사통rebound tenderness이 보였으며, 심한 통증으로 인해서 복부 근육의 경직 현상이 보였다. 소변검사는 정상이었고, 부인과 검사상 별다른 소견이 없었다. 복부 초음파검사상 충양돌기蟲樣突起에 염증 소견이 보였다. P 씨는 급성 충수염(맹장염)으로 진단을 받아 응급 수술을 받은 뒤 회복되었다.

흔히 맹장염으로 알려진 급성 충수염蟲垂炎이란 맹장 끝에 붙어 있는 약 10센티미터 길이의 충양돌기에 갑자기 염증이 생기는 것을 말한다. 미국에서는 매년 25,000명 정도가 충수염으로 진단받고 있으며, 성별로는 여자보다 남자가 조금 더 흔하다. 어느 연령대에서도 발생할 수 있지만 10대에서 가장 흔히 발생한다. 60대 이후에는 림프 조직의 수가 감소하면서 그 빈도가 감소한다.

급성 충수염의 원인은 맹장 주위의 림프 조직이 증식하거나 대변 덩어리가 충양돌기의 입구를 막을 때 충양돌기 내 부종이 생기고 충양돌기 내 압력이 증가하면서 염증이 생겨 충수염을 가져오는 것으로 알려져 있다. 증상은 위의 예처럼 심한 통증으로 시작되는 경우도 있지만 드물게 약간의 복통이나 설사 등 위장 증상으로 시작할 수도 있기 때문에 주의가 필요하다.

진단은 환자의 병력이나 이학적 검사, 혈액검사 및 상복부 방사선검사로 진단할 수 있지만 이 검사로도 진단이 안 되고 통증이 계속되는 경우에는 정밀 검사를 받아야 한다.

급성 충수염은 초기에 매우 모호한 증상으로 인해서 진단이 어려운 경우가 많지만 비교적 쉬운 수술로 간단히 치료된다. 요즘은 복강경 수술로 할 수도 있다. 진단이 늦어져서 급성 충수염이 터지거나 복막염이 생긴 경우는 항생제로 보존 치료를 한 후에 수술해야 한다.

탈장

오래 서 있거나 걸을 때 아랫배가 묵직한 통증

외과적 시술의 발달로 과거에는 수술 후 일주일씩 병원에 입원해야 하던 경우도 요즘은 수술 후 24시간 내에 퇴원하는 경우가 많아졌다. 또한 수술 후 합병증도 감소해 그 결과 수술 후에 직장이나 일상으로 복귀하는 시간도 과거보다 훨씬 빨라졌다.

건축업에 종사하는 50대 중반의 임 모 씨는 약 한 달 전부터 오른쪽 아랫배가 불편함을 느꼈다. 통증은 오랫동안 서 있거나 무거운 물건을 들 때 좀 더 심하게 느껴졌고, 오래 걸을 때는 불편함이 더욱 심했다. 잠을 자거나 누워 있을 때는 불편함이나 통증을 전혀 느낄 수 없었다. 또 기침을 할 때 아랫배가 나오는 느낌도 받았다. 처음에는 아랫배가 묵직한 느낌이 들고 소화가 안 돼서 소화불량인 줄 알고 소화제도 먹어 보았지만 증상이 나아지지 않아서 병원을 찾아왔다.

임 씨는 과거에 별다른 질병이 없었고 수술을 받은 적도 없었다. 현재 종합 비타민 이외에는 복용하는 약이 없고 담배는 하루에 반 갑, 술은 자주 마시는 편이었다.

복부 검진상 환자가 일어서면 아랫배에 덩어리가 만져졌지만 눕게 되면 덩어리가 만져지지 않았다. 또 아랫배에 힘을 주면 사타구니에서 덩어리가 만져졌다. 임 씨는 서혜부 탈장inguinal hernia으로 진단받고 수술을 권유받았다.

탈장脫腸, hernia이란 복강 내 장기가 복부 벽에 생긴 틈새를 통해서 빠져 나오는 질병을 말한다. 대퇴부, 횡격막, 배꼽 등에도 생기지만 넓적다리와 하복부 사이에 발생하는 서혜부(사타구니) 탈장이 복부에 생기는 탈장의 대부분을 차지한다. 서혜부 탈장은 주로 남자에서 발생하는데 (남:여 발생 비율은 9:1) 남자의 약 25퍼센트가 일생에 한 번쯤 서혜부 탈장을 경험할 정도로 흔하다. 미국에서는 연간 70만 명이 서혜부 탈장 수술을 받는다.

소아에게 생기는 탈장은 선천적인 경우가 대부분이지만 성인 탈장은 비만이나 만성 변비, 만성 기침 등으로 뱃속의 압력이 높아지거나 복부의 근육이 약한 경우에 생긴다. 예를 들면 복부에 물이 차서 배가 항상 불러 있는 경우는 복강 내 압력이 올라가면서 탈장이 쉽게 생길 수 있다.

탈장은 손으로 밀어 넣거나 누우면 들어가기 때문에 통증이 없는 경우는 치료하지 않고 방치하는 경우가 많다. 하지만 탈장을 치료하지 않게 되면 복벽의 구멍이 더 커지게 되고, 드물게는 장의 일부가 구멍에 끼어 장이 썩는 합병증이 생길 수 있기 때문에 주의가 필요하다.

탈장의 원인은 생활습관과 깊은 연관이 있기 때문에 탈장을 유발하는 만성 변비가 있거나 만성 기침을 하는 경우 원인을 치료하고, 무거운 물건을 자주 드는 행위나 흡연 습관을 피하고 체중 조절에 노력해야 한다.

치질

크기가 커서 통증 심하면 수술 필요

의사에게는 비교적 간단한 병이라도 전문 지식이 없는 일반인은 심각하게 느끼며 이 때문에 병원을 찾는 경우가 많다. 간단한 의학상식을 가지고 있으면 단순한 병은 개개인이 치료할 수도 있다. 하지만 잘못된 상식으로 병을 키울 수도 있으므로 정기적으로 의사와 상의하는 것은 중요하다.

보험회사에 다니는 40대 중반의 김 모 씨는 한 달 전부터 대변을 볼 때마다 화장지에 피가 묻어 나오는 것을 발견했다. 또 가끔 변에 붉은 피가 섞여 있는 것을 발견하기도 했다. 또 며칠 전부터는 항문이 아프고 쓰렸고 어떤 때는 항문 주위가 몹시 가려웠다. 김 씨는 수년 전에도 변비가 있을 때 배변 시 피가 섞여 나온 것을 발견했지만 별다른 치료 없이 호전되었다. 하지만 이번에는 그 기간이 길고 불편함이 심해서 병원을 찾아왔다. 최근 김 씨는 직장 일로 정신적 스트레스가 심했고 육체적으로도 피곤을 많이 느꼈다.

과거 병력으로는 만성 변비가 있었고 젊어서부터 과민성 대장 증상으로 고생한 적이 있었다. 현재 복용하는 약은 없고, 담배는 피우지 않고 술은 가끔 동료와 어울려 과음하는 편이었다.

검진상 김 씨의 항문 외부에 1센티미터가량의 혹이 있었다. 직장 수지 검사상으로 항문 내부에서는 아무런 혹이 만져지지 않았다. 일단 외치핵(치질)으로 진단을 하고 내과적인 치료를 시작했다. 의사의 처방에 따라 김 씨는 그날부터 하루 2회 이상 섭씨 40도 정도의 더운물을 받아놓고 10분 이상 좌욕을 했다. 또 변비를 피하기 위해서 아침마다 규칙적으로 대변을 보는 습관을 들이고 물이나 우유를 많이 마셨다. 또 육류 섭취를 줄이고 섬유질이 많은 음식인 채소와 과일을 많이 먹었다. 그리고 항문에 삽입하는 좌약을 목욕 후에 삽입했다. 이렇게 치료한 후 변비가 호전되고 치질 증상은 일주일 만에 사라졌다.

치질이란 의학적으로는 항문 주위에 발생하는 염증성 질환을 말하는데 여기에는 치핵, 치열, 항문 주위 농양 및 치루 등이 모두 포함된다. 치핵은 항문 안에 있는 혈관 조직 내 울혈이 생기고 염증이 생겨서 주위 조직이 탄력을 잃고 늘어져 발생한다.

치질은 크게 항문 안쪽(직장 아래쪽)에 생기면 내치질, 항문 바깥쪽에 있으면 외치질이라고 분류하는데 외치질은 쉽게 진단되지만 내치질은 진단이 어려운 경우가 많으므로 증상이 지속될 경우 장 검사를 통해 진단할 필요가 있다. 치질은 그대로 두어도 되지만 크기가 너무 커서 통증이 심한 경우나 출혈이 심한 경우, 내과적인 치료로 해결되지 않을 경우는 전문의와 상의해 수술해야 한다.

✻✻✻

호흡기 질환

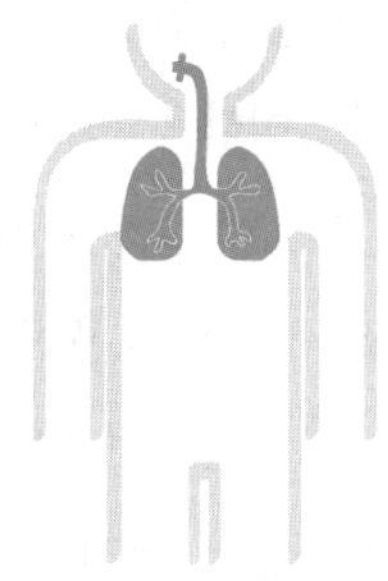

호흡기 질환은 전염성 질환의 대표격인 유행성 감기부터 합병증인 폐렴이나 결핵 등 전염성 호흡기 질환도 있고, 흡연이나 화학물질 등에 만성적인 노출로 인한 만성 폐쇄성 폐 질환, 외부에 대해서 기관지가 과민하게 반응하는 폐의 염증 질환인 기관지 천식에 이르기까지 다양하다.

감기는 바이러스가 코 점막이나 눈을 통해서 전염되는데 대부분의 건강한 사람은 제대로 휴식을 취하고 증상 치료를 받으면 일주일 내에 완치된다. 하지만 이를 적절히 다스리지 않으면 급성 부비강염(축농증)이나 폐렴 등의 합병증으로 진행할 수도 있다. 특히 암이나 신장 투석, 기관지 천식과 같은 폐 질환을 앓고 있는 환자는 이런 위험이 더욱 크다.

폐결핵은 과거에 한국인들에서 매우 흔한 질환이었는데 심하게 결핵을 앓고 나면 폐에 상처를 남기고 기관지 확장증과 같은 후유증으로 평생을 고생할 수 있다. 요즘은 내성결핵으로 기존 항결핵제가 듣지 않는 경우를 자주 본다.

만성 폐쇄성 폐 질환은 폐기종과 만성 기관지염을 합쳐서 부르는 용어인데 가장 주된 원인은 흡연이다. 성인이 되면 정상적으로도 폐 기능이 일 년에 1퍼센트 정도 감소할 수 있는데 흡연을 하게 되면 3퍼센트 이상 폐 기능이 줄어서 결국 심한 호흡곤란 등을 겪게 된다. 따라서 만성 폐쇄성 폐 질환의 치료는 금연이며, 담배를 피우면서 치료를 받을 때는 그 효과가 50퍼센트 정도밖에 되지 않기 때문에 담배를 끊는 것이 가장 중요하다.

흡연은 또한 폐암을 일으키는 직접적인 원인이 된다. 폐암은 현재 한국인의 암 사망 원인 중 가장 흔하다. 폐암은 조기(1기)에 발견하면 완치율이 90퍼센트 이상이지만 조기 검진 방법은 아직까지 나와 있지 않다. 아시아계 비흡연 여성에게 발생하는 폐선암肺腺癌, adenocarcinoma은 말기 폐암이라 하더라도 탈시바tarceva라는 경구용 정제로 만들어진 항암제를 사용하면 생존율을 연장시킬 수 있다.

호흡곤란

심한 호흡곤란이 갑자기 오면 응급 상황

숨이 찬 증상이 시작될 때는 그 원인을 정확하게 파악해서 치료하는 것이 중요하다. 흔히 숨이 차면 폐나 심장의 이상으로 보는 경우가 많지만 빈혈과 같은 혈액 질환도 호흡곤란을 유발할 수 있다. 또 각종 장기에는 이상이 없다 하더라도 오랫동안 계속된 운동 부족 등으로 숨이 찰 수도 있다. 그 외에는 심리적인 원인 등으로 인한 호흡곤란도 있다.

60대 중반의 여성 박 씨는 지난 3개월 동안 호흡곤란을 느꼈다. 특히 운동을 할 때 호흡곤란이 더욱 심했고 어떤 때는 가만히 앉아 있다가 조금만 움직이면 매우 숨이 찼다. 박 씨는 심한 폐렴으로 병원에 한 달 이상 입원을 했었고, 그때 중환자실 치료도 2주 이상 받았다. 박 씨가 호흡곤란을 느끼기 시작한 것은 퇴원한 이후부터다. 박 씨는 숨이 찬 것 이외에는 기침이나 가래도 없었고 가슴이 아픈 증상도 없었다. 누워 있거나 앉아 있을 때는 숨찬 증상이 없었고 움직이거나 걸을 때만 숨이 찼다. 입원 때 병력 기록상 심장은 이상이 없었고 혈액검사와 폐 기능 검사도 정상이었다. 박 씨는 과거에 전혀 담배를 피운 적이 없었다.

박 씨는 호흡곤란을 유발할 만한 심폐 질환이 없고 최근 장기간 병원에 입원했던 병력을 볼 때 심한 근육의 약화deconditioning로 진단했다. 처방은 체계적인 근력 운동을 시작하고 당분간 영양 섭취에 주력하도록 권유했다.

숨이 찬 증상을 느끼는 것은 외부로부터 유입되는 산소의 공급이 부족해서 느낄 수도 있지만 충분한 산소가 혈액 중으로 들어와도 인체에서 유용하게 사용하지 못하면 호흡곤란 증상을 느낄 수 있다.

폐는 크게 보면 산소의 이동 통로인 기관지가 있고, 산소가 교환되는 폐실질肺實質이 있는데 만성 기관지염이나 천식과 같이 기관지가 좁아져서 산소의 이동에 이상이 있는 경우 숨이 찰 수 있다. 반면에 폐경화증, 폐고혈압, 폐기종肺氣腫, 폐전색증肺栓塞症의 경우는 기관지는 정상이지만 허파꽈리라고 불리는 폐 말단부의 이상으로 인해서 산소가 혈중으로 들어가는 것이 차단되면서 호흡곤란이 일어날 수 있다.

심장의 이상으로 숨이 찬 경우는 심장 근육의 수축력이 약해지면서 혈액이 폐에 고여서 숨이 찰 수도 있고(수축성 심부전), 심근의 수축력은 정상이지만 심장벽이 두꺼워지면서 심근이 확장이 안 돼서 생기는 이완성 심부전이 있다. 수축성 심부전인 경우는 심근 자체의 이상이나 심장 밸브의 이상 때문에 생길 수 있지만 이완성 심부전인 경우는 오랫동안 고혈압, 당뇨병을 앓거나 노화로 인해서 심장벽이 굳어지면서 생긴다. 이처럼 심장이나 폐의 이상으로 숨이 찬 경우는 산소가 혈중으로 적게 들어와서 생기는 것이다.

호흡곤란은 심장이나 폐의 이상 때문에 대기 중의 산소가 혈중으로 충분히 유입되지 않아서 발생하는 경우가 가장 많다. 하지만 심장이나 폐에는 이상이 없고 혈중에 충분한 산소가 있어도 숨이 찰 수 있다. 다시 말해서 혈중 산소가 근육이나 뇌, 신장 등의 말초기관으로 적절히 공급되지 않거나(빈혈) 산소가 충분히 공급되더라도 말초기관에서 이용되지 않으면 역시 호흡곤란을 느낄 수 있다.

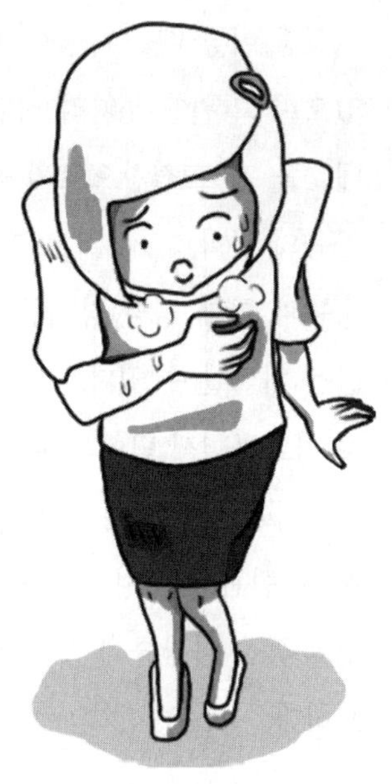

우리 몸의 적혈구는 폐에서 유입되는 산소가 심장을 통해서 뿜어질 때 말초로 운반하는 역할을 하는데 출혈 등으로 인해서 혈색소가 매우 낮은 경우에는 말초기관의 산소 공급이 떨어져서 호흡곤란을 느낀다.

장기간 중환자실에 입원하거나 하지 골절 등으로 오랫동안 운동을 하지 못해서 근육의 위축이 심하게 와 있는 경우에도 다른 장기의 이상 없이도 숨이 찬 것을 볼 수 있다. 이것은 일종의 골격근 질환으로 오랫동안 병원에 입원해 있는 동안 골격근의 심한 위축이 나타나게 되는데 골격근이 위축되면 체내 산소 농도는 정상이더라도 골격근 내에서 산소를 흡수하고 대사시키는 기능이 저하되면서 호흡곤란을 느낄 수 있다. 그 이외에도 심리적인 원인으로 호흡곤란이 올 수 있다.

호흡곤란은 원인에 따라서 치료가 다르므로 그 원인을 먼저 파악하는 것이 매우 중요하다. 예를 들면 기관지 천식이나 흡연으로 인해서 흔히 생기는 만성 폐쇄성 폐 질환으로 인해서 호흡곤란이 오는 경우는 담배를 끊고 기관지 확장제나 스테로이드 흡입제 등으로 치료할 수 있다. 폐경화증이나 폐고혈압으로 인해 호흡곤란이 온 경우는 산소 치료로 합병증을 예방해야 한다.

심장 이상 때문에 숨이 찰 때는 이뇨제 등으로 임시 치료를 받을 수 있으며 그 원인에 따라 적절한 치료를 받아야 한다. 혈압, 당뇨, 콜레스테롤을 잘 조절함으로써 심장 질환을 미리 예방하는 것도 중요하다. 근육의 약화deconditioning로 인해서 호흡 곤란이 오는 경우는 꾸준한 근력운동과 함께 영양 상태를 호전시키고 근육을 강화시킴으로써 호흡곤란을 치료할 수 있다. 심한 빈혈 때문에 숨이 찬 경우는 수혈과 철분으로 치료하면서 빈혈의 원인을 찾아 치료해야 한다.

갑자기 심한 호흡곤란이 올 때는 응급 상황인 경우가 대부분인데 특히 폐 혈관을 핏덩어리가 막는 급성 폐전색, 중증 천식이나 급성 심근경색 등은 사망률이 높은 응급 질환이기 때문에 적절한 초기 치료가 필요하다.

만성 기침

8주 이상 이유 없이 기침이 계속될 때

S 씨는 40대 중반으로 다운타운에서 의류업을 하고 있다. 6개월 전부터 목이 간질간질하면서 기침이 자주 나오기 시작했는데 처음에는 감기인 줄 알고 기침 치료용 물약을 먹었다. 그때마다 기침은 일시적으로 멎었지만 몇 시간만 지나면 기침이 재발했다. 점점 기침이 심해져서 잠을 잘 때도 기침 때문에 몇 번이나 깨고, 가게에서도 기침 때문에 일하기가 어려울 지경이었다. 특히 기침 때문에 교회 성가대를 더는 할 수 없었다.

병원에 몇 번 갔는데 알레르기 때문이라는 이야기를 듣고 알레르기 약을 복용했지만 효과가 없었다. S 씨는 과거에 아무런 질병도 없었고, 술과 담배를 전혀 하지 않는 건실한 가장이며 주일 예배를 빼먹지 않는 신앙인이다. 지금 사는 주택은 지은 지 5년 되는 집이고 집안에 애완용 동물도 키우지 않았다.

S 씨를 검신해보니 혈압은 정상이고 폐음이 약간 감소한 것 이외에는 모두 정상이었다. 흉부 방사선 소견도 정상이었다. 폐 기능 검사상 폐 기능이 약간 감소해 있었지만 기관지 확장제를 주고 나서 폐 기능이 정상으로 회복되었다. S 씨는 기관지 천식으로 진단을 받았고 천식 치료 후 곧 기침이 멎어 정상적인 생활을 할 수 있었다.

S 씨의 증례는 경증 천식subclinical asthma의 대표적인 예이다. 호흡곤란 없이 마른기침으로만 나타나기 때문에 감기나 알레르기로 혼동하는

경우가 많은데 폐 기능 검사를 해야만 정확하게 진단할 수 있다.

만성 기침은 다른 원인이 진단되지 않고 8주 이상 기침을 계속하는 경우를 말하는데 가장 흔한 원인은 알레르기성 비염이나 부비강염으로 인해서 분비물이 목 뒤로 흘러 내려가면서 폐로 들어가는 경우다. 또 위산이 역류해서 기관지로 넘어가는 경우도 만성 기침을 할 수 있다. 세 번째로 흔한 원인이 위에서 언급한 천식인데 비교적 흔하지만 제대로 진단되지 않고 넘어가는 경우가 많다. 그 외에도 만성 기관지염이나 기관지 확장증, 폐결핵, 폐암 등으로 만성 기침을 할 수 있고, 고혈압약도 만성 기침의 원인이 될 수 있다.

알레르기로 인한 기침인 경우에는 항히스타민제나 코에 뿌리는 분무제를 쓰면 되고, 위산 역류로 인한 경우는 제산제를 쓰면 효과를 볼 수 있다. 천식인 경우에는 스테로이드와 기관지 확장제를 함께 써야 한다. 또한 복용하는 혈압약이 있다면 기침을 유발하는 것이 아닌지를 확인해야 한다.

만성적으로 기침을 하는 경우는 반드시 원인이 있기 때문에 전문의와 상담을 통해 원인을 찾아서 치료하는 것이 가장 중요하다.

객혈

기침할 때 피가 나오면 폐 이상 의심

의류업을 하는 60대 초반의 남성 박 모 씨는 기침할 때 피가 나와서 병원을 찾아왔다. 애연가인 박 씨는 평소에도 기침, 가래가 많은 편이었는데 일주일 전부터는 가래에 피가 섞여 나왔고 피가 나올 때는 숨이 조금 더 찼다. 20대 초반부터 하루에 담배를 2갑 이상 피워 온 박 씨는 10년 전에 폐기종 진단을 받고 의사로부터 담배를 끊으라는 충고를 여러 번 들었지만 끊지 못했고 가끔 필요할 때마다 기관지 확장제를 흡입하곤 했다.

검진상 혈압이나 맥박은 정상이었고 혈중 산소 농도는 94퍼센트로 감소해 있었다. 폐음은 현저히 감소해 있었고, 폐 우측 하엽에서 약한 천명喘鳴과 거친 폐음이 들렸다. 흉부 방사선 소견상 폐가 확장되어 보였고, 우측 하엽에 침윤浸潤이 보였다.

박 씨는 폐 CT 검사와 기관지 내시경검사, 조직 검사상 폐암으로 진단받고 치료에 들어갔다.

객혈喀血이란 기침을 할 때 피가 묻어 나오는 것을 말하는데 엄밀한 의미에서 객혈은 하기도下氣道, 즉 폐에서 나오는 것을 의미하지만 간혹 상기도上氣道나 위장 출혈이 기침할 때 나올 수 있기 때문에 이를 구분하는 것이 중요하다. 혈액이 상기도에서 나오는 경우는 코피가 목 뒤로 넘어가서 기침하거나 가래침을 뱉을 때 피가 섞여 나올 수 있고, 기관지염을 앓고 난 후에도 피 섞인 가래가 나오는 경우가 있다. 장관에서 나오는 출혈인 경우 식도염이나 위궤양 등으로 인한 출혈이 기침할 때 나올 수 있다. 폐에서 출혈하는 경우는 주로 폐 혈관이나 기관지 혈관에서 나오는데 심장 질환으로 인해서 폐부종으로 미세 기관지 혈관이 터져서 객혈을 할 수도 있고 폐 자체의 문제로 객혈할 수도 있다.

폐 자체의 문제로는 결핵, 폐렴, 기관지염과 같은 감염성 질환에 걸렸을 때 폐 혈관이 손상을 받아서 출혈할 수 있다. 과거에 앓은 결핵이나 만성 폐 질환의 합병증으로 기관지 확장증이 생길 수 있는데 이때는 기관지 내의 객담을 배출해내는 기능이 떨어져서 자주 폐렴 등의 호흡기 감염이 생기고 호흡기 점막이 파괴돼 잦은 객혈을 유발할 수 있기 때문에 초기에 치료를 받는 것이 중요하다.

폐암으로 인한 객혈은 대개 그 양이 많고 지속적인 경우가 많다. 폐종양이 혈관을 침범해서 출혈하게 되는데 큰 혈관을 침범하는 경우에는 혈액이 기도를 막아서 사망하는 경우도 있다. 급성 폐전색증pulmonary embolism은 폐 혈관 내의 혈액이 응고되어서 생기는 질환인데 급성 호흡곤란으로 사망할 수도 있으므로 조기 진단하는 것이 매우 중요하다. 마지막으로 자가면역 질환으로 인한 경우에도 객혈할 수가 있는데 이때는 호흡기 증상뿐 아니라 다른 장기의 증상을 동반하게 된다.

심장의 이상으로 객혈하는 경우 대개 출혈 양이 적고, 폐 자체의 이상이면 양이 많다. 소량의 피가 가래에 섞여 나올 때는 감기 등으로 기도의 점막이 손상을 입어서 피가 묻어 나올 수 있으므로 안심할 수 있지만 다량의 피가 계속해서 나올 때는 정확한 원인을 찾아야 한다.

과다호흡 증후군

종이봉투를 얼굴에 쓰면 도움

미국은 경쟁이 매우 치열하고 삶의 속도가 빠른 사회다. 따라서 직장에서 어느 정도의 직위를 유지하고 살아가기 위해서는 많은 노력이 필요하고 이에 따라 많은 정신적 스트레스가 동반된다고 할 수 있다. 특히 한국에서 이민을 오거나 유학 와서 첫 직장에 입사해 미국 기업에서 일하다 보면 동료나 직장 상사와 겪는 문화적 차이와 일에 대한 스트레스로 고민하고 이 때문에 우울증에 빠지거나 업무 능력이 저하될 수 있다.

로스앤젤레스 인근 영화사에서 근무하는 30대 초반의 여성인 P 씨가 병원을 찾아왔다. 20대 초반에 미국으로 유학을 와서 학교를 마치고 좋은 직장을 구해서 열심히 일하던 중 일 년 전에 교통사고를 당했는데 그 후유증으로 심하게 우울할 때도 있고 가끔 불안하기도 했다. 한번씩 불안해지기 시작하면 참고 넘어가기 어려울 때도 있고, 심한 경우는 호흡이 거칠어지면서 쓰러지기도 했다. 병원에 오기 며칠 전에는 미국인 동료와 가볍게 말다툼을 한 적이 있었는데 그 후에 마음이 불안하다가 호흡이 거칠어지고 숨이 가빠지면서 쓰러져서 병원에 실려갔다고 한다. 병원에 실려가면서 손발이 뻣뻣해지고 마비가 오는 것을 느꼈다. 그 빈도가 최근에는 더욱 증가해서 직장 생활이 어려워질 정도가 되었다. P 씨는 과거 특별한 질병을 앓았던 병력이 없고, 현재는 응급실에서 처방받은 항불안제를 복용하고 있었다.

P 씨를 검진했을 때 검진상 특별한 이상 소견은 발견되지 않았다. 병

력을 바탕으로 심리적 불안으로 인한 과다호흡 증후군으로 일단 진단했다.

과다호흡 증후군hyperventilation syndrome이란 심리적인 불안이나 충격으로 인해서 호흡을 깊고 빠르게 하는 경우를 말한다. 이때 인체 내의 이산화탄소가 호흡기로 다량 빠져나가게 되고 우리 몸은 심한 알칼리화가 되면서 일시적으로 칼슘의 양이 감소하는데 이로 인해서 근육이 뒤틀리는 것을 볼 수 있다. 이 때문에 P 씨는 과다호흡할 때마다 몸이 뻣뻣해지고 뒤틀린 것이다.

이런 증상이 시작되는 징후가 나타날 때는 종이봉투paper bag를 얼굴에 쓰면 숨을 내쉴 때 빠져나간 이산화탄소가 다시 혈중으로 들어오므로 몸이 알칼리화가 되는 것을 막아서 이로 인한 근육 마비를 예방할 수 있다. 응급 시에는 입과 코를 감쌀 수 있는 어떤 봉투를 사용해도 무방하다.

또 항불안제는 호흡수를 감소시켜주는 역할을 하므로 이런 증상이 나타날 때 사용하면 효과를 볼 수 있다. 더욱 중요한 것은 주위에서 이런 문제가 없도록 미리 노력하는 것이고 필요하면 전문가와 상담을 하는 적극적인 자세가 필요하다.

후두염

급성 후두염, 감기 후에 올 수 있어

감기는 약을 먹으면 치료하는 데 일주일이 걸리고 약을 먹지 않으면 7일이 걸린다는 말을 흔히 한다. 감기는 그 자체를 치료할 특별한 치료약이 없고 대부분 저절로 낫기 때문에 증상 치료만 하면 된다는 뜻이다. 하지만 감기 후에 올 수 있는 폐렴과 같은 합병증에 대한 불안 때문에 병원을 찾는 경우가 많다.

S 씨는 30대 중반의 여성으로 전화회사 교환원으로 일하고 있다. 3주 전에 심한 감기를 앓고 나서 목소리가 쉬기 시작하더니 목이 잠겨 말을 할 수가 없었다. 처음 감기에 걸렸을 때는 온몸이 쑤시고 두통이 있었는데 증상이 진행되면서 목이 아프고 기침이 나기 시작했다. 2주 전부터는 기침과 가래는 없어졌지만 목이 쉬어서 직장 일을 하지 못할 정도로 증상이 심했다. 책임감이 강한 S 씨는 목이 쉬어도 계속 회사에 나갔다. 항생제를 먹었는데도 증상이 좋아지지 않자 병원을 찾아왔다.

S 씨는 특별한 질병 없이 건강한 편이었고 수술은 아기를 낳을 때 제왕절개를 한 것밖에 없었다. 평소 담배를 하루 반 갑 정도 피웠는데 감기에 걸리고 나서는 피우지 않았고 술은 마시지 않았다. 평소 직장에서 말을 많이 하기 때문에 집으로 돌아오면 항상 목이 쉰 상태였다.

S 씨를 검진했다. 인두가 부어 있는 것 외에 폐음이나 심음은 모두 정상이었다. 후두경 상에서는 후두가 조금 부어 있는 것을 빼고 특별한 이상이 없었다. S 씨는 감기 후에 오는 급성 후두염으로 진단을 받

고 증상 치료를 받고 1주일 후 목소리를 완전히 되찾았다.

급성 후두염acute viral laryngitis은 매우 흔한 질환으로 감기 후에 올 수 있고 소리를 지르거나 목을 많이 사용한 후에 점막의 출혈로 인해서 성대가 부어서acute vocal strain 생기기도 한다. 감기 후에 오는 후두염은 때로는 세균에 의해 생기기도 하지만 항생제 치료가 별 도움을 못 주는 경우가 많다. 따라서 노란 가래가 나오고 목이 아픈 세균성 인두염 증상이 동반되지 않으면 일단 목을 쉬고 따뜻한 물을 많이 마시며 가습기를 틀어주는 등의 증상 치료를 하면서 기다리면 된다.

만성 후두염은 만성적인 자극에 의한 경우가 많은데 위산 역류에 의해서 성대가 자극을 받을 수도 있고, 부비강염에 의해서 콧물이 만성적으로 후두를 자극해서 발생할 수도 있다. 또 흡연이나 만성 알코올 섭취, 흡입 천식약 등도 원인이 될 수 있다. 만성 후두염 치료는 원인을 파악해 제거하는 것이 가장 중요하고, 원인을 제거한 후에도 증상이 지속될 때는 보다 정밀한 이비인후과 검사를 받아 보는 것이 좋다.

후두암

2주 이상 이유 없이 목이 쉴 때

우리 몸 어디에나 발생하는 암은 현대인을 위협하는 가장 무서운 질환 중 하나다. 그런데 암이 발생하는 기관은 민족이나 지역적으로 큰 차이를 보인다. 예를 들면 대장암이나 유방암은 미국이나 유럽 등 선진국 사람들에서 흔하고, 위암은 한국이나 일본, 식도암은 중국과 이란, 두경부암頭頸部癌, head and neck cancer은 중앙아시아에 흔하다. 이런 차이는 음식이나 흡연과 같은 생활습관과도 관계가 있지만 유전적인 면도 영향을 미친다.

보험업에 종사하는 40대 후반의 정 모 씨는 3개월 전부터 목이 쉬어서 이비인후과를 찾았다. 전에도 목이 조금 간질간질한 느낌이 항상 있어서 담배를 피워서 그러려니 하고 생각했는데 시간이 지날수록 목은 더 쉬었고 아침에는 목이 더욱 잠겨서 목소리를 내기 어려웠다. 정 씨는 평소에 별다른 질병은 없었지만 직업상 고객들과 말을 많이 하는 편이었고, 담배는 하루 한 갑 정도를 30년가량 피웠다. 술은 거의 마시지 않는 편이었다.

후두 내시경검사상 후두에서 종양이 발견되었고 조직 검사상 후두암으로 판명받았다. 다행히 정 씨는 초기 단계라서 방사선 치료를 받고 완치되었고 5년째 재발되지 않았다.

두경부암은 머리와 목에 생기는 암을 부르는 말인데 입술, 입안, 혓바닥, 인두, 후두, 코, 부비강에 발생하는 암을 총칭해서 말한다. 두경부암 중 가장 흔한 후두암은 40~70대 사이에서 흔하고 남자가 여자보다 5:1 정도의 비율로 더 많이 발생한다. 일반적으로 미국에서 진단되는 후두암은 음주나 흡연 습관과 관계가 깊고, 직업적으로 중금속이나 염색 등 화학물질을 많이 만지는 경우 후두암 발병 빈도가 증가한다. 또 헤르페스 바이러스 등도 동물에서 후두암을 유발하는 것으로 알려졌고, 비타민 A, C가 부족한 경우도 후두암 발생의 원인인자로 생각된다.

후두喉頭, larynx는 상부 소화기관과 호흡기관이 교차하는 부위에 있는데 성대를 포함해서 성대 위아래 부분을 합쳐서 후두라고 한다. 성대vocal cord는 목소리를 내는 데 결정적인 역할을 하기 때문에 이 부분에 암이 발생하면 성대가 제대로 닫힐 수 없기 때문에 쉰 목소리가 나오게 된다. 또 종양이 성대 위쪽에 발생하면 음식을 삼키는 데 이상이 오고, 성대 아래쪽에 생기면 호흡곤란이 생긴다. 일반적으로 후두암은 초기에 발견하면(1기) 방사선 치료와 수술로 완치율이 90퍼센트 정도 되고 성대도 보존할 수 있기 때문에 조기 발견이 중요하다.

후두암을 예방하기 위한 방법은 금연이 가장 중요하고 흡연을 하더라도 타르가 적은 담배를 피우는 것이 안전하다. 40대 이후의 흡연 남성이 감기 같은 특별한 이유 없이 2주 이상 목이 쉬는 경우는 반드시 전문의를 찾아서 후두 검사를 해야 한다.

기관지 천식

먼지나 곰팡이 등 유발인자를 피해야

의학 발전으로 심혈관 질환이나 각종 암으로 인한 사망률은 지속적으로 낮아지고 있다. 하지만 도시화로 인해서 증가하는 질환도 있는데 대표적인 것이 기관지 천식이다. 미국에서는 천식의 유병률과 사망률이 매년 증가하고 있는데 특히 흑인과 히스패닉 등 소수민족에서 두드러진다. 이들 소수민족이 도시에 많이 몰려 사는 것도 원인이겠지만 병원을 이용할 기회가 적고 예방 교육이 부족한 것도 원인으로 보인다.

은행에 근무하는 30대 초반의 남성인 전 모 씨는 일수일 전에 감기에 걸리고 나서 계속되는 기침과 호흡곤란으로 이틀 동안 잠을 잘 수가 없었다. 오랫동안 기관지 천식을 앓고 있던 전 씨는 기관지 확장제를 사용했으나 일시적으로 숨쉬기가 호전될 뿐이었다. 기침과 흰 가래가 끊임없이 나왔고 걸을 때 호흡곤란이 심했다. 또 가슴이 뻐근하게 눌리는 듯한 느낌을 받았고 천명을 들을 수 있었다.

전 씨는 3년 전에 천식이라는 진단을 처음 받았는데 이후 감기에 걸릴 때마다 천식 증상이 재발했다. 기관지 천식으로 항상 기관지 확장제를 휴대하고 다녔고 스테로이드 흡입제는 복용하지 않았다. 가족 중에 전 씨 외에는 다른 천식 환자는 없었고, 담배나 술은 즐기지 않았다.

검진상 혈압은 정상이었으나 맥박은 분당 100회, 호흡수도 분당 18회로 빨랐다. 전 씨는 육안으로 볼 때 호흡곤란이 보였고, 청진상 천명이 심했으며 혈중 산소 농도는 93퍼센트로 낮아져 있었다. 가슴 엑스선 검사는 정상이었지만 폐 기능 검사상 폐 기능이 현저하게 줄어 있었다. 전 씨는 병력과 증상 및 검사 결과를 바탕으로 천식이 악화한 것으로 진단받았다. 치료는 스테로이드 제제와 항생제, 기관지 확장제를 지속적으로 사용하고 호흡기 증상이 더 악화하면 주위 응급실로 가도록 했다. 전 씨는 3일 후부터 점차 증상이 호전되는 것을 느꼈고 일주일 후에는 기침과 호흡곤란이 사라졌다.

기관지 천식은 여러 가지 자극에 의해 기도가 과민하게 반응해서 염증이 유발되고 기관지가 좁아지는 만성 폐 질환을 말한다. 천식을 유발하는 인자는 집 먼지나 꽃가루, 곰팡이, 동물의 털, 담배 연기 등 각종 알레르기 증상을 유발하는 인자와 유사하다. 또 집안의 바퀴벌레도 천식을 유발할 수 있다. 감기와 같은 호흡기 감염도 흔한 천식 유발인자고, 감자나 새우, 맥주, 와인 등 아황산염sulfite이 포함된 음식이나 해열제로 흔히 복용하는 아스피린과 모트린 같은 약물도 천식을 악화시킬 수 있다.

천식의 치료 중 가장 중요한 것은 유발인자를 잘 알고 피하는 것이 다. 천식은 단계별로 치료하는 것이 효과적인데 천식 증상이 지속되는 경우persistent asthma는 흡입성 스테로이드제를 끊지 않고 사용하는 것이 중요하고, 천식이 악화하는 경우는 조기에 전문의의 치료를 받아야 한다.

직업성 천식

먼지 많은 환경에서 일하는 경우 요주의

로스앤젤레스에서 한인 사회를 경제적으로 떠받쳐주는 역할을 하는 산업을 말할 때 봉제업을 빼놓을 수 없다. 한인 이민의 역사를 보더라도 많은 사람이 이 산업을 통해서 다음 단계로 도약할 수 있는 기틀을 만들었고 지금도 많은 동포가 이 산업에 의존해서 살고 있다.

예 봉제업에 종사는 30대 중반의 배 모 씨는 심한 콧물 증상과 기침으로 병원을 찾았다. 발열이나 근육통 등 감기 몸살 증상은 없었다. 배 씨는 일단 알레르기성 비염으로 진단받고 치료를 받았다. 치료 후에는 일시적인 증상이 호전되었다.

3개월 후 배 씨가 병원을 다시 찾아왔다. 이번에는 심한 기침과 호흡곤란 증상을 호소했다. 또 기침과 함께 검은 가래가 함께 나왔다. 콧물은 지난번에 비해서는 나쁘지 않지만 완치가 되지 않았다. 배 씨의 혈중 산소 농도는 95퍼센트로 조금 떨어져 있었고, 폐음은 전체적으로 감소해 있었다. 흉부 엑스선 검사는 정상이었지만 폐 기능 검사상 폐 기능이 현저하게 떨어져 있었다.

담배를 피우지 않았지만 배 씨는 지난 수년간 봉제업에 종사했다. 그는 온종일 옷감 만지는 일을 하는데 저녁이 되면 가슴이 답답하고 기침이 심했다. 주말이나 일을 쉬는 날에는 기침이나 가래가 좋아지는 것을 느꼈다. 배 씨는 병력과 검사를 통해서 직업성 천식occupational asthma으로 진단을 받았다. 기관지 천식 치료와 함께 가능하면 봉제 현장에서 떨어진 곳에서 일하도록 권유했고, 계속해서 노출될 때 초래할 수 있는 결과에 대해서도 자세히 상담했다.

선진국에서 가장 흔한 직업성 폐 질환occupational lung disease은 직업성 천식occupational asthma과 석면으로 인한 폐 질환asbestosis이다. 미국에서 직업성 천식의 가장 흔한 원인은 플라스틱이나 고무를 만들 때 나오는 저분자 화학물질인 이소시아네이트isocyanate와 밀가루다. 직업성 천식에 걸리기 쉬운 위험인자로는 아토피성 체질과 흡연, 유전적인 요소를 든다.

직업성 천식이 의심되는 경우는 먼저 담배를 끊는 것이 중요하고, 평소에 아토피성 체질이 있는 사람은 천식을 유발할 수 있는 먼지가 많은 환경에서 일하는 것을 피하는 것이 좋다.

어른이 되어서 천식 진단을 받은 경우는 직업과의 연관성을 생각해야 한다. 현재의 직업뿐 아니라 과거의 직업도 중요하고 호흡기 증상이 나타난 시점 등을 모두 고려해야 한다. 또 휴가 기간이나 주말에 증상이 호전되는지 등을 자세히 파악하는 것도 직업성 천식을 진단하는데 도움을 준다.

직업성 천식을 근본적으로 치료하지 않으면 영구적으로 폐에 손상을 줘서 나중에 만성 폐 질환의 원인이 될 수 있기 때문에 이를 예방하기 위해서도 반드시 적절히 치료를 받아야 한다.

천식

증상의 정도에 따라 단계별 치료

산업화로 인해서 대기 중 공해물질이 많아지면서 천식 환자의 수가 세계적으로 늘고 있다. 산업화가 빠르게 진행되고 있는 한국이나 중국과 같은 국가뿐 아니라 이미 산업화가 이뤄진 미국이나 유럽 국가들에서도 환자가 증가하고 있다고 보고되고 있다.

천식을 성공적으로 치료하려면 다음 세 가지 요소가 중요하다.

첫째, 천식 환자 교육이 매우 중요하다. 천식을 앓는 환자는 천식의 증상과 자신의 현재 폐 기능 상태를 잘 알고 있어야 한다. 천식 환자의 증상이 악화될 때는 그 속도가 매우 빨라서 환자가 응급실을 찾는 경우가 많다. 따라서 일차적인 목표는 천식이 악화하기 전에 미리 치료를 해서 응급실 방문을 예방하는 것이다. 기침, 천명, 호흡곤란, 가슴 통증 등의 증상이 나타나고 밤에 잠을 못 자는 증상이 나타나면 천식이 악화하고 있다고 볼 수 있다. 자신의 폐 기능이 어느 정도인지 객관적으로 파악하려면 집에서 혼자 사용할 수 있는 최대유속 측정기peak flow meter를 통해 폐 기능을 측정해 본다. 이 기구는 비교적 가격 부담도 적고 사용법도 간단해 미리 이용방법을 숙지해두면 좋다. 평소에 측정한 자기의 최대 호기량(숨을 내뿜을 때 나오는 최대 호흡량)이 350mL인 천식 환자가 어느 날 아침에 호기량이 150mL으로 떨어졌다면 호흡기 증상이 크게 없더라도 천식이 악화했다고 보고 경구용 스테로이드 제제나 흡입제 사용을 시작하고 호전되지 않으면 병원을 찾는 것이 좋다.

병원에서는 주기적으로 폐 기능 검사를 통해서 환자의 천식 정도를 알 수 있다. 기관지 천식은 기도 내의 염증 반응이 직접적인 원인이므로 염증의 정도를 알아내서 천식이 악화하고 있는지 조기에 아는 방법들이 연구되고 있는데 객담 내 호산구eosinophil의 양을 계산하거나 호기(날숨) 시 산화질소nitric oxide의 농도를 검사하는 방법이 그것이다.

둘째, 천식을 악화시키는 조절인자를 파악해서 피해야 한다. 흔히 천식을 악화시키는 인자로 감기와 같은 호흡기 감염이나 담배 연기, 강한 향수, 클로린이 포함된 세제, 대기 오염 등이 있다. 특히 찬 공기에서 운동하는 때도 천식을 유발할 수 있다. 또 스트레스나 위산 역류(위산이 역류해서 호흡기계로 들어가서 기관지를 자극해 천식을 악화시킴)도 천식의 유발인자다. 혈압약이나 심장약으로 사용하는 베타차단제도 천식을 악화시키는 원인을 제공할 수 있다. 따라서 천식이 주기적으로 악화하는 경우는 그 유발인자가 무엇인가를 파악해서 피하려는 노력이 필요하다.

셋째, 천식 증상에 따른 단계별의 적절한 약물치료는 천식 치료에서 가장 중요한 부분이다. 기관지 천식의 약물치료는 지난 30년간 많은 발전이 있었고 앞으로도 계속 연구 발전될 전망이다. 이런 발전의 기본은 그동안 계속된 기관지 천식에 대한 기초의학 연구 결과를 바탕을 임상에 응용함으로써 열매를 맺어 왔다.

천식 치료의 가장 큰 업적을 말한다면 기관지 천식을 폐의 알레르기 반응이나 기관지가 좁아지는 반응 정도로 이해하지 않고 기관지의 염증 반응으로 보고 강한 염증억제제인 스테로이드를 천식 치료에 사용한 것이다. 실제로 심한 천식 환자가 스테로이드 제제를 사용하면 일시적으로 매우 호전되는 것을 흔히 볼 수 있는데 이는 스테로이드의 항

염증 효과 때문이다.

호흡기 내의 염증 반응이 천식을 유발한다는 데서 착안해 연구하다가 발견한 또 다른 물질이 류코트리엔leukotriene이다. 이것은 세포막 내의 인지질이 대사되는 과정에서 만들어지는데 인체 내에서 염증 반응을 유발하는 것으로 알려져 있다. 따라서 류코트리엔의 생산을 억제하면 기관지 내 염증을 억제해서 천식 증상이 호전되는 원리다. 이 방법은 현재 임상에서 널리 응용되고 있다.

또 오랫동안 사용해온 천식 치료약으로 기관지 내 평활근을 확장해서 일시적으로 증상의 호전을 가져다줄 수 있는 각종 기관지 확장 흡입제가 널리 사용되고 있다. 최근에 연구되는 약물로는 알레르기 치료와 천식 치료에 응용된 면역 글로불린 Eimmunoglobulin E에 대한 단클론항체monoclonal antibody 제제가 있다. 면역 글로불린 E는 알레르기 환자와 천식 환자의 혈액에서 높은 양이 검출되는데 면역 글로불린 E의 혈중 농도를 낮추면 염증을 호전시키면서 천식 증상을 완화한다. 과거에 주된 천식 치료로 많이 사용하던 경구용 제제들은 부작용과 약한 천식 억제 효과로 인해서 지금은 거의 사용되지 않고 있다.

위에서 언급한 많은 종류를 천식 치료제를 어떻게 하면 효과적으로 적용할 수 있을까? 기관지 천식은 증상의 정도에 따라 각각 다른 치료를 적용하는 단계별 치료step therapy가 효과적이다.

일주일에 증상의 악화가 2회 이하고 야간에 호흡곤란이 나타나는 게 한 달에 2회 이하면서 짧게 호흡곤란이 오는 경우step 1: mild intermittent는 필요할 때마다 기관지 확장제를 흡입하면 충분하다. 증상의 악화가 일주일에 2회 이상, 야간 호흡곤란이 2회 이상이지만 증상이 매일 나타나지는 않는 경우step 2: mild persistent 소용량의 스테로이드 흡입제를 사용하기 시작한다. 호흡곤란 증상이 매일 나타나고 야간에도 일주일에 한 번 나타나면step 3: moderate persistent 스테로이드 흡입제와 함께 지속성 혈관확장제를 함께 사용하도록 하고, 증상이 호전되지 않고 심하게 지속될 때는step 4: severe persistent 흡입성 스테로이드의 용량을 높일 수 있다.

지속적인 치료에도 증상이 완화되지 않을 때는 경구용 스테로이드를 사용한다. 증상이 지속적으로 나타나는 2단계step 2부터는 류코트리엔 억제제를 사용할 수 있고, 심한 천식과 알레르기 증세가 있을 때는 면역 글로불린 E를 낮추는 제제를 고려해볼 수 있다. 가장 중요한 것은 천식이 지속적으로 재발하는 모든 환자는 증상 억제제로 흡입성 스테로이드를 장기간 꾸준히 사용하는 것이다.

기관지 확장증

기관지 혈관 손상으로 객혈이 일어나기도

기침을 할 때 피가 섞여 나온다면 의학적인 상식이 없는 일반인들은 몹시 놀랄 것이다. 객혈의 원인은 폐암이나 결핵과 같이 심각한 폐 질환 때문일 수도 있지만 코피가 목 뒤로 넘어갔거나 감기 후에 오는 기관지염처럼 가벼운 질환으로도 객혈이 생길 수 있다. 또 기관지 확장증과 같이 평소 가지고 있던 폐 질환 때문에 피가 나올 수도 있다.

옷가게를 하는 50대 중반의 남성인 박 씨는 일주일 전부터 기침할 때마다 피가 섞여 나와서 병원을 찾아왔다. 약 2주 전부터 감기를 앓아왔던 박 씨는 감기 증상은 거의 다 나았는데 기침이 그치지 않고 있다가 일주일 전부터는 붉은 피가 가래에 섞여 나오기 시작했다. 열이 나거나 숨이 찬 증상은 없었다.

박 씨는 20대 초반에 폐결핵을 앓았고 이 때문에 9개월간 약을 복용하고 완치되었다. 정기 건강검진 때마다 엑스레이 검사상 폐에 흔적이 있다는 이야기를 들어왔다. 하지만 이 때문에 신체적으로 불편한 적은 없었다. 현재 복용하는 약은 없었지만 평소 감기에 걸리면 의사의 처방전 없이 항생제를 자주 복용해왔다. 담배는 전혀 피우지 않았고 술도 마시지 않는 독실한 종교인이었다.

이학적 검진상 특별한 이상은 없었고 흉부 엑스선 검사상 결핵 후유증으로 보이는 상처가 있었다. 폐 기능 검사상 폐 기능이 조금 감소해 있었다. 박 씨는 기관지 확장증으로 인한 기관지 내 출혈로 잠정 진단받고 가래 검사와 항생제 치료를 시작했다. 항생제 치료에도 박 씨의 증상은 호전되지 않아 폐 단층촬영 검사를 해보니 폐 우측 상엽에 심한 기관지 확장증이 보였다. 가래 검사에서 현재 사용되는 항생제에 대한 내성균이 발견되어 다른 항생제로 바꾸어야 했다. 일주일 후 박 씨의 증상은 호전되었고 객혈은 없었다.

기관지 확장증bronchiectasis이란 만성 폐 질환의 일종으로 기관지염, 폐렴이나 폐결핵 등을 앓은 후 기관지벽의 손상으로 인해서 기관지가 영구적으로 확장된 상태를 말한다. 감기나 폐렴 등의 염증 반응이 폐에 생기면 정상적인 기관지는 가래를 쉽게 바깥으로 배출해내는 데 반해서 기관지 확장증이 생기면 이를 배출해내는 능력이 감소해서 쉽게 폐렴이나 농양이 생길 수 있고 기관지 혈관을 손상해서 출혈을 유발할 수도 있다. 기관지 확장증을 앓는 경우는 감기 후에도 쉽게 폐렴으로 진행하거나 객혈을 할 수 있기 때문에 적절한 항생제를 조기에 사용하는 것이 중요하다.

기관지 확장증이 심하지 않은 경우는 평상시에 큰 불편 없이 살아갈 수 있지만 증상이 심해서 자주 폐 질환을 앓는 경우는 적절한 감염 치료와 지속적으로 객담을 배출해주는 것이 좋다. 적절한 치료로도 염증이나 객혈이 호전되지 않는 경우는 증상이 심한 부위만 잘라내는 폐엽 절제술이 필요하다.

기흉

5년 이내 재발 확률 높아

허파(폐)는 대기 중에서 산소를 공급해주고 이산화탄소를 배출해주는 매우 고마운 기관이다. 옛말에 조그만 일에도 실없이 웃는 사람을 두고 '허파에 바람이 들었다'라고 하는데 의학적으로 보면 전혀 틀린 말이지만 실제로 허파에 바람이 들어서 생기는 병도 있다.

은행에 근무하는 50대 후반의 남성 임 모 씨는 사우나 도중에 심한 기침과 함께 오른쪽 가슴에 통증을 느꼈다. 통증이 너무 심해서 잠깐 자리에 앉아 있다가 일어섰는데 숨이 차고 가슴이 무거운 느낌이 들었다. 또 조금만 움직여도 쉽게 숨이 차서 병원을 찾아왔다.

임 씨는 5년 전 기흉氣胸으로 병원에 입원한 적이 있었고 그 후에 의사에게 폐기종이 있다는 말을 들었지만 특별한 치료를 받지는 않았다. 고혈압이나 당뇨병은 없었다. 젊어서부터 애연가였던 임 씨는 지금도 하루에 담배를 두 갑 이상 피우고 술도 가끔 즐기는 편이었다. 담배를 끊으려고 니코틴 패치도 사용해 보고 담배 끊는 약도 써 봤지만 별 효과가 없었다.

검진상 혈압은 수축기 140mmHg, 이완기 100mmHg였고, 맥박이 분당 105회로 빠른 편이었다. 혈중 산소 농도는 92퍼센트로 떨어져 있었다. 폐 청진상 우측 폐음이 현저히 감소해 있었고, 만질 때 흉통이 조금 있었다. 흉부 엑스선 검사상 우측 폐의 기흉(늑막강 안에 공기가 차는 것)으로 진단받았고, 즉시 병원에 입원해서 공기를 제거시키는 시술을 받았다. 흉부 CT 검사 결과 양쪽 폐에 심한 만성 폐기종이 있었고 큰 수포bleb가 보여서 수포 제거 수술을 받았다.

흉벽과 폐 사이에 있는 늑막강肋膜腔에는 얇은 액체 막만 있는데 어떤 원인으로 인해서 폐 안의 공기가 늑막강으로 들어가는 질환을 기흉이라고 한다. 외부의 충격 없이 저절로 생기는 기흉은 폐 질환이 없는 일차성 기흉primary spontaneous pneumothorax과 만성 폐쇄성 폐 질환 등 폐 질환을 앓는 경우에 발병하는 이차성 기흉secondary spontaneous pneumothorax으로 구분된다. 일차성 기흉은 주로 키가 크고 마른 체형의 사람에게 많이 생기는데 이는 키가 크면 폐포 압력이 높고 수포의 생성이 많기 때문이다. 그 외에도 기흉은 외상에 의해서도 생길 수 있고traumatic pneumothorax, 병원에서 시술 중에도 생길 수 있다iatrogenic pneumothorax.

위의 증례처럼 기흉은 흡연 습관과 매우 밀접한 관계가 있다. 일단 기흉이 발생하면 통계적으로 5년 이내에 재발할 우려가 50퍼센트 이상으로 높기 때문에 이를 예방하려면 담배를 끊는 것이 매우 중요하다.

만성 폐쇄성 폐 질환

전체 환자의 80퍼센트가 만성 흡연자

만성 폐쇄성 폐 질환COPD: chronic obstructive pulmonary disease은 미국에서 사망 원인 중 네 번째를 차지할 만큼 흔하지만 많은 경우 제대로 진단되지 않고 병이 진행될 때까지 환자 자신이 심각하게 생각하지 않는 경우가 많다. 하지만 이 질환도 정확한 진단이 중요하고 조기에 발견해서 치료하는 것이 중요하다.

방송국에서 근무하는 60대 초반의 이 씨는 일 년 전까지는 자신이 건강하다고 생각했다. 하지만 일 년 전부터는 계단을 오를 때마다 숨이 차오는 것을 느꼈고 아침에 조깅할 때는 한두 번씩 숨이 차서 쉬어야 했다. 또 감기에 걸리면 오랫동안 기침을 했고 기침할 때 노란 가래가 끊이지 않고 나왔다. 지난 겨울에는 독감 예방주사를 맞고서도 감기에 걸려서 한 달 이상 고생을 했다. 지난 겨울철 감기 후에는 더욱더 숨이 자주 차오는 것을 느꼈다.

이 씨는 고혈압이나 당뇨와 같은 만성 질환은 없었고 오래전에 한국에서 결핵을 앓았지만 완치된 후로는 문제가 되지 않았다. 담배는 20대 초반부터 피우기 시작해서 거의 40년 이상을 하루 한 갑 이상 피워왔다. 주위에서 담배를 끊으라는 충고를 자주 듣지만 아직 끊지 못했고, 술은 거의 마시지 않는 편이었다. 운동은 규칙적으로 하는 편이지만 요즘은 숨이 차서 운동량을 많이 줄였다.

검진상 혈압과 맥박은 정상이었고, 혈중 산소 농도는 94퍼센트로 감소되어 있었다. 폐 청진상 폐음이 현저하게 감소해 있는 것을 발견했고 다른 검진 상의 특이 사항은 없었다.

엑스선 검사에서 폐가 커져 있는 것이 보였고 폐 기능 검사상 폐 기능이 현저하게 저하된 것이 발견되었다. 운동 부하 시 혈중 산소 농도가 90퍼센트 이하로 떨어지는 것도 발견되었다. 병력과 검사를 바탕으로 이 씨는 장기간의 흡연으로 인한 만성 폐쇄성 폐 질환으로 진단을 받고 치료에 들어갔다.

만성 폐쇄성 폐 질환은 작은 기관지와 말단 부위가 손상되어서 인체 내 산소 공급이 저하되는 질환이다. 대표적인 원인은 만성 흡연으로 전체 환자의 약 80퍼센트가 이에 해당한다. 중요한 것은 위와 같은 검사를 통해서 정확한 진단을 받는 것이고, 만성 폐쇄성 폐 질환이 진단되면 대표적인 원인인자인 담배를 끊는 것이다.

이는 앞으로 발생할 수 있는 폐암 등의 위험을 낮추는 효과도 있지만 폐 질환의 치료 효과를 증가시키기 때문에 담배를 끊고 치료에 임하는 것이 매우 중요하다. 일단 금연을 하고 현재 시중에 나와 있는 기관지 확장제 등을 꾸준히 사용하면 폐 기능을 최대 30퍼센트 이상 증가시킬 수 있다. 실제로 심한 폐 질환 환자인 경우 폐 기능이 10~20퍼센트 정도만 회복되어도 숨쉬기가 훨씬 나아져서 운동 능력이 향상된다. 그러므로 적극적인 자세로 치료에 임하는 것이 중요하다.

2007년 발생한 캘리포니아 산불사고는 사상 최악의 재난이었다. 대형 산불사고가 발생하면 해당 지역 주민들의 경제적·정신적 손실은 이루 말할 수 없을 정도다. 또한 사고 발생 지역에 거주하는 만성 폐 질환을 앓는 사람에게 심각한 호흡기 문제를 유발할 수 있다. 만성 폐쇄성 폐 질환은 만성 기관지염과 폐기종을 함께 일컫는데 대형 산불이 발생하면 그로 말미암은 연기와 분진 등이 대기를 오염시키면서 폐 질환을 악화시킬 수 있다.

만성 폐쇄성 폐 질환이 악화하면 기침의 정도가 심해지면서 가래가 나오고 숨이 차올 수 있다. 증상을 악화시킬 수 있는 가장 흔한 원인은 바이러스나 세균에 의한 폐 감염으로 50퍼센트 이상을 차지한다. 또 대기 오염과 지나치게 더운 날씨나 추운 날씨도 증상을 악화시킨다. 심부전증이나 심근경색과 같은 심장 질환과 폐전색도 종종 만성 폐쇄성 폐 질환이 악화되는 증상과 유사하게 보일 수 있으므로 주의가 필요하다.

만성 폐쇄성 폐 질환의 치료는 기관지 천식과 마찬가지로 단계별 치료step therapy가 효과적이다. 증상이 경한 경우는(mild-FEV1 > 80퍼센트) 속효성 기관지 확장제를 필요할 때만 사용할 수 있고, 운동할 때 증상이 있거나 기침이나 가래가 나오는 등 폐 질환의 정도가 중등도일 때는(moderate-FEV1 > 50퍼센트) 필요할 때 속효성 기관지 확장제를 사용하는 것 외에 지속성 기관지 확장제를 사용해야 한다.

심한 만성 폐쇄성 폐 질환의 경우(severe-FEV1 > 30퍼센트)는 숨이 차서 운동을 할 수 없거나 피곤하고 증상 악화가 계속해서 반복되는 것을 말하는데 속효성 기관지 확장제가 반복적으로 필요하고 여러 종류의 지속성 기관지 확장제를 평소에도 사용해야 한다. 또 흡입성 스테로이드 제제를 사용해서 효과를 보는 경우에는 꾸준히 사용하는 것이 좋다. 또 호흡기 재활 치료를 받는 것도 고려해 볼 수 있다.

폐 질환의 정도가 매우 심한 경우는(very severe-FEV1 < 20퍼센트) 위의 치료 이외에도 집에서 꾸준히 산소 치료를 받는 것이 매우 중요하다. 증상이 매우 심한 만성 폐쇄성 폐 질환 환자에게 한때 시행하던 폐 이식은 이식 후의 부작용으로 인해서 지금은 널리 시행되지 않는다. 심한 폐기종이 폐의 상엽(윗부분)에 국한해서 나타나는 경우는 수술적 방법으로 폐기종이 심한 부위를 잘라내면 호흡에 도움을 줄 수 있다.

폐 질환 치료에서 역시 가장 중요한 것은 80퍼센트 이상의 원인을 제공하는 흡연 습관을 버리는 것이다. 흡연을 계속할 경우에는 약물치료에도 어느 정도 한계가 있다. 또 고단백질 위주의 식습관이 심한 폐쇄성 폐 질환의 치료에 도움이 된다는 보고도 있다.

폐경화증

염증 반응으로 폐가 굳어지는 병

폐경화증은 일반인들에게는 조금 생소한 질환이다. 흡연에 의해서 주로 발생하는 폐기종이나 만성 기관지염은 잘 알려져 있고 그에 대한 치료도 널리 시행되고 있지만 폐경화증에 대해서는 정보도 부족하고 치료방법도 잘 정립되어 있지 않다.

은퇴한 60대 후반의 정 모 씨는 2년 전부터 걸을 때마다 숨이 차오는 것을 느꼈다. 운동을 하지 않을 때면 숨이 찬 증상이 없지만 빨리 걷거나 언덕을 오를 때는 숨이 몹시 차서 자주 서서 쉬어야 했다. 또 몇 년 전부터 가끔 기침이 나곤 했는데 최근 들어 그 정도가 심해졌고 기침약을 먹어도 좋아지지 않았다. 그렇다고 가슴이 아프거나 속이 쓰린 증상은 없었다. 정 씨는 처음에는 심장에 이상이 있다고 생각하고 병원에서 심장 검사를 받았지만 심장에는 아무런 이상이 없다는 판정을 받았다. 최근에는 조금만 움직여도 숨이 차서 거의 운동을 하지 못했고, 기침도 더 심해져서 삶을 사기가 어려울 정도였다.

정 씨는 과거에 특별한 질병이 없었고 수술도 받은 적이 없어서 스스로 아주 건강하다고 생각했다. 가족력은 아버지가 젊어서 폐병(결핵)으로 사망했다고 말했다. 정 씨는 젊어서 담배를 하루에 한 갑 이상씩 20년 이상 피웠지만 20년 전 미국에 이민 온 후에는 담배를 피우지 않았고 술도 전혀 마시지 않았다. 한국에서 고등학교 교사로 근무하던 정 씨는 이민 온 후에는 봉제업을 하다가 2년 전에 그만두었다.

검진상 혈압은 정상이었고 맥박은 분당 95회로 빠른 편이었다. 혈중 산소 농도는 평상시 92퍼센트로 감소해 있었고 운동 후에는 85퍼센트 이하로 떨어졌다. 폐 청진상 양쪽 폐 아래쪽에서 나음rales(부스럭하는 소리로 폐부종이나 간질성 폐 질환에서 들을 수 있다)이 들렸다. 가슴 엑스선 상에서 양쪽 폐의 간질성 변화가 현저하게 나타나 보였고, 폐 기능 검사상 폐 기능의 저하가 보였다. 좀 더 정확한 진단을 위해서 미세 폐 단층 촬영을 한 결과 폐경화증으로 진단되었다.

폐경화증pulmonary fibrosis은 간질성 폐 질환interstitial lung disease의 일종으로 지속적인 폐의 염증 반응으로 인해서 폐가 굳어지는 병을 말한다. 폐경화증의 원인은 다양한 것으로 추측하지만 대부분은 원인을 알 수 없기 때문에 특발성 폐섬유증idiopathic pulmonary fibrosis이라고 부른다.

폐경화증에 걸리기 쉬운 위험인자는 흡연 습관, 50세 이상의 고령, 남성 등이다. 인종적으로는 백인이 흑인보다 더 흔하지만 흡연을 많이 하는 동양계에서도 흔한 것으로 보고되고 있다. 또 약물이나 먼지 등 환경적인 요소도 폐경화증의 발병과 관계가 있고, 가족성 폐경화증에 대해서도 현재 연구되고 있다. 폐경화증의 발병 기전은 폐의 염증 활동이 증가해서 생긴다고 보기 때문에 염증을 억제해주는 스테로이드제나 면역억제제 등이 사용되지만 호전 없이 계속 진행되는 경우가 많다. 폐 이식lung transplant은 공여자를 구하기 어려울 뿐 아니라 이식 후에 발생하는 부작용으로 인해서 시술되는 경우가 흔하지 않다. 다행히 현재 폐경화증 치료에 대한 실험이 활발히 이루어지고 있어 앞으로 획기적인 치료법이 나올 것으로 기대된다.

폐쇄성 수면 무호흡증

코골이 심하고 수면 중 자주 호흡이 정지되는 질환

의학은 끊임없이 발전을 거듭해 지금 이 순간도 계속 새로운 질병이 발견되고 치료법이 연구되고 있다. 과거에는 질병과 연관 관계가 분명하지 않던 증상들도 현재는 체계적으로 밝혀져서 치료에 실질적인 도움을 주는 경우가 많다.

로스앤젤레스 근교에서 자영업을 운영하는 P 씨는 50대 초반으로 지난 수년간 만성 두통을 앓았고 잠을 자고 난 후에도 항상 피곤함을 느끼며 일을 하는 중에도 잠에 못 이겨서 조는 경우가 많았다. 더욱 불편한 점은 코를 고는 증상이 너무 심해서 현재 부인과 다른 방을 쓸 정도다. P 씨가 잠을 자다가 중간에 숨을 쉬지 않는 것을 부인이 여러 번 목격했다. 또 운전 중 졸음으로 교통사고를 당한 경험도 있었다.

P 씨는 10년 전부터 고혈압을 앓아왔다. 처음에는 한가지 혈압약만 복용했지만 혈압이 조절되지 않아서 지금은 세 가지 혈압약을 복용하고 있는데도 항상 혈압이 높았다. P 씨의 아버지도 젊어서 심하게 코를 골았고 고혈압을 앓았으며 60대 초반에 심장마비로 돌아가셨다고 한다. P 씨는 담배와 술은 하지 않고 커피는 하루 4잔 이상 졸음을 깨기 위해서 마셨다.

P 씨를 검진한 결과 혈압은 160/110mmHg로 높았고, 몸무게는 90킬로그램, 키는 168센티미터로 키와 비교하면 과체중에 속했다. 다른 이학적 검사는 이상이 없었고 심전도상에 좌심실이 비대해져 있는 소

견이 보였다.

정확한 검사를 위해 야간 수면 검사split night sleep study를 실시했다. 그 결과 P 씨는 수면 중 자주 호흡이 정지되는 것이 보였고 심하게 혈중 산소 농도가 저하되는 것이 목격되었다. 호흡 보조기계nasal CPAP machine를 하고 나서는 혈중 산소 농도가 정상으로 회복되었다. 검사 다음날 P 씨는 생애 최초로 아침에 정신이 맑고 종일 낮잠을 자지 않았다고 했다. P 씨는 폐쇄성 수면 무호흡증obstructive sleep apnea 진단을 받고 호흡 보조기계로 치료를 시작했다. 치료 후 두통이 사라졌으며 혈압은 3개월 후부터 조절되기 시작했다.

수면 무호흡증의 일종인 폐쇄성 수면 무호흡증은 상上기도가 수면 중에 막혀서 산소 공급이 차단되는 질환을 말한다. 그에 따라 수면 중에 인체는 심한 저산소증에 노출되고 수면 후에도 피로감을 느끼며 낮에도 일에 집중할 수 없게 된다. 이런 증상은 졸음운전의 간접적인 원인이 되기도 한다. 장기적으로는 고혈압과 심장병, 중풍의 위험이 높아지는데 수면 무호흡증을 치료하면 이들 질환에 대한 예방 및 치료 효과가 있는 것으로 증명되고 있다.

이 질환은 비만인 사람들에게서 흔하지만 비만이 아니라도 선천적으로 상上기도가 좁은 사람들에게서 발견되기도 한다. 폐쇄성 수면 무호흡증은 매우 흔한 질환이지만 일반인들에게 잘 알려지지 않아 진단되지 않는 경우가 많으므로 전문의에게 정확한 진단을 받는 것이 중요하다.

흡인성 폐렴

근력 약해진 노인층에서 흔해

초고령화 사회로 접어들면서 노화로 인해서 발생하는 질환들도 많이 늘고 있다. 전립선암이나 치매, 파킨슨씨 질환과 같이 노인 인구에 집중적으로 발생하는 질병들도 있고, 음식을 삼키는 근육이 약화되면서 음식이 식도로 넘어가지 않고 폐로 들어가서 발생하는 흡인성 폐렴처럼 노화로 인해 발생하는 질환도 있다.

은퇴한 80세 초반의 김 모 씨는 일주일 전부터 숨이 차오는 것을 느꼈다. 특히 걷거나 계단을 올라갈 때 더욱 숨이 찼고 기침도 자주 났다. 미열이 났고 몸살 증상도 있었다. 김 씨는 평소에 식사 중에 기침하는 경우가 많았고 심하게 기침을 한 다음에는 더욱 숨이 찼다. 밥이나 고기를 먹을 때는 기침을 하지 않았으나 물을 마실 때는 기침을 했다. 병원에 온 날도 식사 중 심하게 기침을 한 후 호흡곤란이 와서 찾아왔다고 했다.

김 씨는 10년 전에 당뇨병을 진단받고 식이요법과 약물치료로 잘 조절됐고, 5년 전에는 퇴행성 관절염으로 우측 무릎의 관절 성형수술을 했다. 당뇨 외에 다른 큰 질병은 없었다. 담배는 20년 전에 끊었고 술은 마시지 않았다.

이학적 검진상 혈압은 정상, 맥박은 분당 95회로 조금 빨랐다. 체온은 37.9도로 조금 높았고 청진상 우측 폐 하엽에서 이상 음이 들렸다. 또 양쪽 폐에서 천명도 들렸다. 폐 엑스선 검사상 우측 하엽에 침윤이 보였다. 김 씨는 폐렴으로 진단을 받았는데 단순 폐렴이 아니라 흡인성 폐렴으로 진단받고 입원 치료를 시작했다. 병원에 입원한 김 씨는 항생제 치료를 시작했고 정밀 검사 후에 음식이 기도로 넘어가는 것을 발견했다. 이를 교정하기 위한 치료를 했으나 성공적이지 못해 튜브로 식사를 하기 시작했다.

흡인성 폐렴은 크게 보면 두 가지 경로로 발생한다. 음식을 먹는 도중에 삼킨 음식이 폐로 넘어갈 수 있고, 환자가 누워 있는 중에 위 속 내용물이 역류하면서 폐로 넘어가서 폐에 염증을 일으킬 수도 있다. 정상적으로는 인체는 음식물이 기도로 넘어가면 기침과 같은 방어기전에 의해서 하부 기도까지 음식물이 들어가는 것을 막아주지만 환자의 의식이 없거나 음식을 삼키는 근육이 약해서 연하장애嚥下障碍(삼키지 못하는 것)가 있는 경우에는 음식이 기도로 쉽게 넘어갈 수 있다. 이는 특히 80~90세 이상의 노인층에서 흔하다.

흡인성 폐렴이 발생했을 때 세균 감염 없이 위산이나 이물질만 폐로 흡입되었을 때는 회복될 수 있지만 구강 내 세균이 대량으로 기도로 넘어갈 때는 목숨에 지장을 줄 수도 있다. 노력에도 불구하고 흡인성 폐렴이 반복해서 발생하거나 바륨barium(조영제의 일종)을 먹고 엑스선 사진을 찍을 때 구강 내의 음식이 대량으로 기도로 넘어가는 것이 발견될 때는 튜브로 음식을 공급하도록 하는 것이 흡인성 폐렴의 가장 좋은 예방법이다.

폐암

조기 발견 불가능, 담배 안 피우는 것이 예방책

해마다 폐암 사망자 수는 계속 증가하고 있다. 특히 미국에서는 여성이나 소수민족의 폐암 사망률이 해마다 높아지고 있어 심각한 사회문제가 되고 있다. 현재 흡연을 하고 있다면 앞으로 20~30년 후에 폐암이 발생할 수 있는 가장 큰 위험인자를 가지고 있는 셈이니 금연은 매우 중요하다고 볼 수 있다.

의류업을 하는 정 씨는 50대 초반으로 평소 건강한 편이었다. 정 씨는 3개월 전부터 잔기침을 하기 시작했는데 처음에는 알레르기인 줄 알고 있다가 기침이 더 심해지자 병원을 찾아왔다. 기침은 나지만 열은 없었고 감기 증상도 전혀 없었다. 정 씨는 과거 특별한 병을 앓은 적은 없지만 지난 30년간 담배를 하루 한 갑 이상 피웠다. 술은 거의 마시지 않는 편이다.

정 씨를 검진하자 우측 폐음이 약간 감소한 것 외에 이학적 검사는 정상이었다. 흉부 엑스선 촬영은 정상이었는데 폐 기능 검사상 호기량은 감소해 있었다. 정 씨는 기관지 천식으로 인한 만성 기침으로 일단 진단을 받고 천식 치료를 했다. 하지만 정 씨의 기침은 점점 더 심해졌다. 정밀 검사를 위해 폐 단층촬영을 했는데 작은 이상이 나타났고 폐내시경으로 기관지 내 폐암을 발견했다. 정 씨는 초기 폐암으로 진단받고 치료를 시작했다.

폐암은 현재 미국에서 사망률이 가장 높은 암이다. 지난 2004년에만 폐암으로 18만 명 이상이 사망했다. 이 수치는 대장암, 유방암, 전립선암으로 인한 사망자 수를 모두 합친 것보다 많다. 얼마 전 ABC 방송국의 앵커 피터 제닝스가 폐암에 걸린 것을 공개적으로 밝힌 후 폐암에 대한 관심이 증가한 듯하지만 폐암은 미국 내의 강한 반흡연anti-tobacco 정서로 인해서 큰 관심을 못 끄는 것이 현실이다. 쉽게 말해서 유방암에 관한 관심이 폐암보다 훨씬 높고 연구비도 훨씬 많다.

현재 폐암을 확실하게 조기 발견하는 방법은 없다. 흉부 방사선 촬영과 객담 검사 등으로 폐암을 조기에 발견할 수 있는 방법이 다양하게 연구되었지만 어느 방법도 확실하게 폐암을 조기 발견할 수 없는 것으로 판명이 났다. 따라서 폐암은 예방이 매우 중요하다.

흡연은 폐암과 직간접적으로 관계가 있다는 것이 정설이다. 흡연 양과 폐암 발병에 관한 상관관계에 대해서는 구체적으로 연구 발표되었다. 예를 들면, 35세인 흡연자가 85세가 될 때까지 폐암에 걸릴 확률을 계산해 보면 하루에 한 갑 이하를 피우면 확률이 9퍼센트 정도, 하루 한 갑 이상을 피우면 18퍼센트 이상으로 크게 늘어난다. 담배를 끊으면 폐암의 발생 확률은 감소하는데 금연 후 5년이 되면 그 감소가 뚜렷하고, 15년이 되면 폐암의 위험이 90퍼센트 정도 감소하는 것으로 나타났다. 지금이라도 마음먹고 금연을 실천하는 것이 중요하다.

***

신장 질환

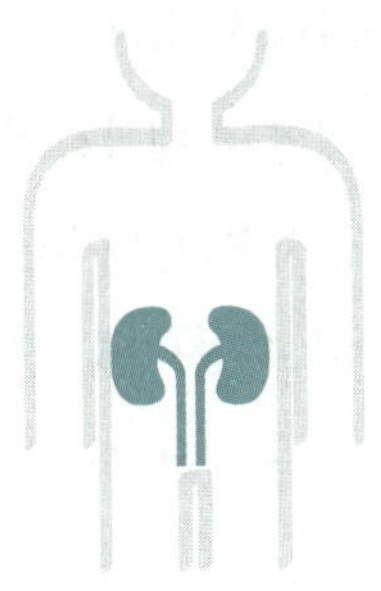

신장은 우리 몸에서 노폐물을 걸러내는 역할을 한다. 따라서 신장에 병이 들면 혈중에 노폐물이 쌓이게 되고 심한 경우에는 요독 증상을 나타내게 된다. 특히 평소 당뇨나 고혈압 등 만성 내과적 질환이 제대로 조절되지 않으면 점차 단백뇨가 지속되면서 신장 기능을 잃게 되고, 결과적으로 말기 신부전으로 진행하게 된다.

우리 몸의 신장이 건강한지를 알 수 있는 가장 정확한 척도는 사구체 여과율을 측정하는 것이다. 이는 신장이 노폐물을 여과해내는 능력을 보여주는데 혈액검사를 통해서 쉽게 측정할 수 있다. 정상 성인의 사구체 여과율은 60mL/min/1.73m^{2}이고, 인종별로 약간의 차이가 있다. 통상적으로 이 수치가 10 이하로 떨어지게 되면 신장 투석이 필요한 말기 신부전으로 분류하고 투석을 하거나 신장 이식을 적극적으로 고려한다.

성인에서 가장 흔한 신장 질환의 일차적인 원인은 당뇨병으로 인한 것이다. 당뇨병이 진행하게 되면 신장의 미세혈관에 손상을 입히고 이 때문에 미세단백질이 사구체로 빠져나가면서 신장 질환이 더욱 진행하게 된다. 당뇨병성 신장 질환을 예방하기 위해서 가장 중요한 것은 혈당 조절인데 3개월 평균 당지수를 7 이하로 낮추는 것이 좋다. 또 고혈압이나 고지혈증을 함께 앓고 있으면 이를 철저히 조절하고 에이스차단제를 초기에 시작해서 소변에서 미세단백질이 나오는 것을 예방하도록 한다.

고혈압이 오랫동안 조절되지 않는 경우에도 고혈압으로 인한 신장 질환이 발생한다. 이 때문에 평소 적절한 혈압 조절이 매우 중요하다. 그 외에도 약물, 특히 아미노그라이코사이드aminoglycosides 계열의 항생제나 양쪽 신장 동맥 협착증이 있는 경우에 에이스차단제를 사용하게 되면 약물로 인한 신장 기능의 이상이 올 수 있다. 또 혈중 요산 수치가 높거나 심한 전립선비대증을 치료하지 않고 방치할 경우에도 신장 기능 저하가 올 수 있다.

급격한 신장 기능 저하의 가장 흔한 원인은 노인층에서 볼 수 있는 탈수로 인한 신장 질환이다. 이런 경우에는 수액을 충분히 공급하는 것으로 쉽게 신장 기능을 회복할 수 있다.

혈뇨

눈으로 확인 불가능한 경우도 주의 필요

건강검진을 할 때 흔히 소변검사를 한다. 무엇을 보기 위해서 소변검사를 할까? 소변검사에서는 소변에 단백질이 나오는지, 소변에 감염이 있는지, 혈뇨(소변에 피가 섞여 나오는 경우)가 있는지 등을 확인한다. 대부분 건강하고 별다른 증상이 없는 사람은 소변검사에서 특별한 소견이 없는 경우가 많다. 하지만 소변에서 적혈구가 섞여 나오는 경우에는 원인이 무엇인지 살펴보는 것이 중요하다.

항공사에 근무하는 30대 초반의 여성 K 씨는 일주일 전부터 소변 색깔이 이상한 것을 발견했다. 처음에는 조금 붉다고 생각했는데 이틀 전부터는 피가 섞인 것처럼 붉은 소변이 나왔다. 동시에 소변 볼 때 하복부가 불편한 것을 느꼈고 소변을 보고 나서도 시원하지 않은 잔뇨감이 있었다. 평소에 월경이 불규칙한 K 씨는 그것 때문으로 여겼는데 점점 소변에 피의 양이 많이 섞여 나와서 병원을 찾아왔다. K 씨는 평소 건강한 편이었고 담배나 술은 전혀 하지 않았다. 평소에 틈만 나면 운동을 하는 편이고 결혼한 지 6개월밖에 안 된 신혼이었다.

K 씨를 검진했다. 혈압이나 맥박은 정상이고, 심음과 폐음도 정상이었다. 하복부 촉진 시에 통증이 느껴졌고 양쪽 옆구리를 두드릴 때 통증은 없었다. 내진상 아무런 통증도 없었다. 먼저 소변 미세 검사를 했는데 현미경 상에서 다량의 적혈구와 백혈구, 그리고 세균이 검출되었다. 일단 요도 감염의 일종인 방광염으로 진단하고 항생제 치료를 시

작했다. 이틀 후 K 씨는 소변이 맑아지는 것을 바로 느꼈다.

혈뇨血尿, hematuria란 글자 그대로 소변에 피가 섞여 나오는 것을 의미한다. 혈뇨의 경우는 크게 두 가지로 나뉘는데 위의 증례처럼 육안으로 확인할 수 있을 정도로 소변에 피가 섞여 나오는 경우gross hematuria와 육안으로는 보이지 않지만 현미경 상에서 적혈구가 검출되는 경우microscopic hematuria가 있다. 현미경 상으로만 검출되는 혈뇨인 경우에는 병원에서 소변검사를 하지 않는 한 환자 자신이 모르고 지나가는 경우가 많다.

혈뇨의 원인은 K 씨처럼 단순한 방광염 때문일 수도 있지만 신장이나 비뇨기계에 돌이 있거나 신우염과 같이 치료를 요하는 경우도 있다. 드물지만 방광암이나 신장암과 같은 비뇨기계 암인 경우에도 혈뇨를 유발할 수 있다. 특히 비뇨기계 암의 빈도가 높은 노인에게서 혈뇨가 나타나면 반드시 전문가와 상의해야 한다.

위와 같은 병적인 경우가 아닌 때도 지속적으로 미량의 혈뇨가 소변검사상 나타나는 경우가 있는데 건강한 성인의 약 20퍼센트 이상에서 나타나는 이런 사례는 발열이나 외상, 격렬한 운동 등과 관계가 있지만 원인을 밝힐 수 없는 경우도 있다. 이런 경우에는 혈뇨의 양이 극히 적기 때문에 빈혈 등의 전신 질환을 일으키지 않는다.

다낭신장병

신장에 물혹이 많이 생기는 병

어떤 질병은 환경적인 요소에 의해서 발생하지만 어떤 질병은 유전적인 요소에 의해 발병한다. 의학이 발달하면서 유전에 의해서 결정지어지는 질병들이 과거보다 조금씩 발견되는 추세다. 이런 병의 원인을 파악하면 이를 예방하고 치료에도 응용할 수 있다.

60세 중반의 남성 임 모 씨는 3년 전 심한 피로감과 구토감으로 병원을 찾았다. 혈액검사를 통해서 임 씨는 자신의 신장이 더 이상 피를 정상적으로 거를 수 없기 때문에 투석을 해야 한다는 말을 들었다. 또 정밀 검사상 신장에 물혹들이 많이 생기는 질환인 다낭신장병을 가지고 있고 자녀들에게 유전될 수도 있다는 말을 의사한테서 들었다. 이때부터 임 씨는 혈액 투석을 시작했다.

40대 초반인 임 씨의 딸은 최근 고혈압 진단을 받고 약물치료를 시작했다. 그때 조기 검진 목적으로 신장 초음파검사를 받고 자신도 다낭신장병을 가지고 있다는 말을 의사에게 들었다. 그녀는 아버지가 신장 질환으로 혈액 투석을 한다는 것을 알고 있기 때문에 어떻게 하면 피할 수 있을까 몹시 궁금했다.

다낭신장병polycystic kidney disease이란 신장에 여러 물혹들이 자라면서 정상적인 신장 기능을 방해하는 질병을 말한다. 주로 우성으로 유전되는 경우가 흔한데 약 400~1,000명 중 1명꼴로 발견되는 꽤 흔한 질환이다. 가장 심각한 합병증은 신부전증으로 주로 중년 이후에 문제를 일으킨다. 통계를 보면 40세 이하에서는 2퍼센트 미만에서 신부전을 가져오지만 70세 이후에서는 50~75퍼센트에서 혈액 투석이 필요한 신부전증을 유발한다.

그러면 어떤 경우에 신부전증이 올 가능성이 많은가? 다낭신장병이 진단된 나이가 어릴수록 신부전증 위험이 크고, 남성에게서 그 진행이 빠르다. 다낭신장병 환자도 유전자 결함 위치에 따라 PKD1형과 PKD2형로 나누어지는데 PKD1형이 PKD2형보다 예후가 나쁘다.

다낭신장병의 증상은 고혈압, 잦은 신장 감염, 혈뇨 등이며, 요도 계통에 돌이 생기거나 옆구리가 아픈 증상이 나타날 수 있다. 또한 10퍼센트 정도는 뇌 동맥류가 나타날 수 있기 때문에 다낭신장병 진단을 받은 환자가 심한 두통을 호소하는 경우 뇌혈관 사진을 찍어보는 것이 좋다. 그 외에도 낭종은 간에도 생길 수 있고, 심장 밸브나 대장에도 혹이 생길 수 있다. 따라서 다낭신장병의 가족력이 있는 경우는 초음파 등을 통해서 물혹이 있는지 검사하는 것이 중요하다.

치료의 목표는 신부전증을 지연시키는 것이다. 다낭신장병 환자에게 고혈압이 생기면 약물치료를 적극적으로 해야 한다. 그 이유는 혈압 조절이 신장 질환의 진행 속도를 늦추어줄 뿐 아니라 뇌 동맥류가 터지는 것을 예방하기 때문이다. 또 식이요법, 특히 저단백 식사가 신장 질환의 진행에 일정한 도움을 준다는 연구가 있다. 일단 신장 기능이 심하게 저하되어 말기 신부전증에 이르면 혈액 투석이나 신장 이식을 고려해야 한다.

당뇨병성 신장 질환

단백뇨 출현은 각종 합병증 시작 징후

유럽에서 온 의사 친구들의 이야기를 들어보면 유럽에는 미국만큼 당뇨병이나 성인병이 흔하지 않다고 한다. 그 이유에 대해 기름기가 많고 칼로리가 높은 미국 음식도 원인이지만 간단한 음료수를 사러 가더라도 차를 타고 가야 하는 미국식 생활습관 때문이라고 짐작한다. 미국에 사는 한인들도 이런 생활습관의 차이 때문에 당뇨병 같은 성인병 발병률이 한국에 사는 사람보다 높다는 것은 잘 알려진 사실이다.

30년간의 공직생활 후 은퇴를 앞둔 60대 초반의 P 씨는 걱정거리가 생겼다. 20년 이상 앓아온 당뇨병 때문에 합병증의 일종인 신장 합병증이 오고 있다는 이야기를 의사에게 들었기 때문이다. P 씨는 당뇨병을 오랫동안 앓아왔지만 꾸준한 운동과 식이요법, 약물치료로 일상생활에 거의 지장 없이 살아왔는데 이번에는 큰 충격을 받았다. 주위에 당뇨병성 신장 질환으로 투석하는 사람들을 자주 보았기 때문에 걱정은 더했다.

지난 20년간 P 씨는 당뇨 일기를 적으며 정기적으로 병원 방문 때 의사와 그 결과를 상의했고, 소변검사 및 혈액검사로 당뇨 합병증을 검사해왔다. 또 정기적인 안과 및 족부(발) 검사 등도 빠뜨리지 않고 해왔다. 그러던 중 2년 전에 의사로부터 소변에서 미세단백질이 나온다는 말을 듣고는 혈압약을 신장을 보호하는 약으로 바꾸고 혈압과 당뇨 조절을 더욱 엄격히 했다.

당뇨병성 신장 질환은 미국이나 유럽에서 투석(피를 기계로 거르는 것)이 필요한 말기 신부전증을 유발하는 가장 흔한 원인이다. 성인성 당뇨병인 제2형 당뇨의 유병률이 계속 늘고 있고 치료약의 발달로 당뇨병 환자의 수명이 길어지기 때문이다. 투석 환자 개인의 고통뿐만 아니라 사회 경제적인 손실도 엄청나기 때문에 신장 합병증의 예방은 사회적으로 매우 중요하다.

당뇨병성 신장 질환은 초기에는 소변의 미세단백질이 지속적으로 검출되는 것으로 알 수 있는데 이는 신장 질환뿐 아니라 당뇨병으로 인한 혈관 합병증이 오고 있다는 것을 알려주는 예고이기도 하다. 일단 미세단백뇨(소변에 미세단백질이 나오는 것)가 나타나면 당뇨 조절을 더욱 적극적으로 해야 하고(3개월 평균 당지수 HB A1C를 6 이하로 조절), 혈압은 반드시 적정 수준 이하로 낮추어야 하며(수축기 120mmHg 이하, 확장기 80mmHg 이하), 체내 인슐린의 작용을 극대화하기 위해서 꾸준한 운동을 해야 한다.

또 단백뇨가 나타날 때 에이스차단제를 사용하면 신장 질환의 발생을 늦출 수 있다. 단백뇨가 나타난다는 것은 당뇨로 인한 각종 합병증이 시작하고 있다는 징후이기 때문에 정기적인 안과 검사가 필요하다. 또한 혈관 질환을 가속하는 흡연 습관을 삼가고, 혈중 콜레스테롤을 정상치 이하로 떨어뜨리는 것이 이로 인한 심혈관계 합병증을 예방하는 방법이다.

만성 신부전증

장기간 당뇨나 고혈압 앓을 때 위험

신장(콩팥)은 우리 몸에서 만들어진 찌꺼기를 걸러주는 기관으로서 신장에 이상이 생기면 대사과정에서 생긴 찌꺼기가 걸러지지 않고 체내에 축적되어서 각종 부작용을 일으키는 요독증uremia을 일으키게 된다. 요독증의 증상이 나타나면 식이요법과 함께 투석 등의 방법으로 피를 걸러주어야 한다. 대개 신장 기능에 이상이 발견되고 요독증을 일으키기까지는 수년에서 10년 이상이 걸리기 때문에 초기에 적극적인 예방치료로 말기 신부전증으로의 진행을 막는 것이 중요하다.

식품점을 운영하는 60대 조반의 남성 김 모 씨는 2주 전부터 몹시 피곤하고 눈 주위와 손발이 붓는 것을 느꼈다. 또 입맛이 없어졌으며 자주 속이 쓰리고 속이 메스꺼운 적이 많았다. 움직일 때 어지러운 증상도 최근 들어 부쩍 잦아졌다. 김 씨는 고혈압을 20년 전부터 앓아왔지만 열심히 치료하지 않았고 약물치료도 소홀히 했다.

검진상 수축기 혈압 170mmHg, 이완기 110mmHg으로 높았고, 혈액검사상 혈색소는 10.9g/dL로 빈혈이 있었다. 신장 기능을 평가하는 혈중 크레아티닌 수치는 4.0mg/dL이고, 신장 기능이 20퍼센트 정도 남아 있었다. 초음파상에는 신장의 크기가 조금 작아져 있을 뿐 요로 폐색과 같은 소견은 보이지 않았다. 2년 전 혈액검사와 비교하면 신장 기능이 50퍼센트 이상 감소한 것이 발견되었다. 김 씨의 증상은 고혈압으로 인한 만성 신부전증으로 진단하고 치료에 들어갔다.

만성 신부전증의 원인은 오랫동안 당뇨병이나 고혈압 등을 앓는 경우가 가장 흔하다. 그 외에도 신장 동맥의 협착이나 사구체신염, 약물로 인한 부작용으로 생길 수 있고, CT 등을 찍을 때 사용하는 혈관조영제도 신부전증을 유발할 수 있다.

일단 신장 기능에 이상이 발견되면 혈압, 당뇨, 고지혈증 등을 철저하게 조절하는 것이 가장 중요하다. 또 신장에 나쁜 영향을 줄 수 있는 약물 사용은 금하고 교정 가능한 인자가 있는지 전문가와 상의하는 것이 필요하다. 신장 기능이 지속적으로 악화돼서 요독 증상이 나타나면 식이요법을 해야 하는데 저염식과 저칼륨식 식단으로 식사를 한다. 또 빈혈을 교정해주기 위한 치료를 해야 하며, 하루 인 섭취량은 900밀리그램 이하로 제한하고 칼슘과 비타민 D를 섭취한다.

만성 신부전증은 미국뿐만 아니라 의료 보건 분야에서 전 세계적인 문제다. 신장 투석으로 그동안 많은 환자가 도움을 받고 있지만 투석을 한다 하더라도 10년 생존율이 20퍼센트 내외로 높은 편이 아니다. 이는 투석을 받는 환자들이 신장 질환 이외에도 다른 질환으로 사망하는 경우가 많고, 또 투석으로 인한 합병증으로 사망하는 경우도 많기 때문이다.

신우신염

방광염이 진행해 신장에 감염

방광염은 여성 대부분이 일생에 한 번쯤은 겪는 매우 흔한 요로 질환이다. 방광염이 진행해서 신장에 감염되면 신우신염pyelonephritis이 되고, 이때 감염이 혈중으로 들어가게 되면 요로 패혈증uro sepsis이 된다. 따라서 흔히 대장균E.coli과 같이 방광염을 일으키는 균들이 신우신염과 요로 패혈증의 주된 원인 균이 되는 것이다. 방광염은 흔하게 발생하지만 신우신염이나 요로 패혈증은 흔하지는 않다. 하지만 신우신염이나 요로 패혈증을 초기에 치료하지 않거나 면역기능이 떨어진 사람에게 발병하면 사망할 수도 있는 매우 위험한 질환이다.

50대 후반의 가정주부 조 모 씨는 일주일 전부터 몸이 몹시 피곤하고 오른쪽 허리가 아픈 것을 느꼈다. 그러다가 사흘 전부터는 고열이 나기 시작했고 구토 증세도 함께 나타났다. 또 소변을 볼 때 요도가 따끔따끔한 증상이 있었고, 소변을 보고도 금방 다시 소변을 보고 싶은 증상(빈뇨감)이 심했다. 이틀 동안은 식사를 거의 하지 못했다. 오늘 아침에는 몹시 어지럽고 발열감이 심했는데 해열제도 효과가 없어서 병원을 찾아왔다. 조 씨는 5년 전에도 이와 비슷한 증상으로 병원에 입원한 적이 있었고, 지난 15년 동안 당뇨병을 앓아왔다. 또 10년 전에 자궁경부암으로 방사선 치료를 받은 적이 있다.

검진상 혈압은 수축기 90mmHg, 이완기 50mmHg으로 저혈압이었으며, 맥박은 분당 110회로 빨랐다. 체온은 39.4도로 피부 점막이 건조해 보여서 육안으로도 탈수가 심한 것을 알 수 있었다. 또 왼쪽 옆구리를 두드릴 때 심한 통증을 호소했다. 소변검사에서 다량의 세균과 백혈구가 검출되었다. 초음파검사로 확인하니 좌측 요도가 늘어나 있었고 수신증水腎症, hydronephrosis(요도가 막혀서 신우가 확대되는 질환)이 보였다.

조 씨는 급성 신우신염으로 진단을 받고 입원 치료를 시작했다. 또 수신증 치료를 위해서 막힌 부위를 넓혀주는 스텐트stent 삽입술을 실시했다. 혈액 배양 검사상 대장균E.coli이 검출되었지만 항생제 치료로 완치되었다.

신우신염은 당뇨병과 같은 만성 질환을 앓거나 요로 결석으로 요로가 막힌 경우 발병되기 쉽다. 또 선천적으로 비뇨기계의 구조적 이상을 가지고 있거나 방사선 치료 등으로 요도가 좁아져 있는 경우 등에는 쉽게 세균 감염에 노출될 수 있기 때문에 신우신염에 걸릴 수 있다. 여성은 남성에 비해서 방광염이나 신우신염 등의 요로 감염이 잘 걸리는데 그 이유는 여성이 남성에 비해 요도의 길이가 짧아서 세균의 유입이 쉽게 일어나기 때문이다.

급성 신우신염은 초기에 효과적인 항생제를 선택해서 치료하는 것이 매우 중요하고, 재발하는 경우에는 그 원인을 찾아서 적절히 치료해야 한다.

✻✻✻

내분비 질환

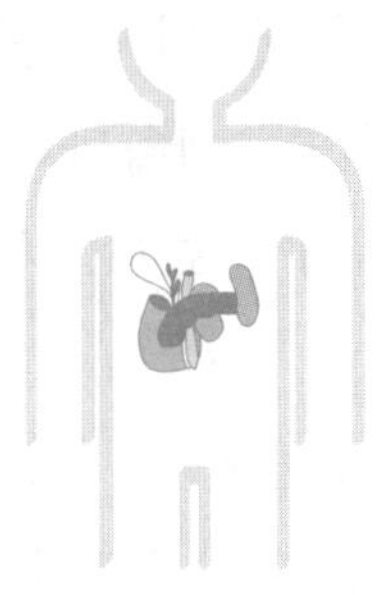

내분비계 질환은 호르몬 분비의 이상으로 발생하는 질환을 말한다. 한국인에게 흔한 당뇨병이나 갑상샘호르몬 분비의 과다 혹은 저하에서 오는 갑상샘항진증이나 갑상샘저하증, 최근에 많은 연구대상이 되고 있는 대사 증후군 등이 모두 내분비 질환에 포함된다.

당뇨병은 췌장에서 분비되는 인슐린 생산이 부족하거나(제1형 당뇨) 인슐린 생산은 충분하더라도 체내에서 인슐린이 제대로 작용을 하지 못할 때(제2형 당뇨) 발생한다. 인슐린은 혈당을 떨어뜨려서 정상 수치가 되도록 도와주는 역할을 하는데 당뇨병에 걸리게 되면 인슐린이 제 역할을 할 수 없기 때문에 혈당이 비정상적으로 올라가게 되고 결과적으로 장기 손상을 일으켜서 합병증을 유발한다.

미국에 거주하는 한국인을 비롯한 일본인이나 필리핀계 등 아시아 계통의 후손들은 급격한 식생활 변화와 항상 자동차를 타고 다녀야만 하는 생활방식 때문에 미국에 이주한 후에 당뇨병의 발병 빈도가 급격히 증가하는 것을 볼 수 있다.

한국에서도 흰쌀 중심의 식생활이 변화되지 않는 상태에서 주로 자동차를 타고 다니는 생활 위주로 계속 바뀐다면 미국에 거주하는 한국인들처럼 당뇨병 환자가 급격히 증가할 것이다(이미 이러한 현상이 보고되고 있는 실정이다).

탄수화물을 많이 섭취하는 한국인에 흔한 복부비만(내장지방)도 당뇨병과 같은 내분비 질환을 유발하는 원인이 되기 때문에 내분비 질환으로 분류될 수 있다. 복부지방과 내장지방의 축적은 한국인이나 일본인과 같은 아시안 계통에서 흔한데 복부지방은 당뇨병 같은 성인병을 유발하는 원인이 될 수 있다.

따라서 당뇨병을 예방하기 위한 방법으로는 단순한 식이요법이나 운동도 중요하지만 복부비만(내장지방)을 어떻게 효과적으로 줄이느냐가 중요한 관건이다. 내장지방은 피하지방과 달리 복부지방 흡입술로는 제거가 안 되고 체중 조절을 통해서만 감소가 가능하다.

당뇨병

스스로 생활습관 바꾸는 노력 필요

송 모 씨는 40대 초반의 남성으로 투자은행에서 일하고 있다. 약간 과체중인 것 이외에는 건강에 큰 이상 없이 지금까지 지내왔고, 정기 건강검진을 위해 가는 것 외에는 병원에 가본 적이 없는 건강한 중년이다.

송 씨는 라면이나 햄버거, 콜라 등을 즐기며 운동은 최근 시작한 골프 이외에는 별다른 운동을 하지 않았다. 일에 욕심이 많은 성격이라서 일 때문에 며칠씩 밤을 새우는 때도 있다. 일 년 전에 아내와 이혼을 했고 이 때문에 지금도 정신적 스트레스를 많이 받고 있었다. 담배는 하루에 반 갑, 술은 일주일에 한 번 정도 친구들과 어울리며 마시는 정도였다. 송 씨는 2개월 전부터 몸이 몹시 피곤하고 갈증을 자주 느끼며 소변이 자주 마려워 이상하게 생각하고 의사를 찾아왔다.

송 씨는 혈액검사에서 혈당이 비정상적으로 높고 3개월 평균 당지수도 높아서 성인성 당뇨(제2형 당뇨)로 진단을 받았다. 소변검사와 안과 검진은 정상으로 나와서 당뇨병성 합병증은 현재 없다고 했다. 송 씨는 의사로부터 당뇨병에 대한 설명을 듣고 당뇨병에 관한 자료를 받은 후 약 처방을 받고 집으로 왔다. 평소에 잘 당황하지 않는 성격이지만 대표적 성인병인 당뇨병을 자신이 앓고 있다는 생각을 하니 잠을 잘 수가 없었다.

하지만 이때부터 송 씨는 자신의 생활습관을 완전히 바꿨다. 먼저 식사는 아침을 거르던 습관을 버리고 하루 세 끼를 가볍게 먹고 세 끼의 간식을 먹는(3-3식) 당뇨 식이요법 식사로 바꾸고 담배와 술을 끊었다. 평소에 즐겨 먹던 햄버거나 콜라 같은 정크푸드는 일절 금하고 신선한 채소를 많이 먹었고 헬스센터에 등록해서 일주일에 3번 이상, 1시간 이상 온몸이 땀에 흠뻑 젖도록 운동을 했다. 가끔 늦게까지 일하는 경우가 있지만 늦더라도 반드시 운동은 빠지지 않았다. 또한 의사의 처방대로 철저하게 당뇨약을 복용했고, 인터넷에서 당뇨에 관한 지식과 정보를 찾아보고 궁금한 점은 메모해서 의사와 상담했다.

이런 노력으로 송 씨의 당수치는 2주 후에 정상으로 회복되었고 당지수도 3개월 후 정기 검사에서 정상치에 가깝게 회복되었다. 체중도 2.5킬로그램이 줄었으며, 당 조절이 잘되어 당뇨약의 용량을 절반으로 줄였다. 실제로 송 씨의 건강 상태는 당뇨병 진단을 받기 전보다 더 양호하며 몸 상태도 더 좋았다. 송 씨는 이렇게 당뇨를 철저하게 조절하면 앞으로 당뇨병으로 인한 합병증을 예방할 수 있을까 궁금했다.

성인성 당뇨는 체내 인슐린의 농도는 정상이지만 말초 기관의 저항으로 인해서 생기는 질병이기 때문에 초기에는 유산소 운동과 체중 조절, 식사 조절만으로도 큰 효과를 볼 수 있다. 따라서 위의 증례처럼 성인성 당뇨는 조기 진단이 중요하며 철저한 행동 요법과 약물치료를 병행하면 정상에 가깝게 혈당을 조절할 수 있다. 여기서 가장 중요한 것은 송 씨처럼 환자가 병을 잘 이해하고 스스로 동기를 갖고 노력하는 것이다. 이렇게 당뇨병성 합병증이 오지 않도록 철저한 관리를 한다면 질병으로 인한 커리어의 손실 없이 살아갈 수 있고 당뇨병으로 인한 합병증도 예방할 수 있다.

성인 당뇨병 치료에서 중요한 것은 'ABC'다. 이는 3개월 평균 당지수 당화혈색소 A1C와 혈압 조절Blood pressure, 콜레스테롤 조절Cholesterol의 첫 글자에서 따온 말로, 당뇨병성 합병증을 예방하는 데 이 세 가지를 잘 조절하는 것이 중요하다는 뜻이다. 이를 위해서는 균형 잡힌 음식을 섭취하고 운동과 약물치료를 적극적으로 취하는 노력이 따라야 한다. 적절한 음식 조절은 당뇨병과 혈압, 혈중 콜레스테롤 조절에 필수적이라고 할 수 있으므로 저염식과 저탄수화물, 채소와 과일 위주의 식생활은 매우 중요하다.

식습관은 일정량의 식사를 정해진 시간에 규칙적으로 하는 것이 중요하고 약물치료를 하는 경우에는 더욱 중요하다. 지방질이 많은 음식은 흡수가 느리므로 식사 직후에는 혈당치가 떨어지다가 나중에 올라갈 수도 있다.

성인 당뇨의 많은 환자에서 과체중이 나타나는데 자신의 체중에서 3~5킬로그램만 줄이더라도 당뇨 조절에 큰 도움을 준다. 체중 조절은 저칼로리 음식 위주의 식사 조절과 운동, 체중 조절, 약물 요법과 수술적 방법 등을 다양하게 시도할 수 있다.

일반적으로 체중을 유지하기 위해서 필요한 칼로리를 살펴보면 활동적인 남녀는 1킬로그램당 하루 33칼로리 정도가 필요하고, 활동량이 적거나 55세 이상의 노년층은 1킬로그램당 28칼로리를 소모한다. 비만인 성인은 1킬로그램당 22칼로리 정도를 소모한다. 예를 들어 65킬로그램인 40대 가정주부는 하루 1,820칼로리 정도를 필요로 한다. 또 115킬로그램의 비만인 성인의 하루 필요한 열량은 2,530칼로리다.

몸무게는 얼마만큼 먹고 활동해서 열량을 태워 배출하느냐를 보여주는 직접적인 지표가 되기 때문에 매일 정해진 양의 칼로리를 섭취하는 것은 혈당과 체중 조절을 위해서 매우 중요하다. 과체중인 경우에는 지속적으로 저칼로리 위주의 음식과 활동량을 증가시키면 체중 조절과 함께 혈당 조절과 혈압 및 혈중 콜레스테롤을 향상시킬 수 있다.

당뇨 환자는 인슐린 치료 시 부작용으로 체중 증가가 올 수 있고 경구 약물치료도 체중 증가를 가져올 수 있다. 체중 증가는 그 자체로 인슐린의 체내 효과를 떨어뜨릴 수 있으므로 주의해야 한다.

따라서 당뇨병 환자는 규칙적으로 체중을 재고 만약 1~2킬로그램이 늘었다면 일단 식사를 줄이든지 활동을 증가시키도록 한다. 5킬로그램 이상 늘어날 때까지 기다리지 않도록 한다. 혈당이 잘 조절되면 체중 조절을 피하기 위해서 매일 250칼로리 이상 줄이도록 한다. 저혈당이 자주 오는 경우는 규칙적으로 간식을 먹는 것보다 당뇨약의 용량을 줄이는 방향으로 조절한다.

성인 당뇨에서 식사 조절만큼 중요한 것이 운동이다. 운동은 체내 인슐린의 효과를 극대화해주는 역할을 하기 때문에 혈당 조절을 쉽게 해준다. 따라서 당뇨병 진단을 받으면 조기에 식사 조절과 운동, 약물치료를 함께 하는 것이 중요하다.

규칙적인 운동은 체중 조절에도 도움을 주는데 운동량은 매일 30분 정도 하는 것이 좋다. 인슐린 주사나 경구용 당뇨약을 복용하는 경우는 운동하기 전후에 혈당을 재도록 한다. 운동시간이 30분을 초과하는 경우에는 혈당을 15분마다 한 번씩 측정하도록 한다. 저혈당이 올 때는 빨리 간식을 먹도록 하는데 이때 다음과 같이 하는 게 좋다.

운동 중 혈당이 51～70mg/dL이면 10～15그램의 탄수화물(오렌지주스 반 컵)을 섭취하도록 하고, 혈당이 50mg/dL 이하로 떨어지는 경우는 20～30그램의 탄수화물(오렌지주스 한 컵)을 섭취한다. 15분 후에도 혈당이 여전히 낮을 때는 다시 오렌지주스 한 컵 정도를 더 마시도록 한다. 저혈당이 왔을 때 너무 많은 음식을 먹게 되면 혈당 조절이 어렵게 되고 과체중을 유발할 수 있기 때문에 적절히 조절한다.

인슐린 주사를 맞는다면 운동량과 시간에 따라서 인슐린량을 조절할 필요가 있는데 의사와 상의를 해서 운동 전후에 필요한 인슐린의 양을 정하도록 한다. 경구용 당뇨약은 일반적으로 그 양을 조절할 필요가 없다.

술을 마시면 일시적으로 혈당을 올리지만 몇 시간 후에는 혈당이 떨어진다. 하루에 1～2잔 정도를 식사와 함께 마시는 경우는 혈당에 큰 영향을 미치지는 않는다. 하지만 콜라나 주스에 술을 섞어서 마시는 경우는 혈당을 올릴 수 있고 체중 조절에도 악영향을 미친다.

탄수화물은 우리가 섭취하는 열량의 대부분을 공급한다. 쌀이나 빵, 국수, 파스타, 치즈나 우유, 설탕, 과일 등에 탄수화물이 들어 있고, 고기나 지방에는 거의 없다. 따라서 탄수화물이 포함된 음식은 혈당 조절과 직접적으로 관계가 있고, 단백질이나 지방은 혈당 조절과 거의 관계가 없다. 그러므로 매일 일정량의 탄수화물을 같은 시간에 섭취하면 혈당을 일정하게 조절하는 데 도움이 된다.

성인성 당뇨, 특히 당뇨 초기로 진단을 받은 경우는 아직 췌장에서 인슐린의 분비가 양호하기 때문에 칼로리 섭취를 줄이고 활동량을 증가시키는 데 중점을 두도록 한다. 몸무게가 정상이고 체중 감량이 필요하지 않은 성인성 당뇨 환자는 음식 조절을 통한 칼로리 조절이 가장 중요하다.

성인성 당뇨의 경우 당뇨병이 진행할수록 수치가 크게 오르내릴 수 있는데 특히 어떠한 음식을 먹느냐에 따라서 혈당이 크게 차이가 난다. 단백질이나 지방은 혈당에는 별로 영향을 미치지 않지만 전체 칼로리는 증가시킨다. 예를 들면 1그램의 탄수화물이나 단백질은 4칼로리의 열량을 생산하고, 1그램의 지방은 9칼로리를 만들어낸다. 식단을 조절할 때 이런 점을 기억해두고 매일 일정한 양의 칼로리를 섭취하도록 노력하는 것이 체중 조절에 도움이 된다.

적정한 당뇨 조절을 위해서 미국 당뇨학회에서 권장하는 이상적인 식생활은 다음과 같다.

매일 전체 칼로리의 25~35퍼센트는 지방에서 생산되도록 식단을 짜는 것이 좋고, 포화지방산은 7퍼센트 이하가 바람직하다. 또 전이지방산을 최소화하도록 한다. 포화지방산은 버터나 마가린, 쇼트닝 같은 딱딱한 지방에 많고 전이지방산trans-fat은 지방을 고열로 튀길 때 발생을 하는데 감자칩이나 감자튀김 등에서 발견된다. 당뇨병을 앓는 경우는 심장 질환이나 중풍의 위험이 높기 때문에 전이지방산이나 포화지방이 낮은 식생활을 하면 이런 질병에 걸릴 위험을 낮출 수 있다.

만성 신부전증이 없는 환자는 전체 칼로리의 15~20퍼센트를 단백질 섭취로 조절하고 콜레스테롤은 하루 200mg 이하로 섭취하도록 한다. 콜레스테롤은 쇠고기나 달걀의 노른자, 우유(저지방이나 무지방 우유를 제외한 보통 우유), 새우 등에 많으니 주의한다. 또 섬유질이 많은 잡곡밥이나 보리빵, 채소, 과일(달지 않은 과일) 등은 당뇨 조절에 도움을 주

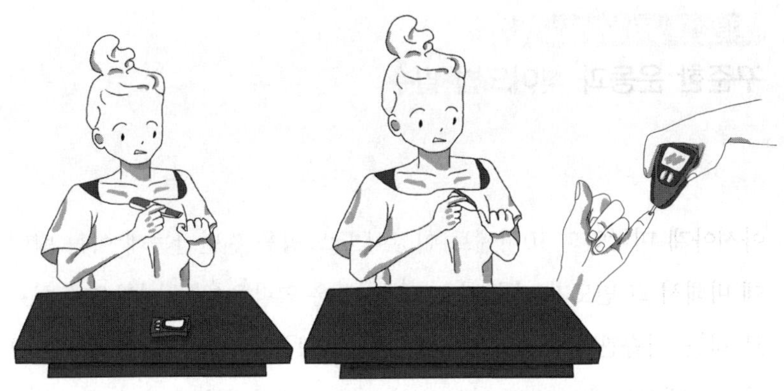

고 3개월 평균 당지수A1C 조절에 도움을 준다.

당뇨병과 함께 고혈압이 있는 경우 저염식(하루 소금 섭취량 2~3그램 이하)과 채소, 과일을 풍부히 섭취하면서 지방 섭취를 낮추는 것이 중요하다. 심장 질환이 있다면 염분 섭취를 하루 2그램 이하로 낮추어야 한다. 인공감미료는 혈당에 영향을 미치지 않기 때문에 적당히 섭취해도 무방하다.

마지막으로 무설탕sugar-free이라고 하면 20칼로리 이하, 당은 100그램당 5그램 이하인 음식을 말하는데 무설탕이나 무지방fat-free이라고 칼로리나 탄수화물이 반드시 적게 포함된 것은 아니라는 점을 기억하자.

성인 당뇨의 치료방법

꾸준한 운동과 식이요법 필수

아시아계 미국인의 10퍼센트 이상이 당뇨병을 진단받는데 이는 백인에 비해서 그 빈도가 더 높다. 이유는 높은 열량을 내는 흰쌀을 주식으로 하는 식습관과 자동차에 의존하는 생활습관 때문이라고 할 수 있다. 또 백인들에 비해서 선천적으로 많은 내장지방 축적이 당뇨병과 같은 대사 증후군의 직접적인 원인이 되기 때문이다. 따라서 한국인이 당뇨에 걸리지 않기 위해서는 흰쌀 위주의 식습관에서 탈피하고 평소에 꾸준한 운동을 하는 것이 중요하다.

성인형 당뇨병(제2형 당뇨)은 나이가 들면서 그 빈도가 증가하고 이로 인한 합병증이 나타나는데 당뇨병성 신장 질환, 망막증, 신경계통 및 심혈관 질환이 대표적인 합병증이다. 이들 합병증은 당뇨에 오랫동안 노출되었을 때 나타나기 때문에 노력해서 당지수를 적정하게 유지하면 예방할 수도 있다. 영국UKPDS과 일본Kumamoto study에서 실시한 대규모 연구에 따르면 3개월 평균 당지수를 7퍼센트 이하로 낮추면 당뇨로 인한 합병증을 현저히 줄여 예방 효과를 볼 수 있다고 한다.

당뇨병 치료의 일차 목표는 합병증을 최대한 예방하는 것이다. 이를 위해 식사 조절과 운동은 기본이고 약물치료를 병행해서 가능한 만큼 혈당치를 낮추는 것이 중요하다. 식사 조절은 당뇨 치료에서 중요한 부분인데 열량이 낮은 음식을 섭취하려는 노력이 필요하고, 흰쌀이나 흰 빵과 같은 정제된 음식은 되도록 피하는 것이 좋다. 또 과일이나 신선한 채소를 하루에 5접시 이상 먹도록 하고 고구마나 감자와 같은 전분이 높은 음식의 섭취는 줄이는 것이 좋다.

추천 식단은 보리빵이나 보리쌀, 잡곡과 같은 정제되지 않은 곡류다. 이들 식품은 당지수도 낮고 섬유질이 풍부해 당뇨 환자에게 도움이 된다. 또 섬유질은 포만감이 높아 쉽게 배가 부르게 하기 때문에 하루에 15~30그램 이상 섭취한다. 육류는 쇠고기 섭취를 줄이고 닭은 껍질을 벗겨내고 먹는 것이 좋다. 유제품은 지방이 낮은 우유나 요구르트를 먹고 아이스크림이나 콜라 같은 칼로리가 높은 간식을 피해야 한다. 음식을 조리할 때는 버터나 마가린보다는 올리브유를 쓰고 하루에 섭취하는 지방의 양은 전체 칼로리의 30퍼센트를 넘지 않도록 한다.

운동은 말초기관에서의 인슐린 효과를 극대화해주기 때문에 당뇨병 치료에 중요하다. 운동은 걷는 운동이나 가벼운 맨손체조도 도움이 되며, 하루에 3~4회 나누어 하더라도 효과가 있다. 규칙적으로 일주일에 5일 하루 30분 정도 운동하도록 한다.

당뇨병 진단을 받고 나면 음식 조절과 운동을 하고, 정기적으로 병원을 방문하고 시간에 맞추어 당뇨약을 복용하고 규칙적으로 혈당을 측정해야 하는 등 갑작스러운 생활의 변화로 인해서 심리적인 스트레스가 많을 수 있다. 또 혈당치가 높으면 지나치게 스트레스를 받거나 우울해질 수도 있으니 주의가 필요하다.

내장비만visceral fat은 당뇨나 고혈압 등 성인병을 유발하는 각종 물질을 배출할 뿐만 아니라 비만 자체가 인슐린에 대한 내성을 증가시켜서 당뇨를 유발하는 원인이 된다. 따라서 당뇨 치료에서 체중 조절은 매우 중요하다. 병적 비만morbid obesity(지나치게 비만인 경우) 환자에서 위의 일부를 잘라내는 위 절제술을 하고 몸무게를 25~50킬로그램 이상 감량하고 나서 평소에 앓고 있던 당뇨병이 치료되는 것을 보면 비만이 당뇨 발생에 직접적인 영향을 끼치는 것을 알 수 있다.

따라서 성인성 당뇨병 치료의 일차적인 방법은 식사, 운동, 체중 조절에서 시작된다. 또 금연과 함께 혈압과 고지혈증을 함께 적절히 조절하는 것이 당뇨병 환자에서 심혈관 합병증을 예방하는 데 매우 중요하다.

이런 비약물적인 방법으로 적절한 조절이 되지 않을 경우 약물치료를 시작할 수 있다. 적절한 혈당 조절은 공복 혈당이 126mg/dL 이하, 식사 후 2시간 혈당이 180mg/dL 이하, 3개월 평균 당지수가 7퍼센트 이하면 혈당이 잘 조절된다고 볼 수 있다.

약물치료는 크게 경구용 약물과 인슐린과 같은 주사 약물로 나뉜다. 요즘은 하루에 한 번 사용하는 인슐린 주사도 있어서 성인성 당뇨 치료에서 인슐린을 사용하는 시점이 조금 빨라진 면도 있지만 성인성 당뇨의 초기 약물치료는 역시 쉽게 복용할 수 있는 경구용 약물이다. 그중에서도 메트포르민metformin 제제는 인슐린의 체내 효과를 증가시켜서 혈당을 떨어뜨려 주면서 체중 증가의 부작용도 없고 저혈당도 오지 않기 때문에 초기 약물로 매우 효과적이다. 부작용으로는 설사나 장내 가스가 많이 생길 수 있고 속이 메슥거리는 증상이 있지만 심하지는 않다. 다만 신장이나 간, 심장에 이상이 있을 경우는 주의해서 사용해야 한다.

메트포르민만으로 혈당이 조절되지 않을 때는 췌장에서 인슐린 생산을 증가시켜주는 술포닐우레아sulfonylurea를 추가 사용할 수 있다. 이 약은 혈당을 떨어뜨리는 데 매우 효과적이지만 저혈당이 올 수 있기 때문에 주의해야 한다. 또 말초기관에서 인슐린의 효과를 증가시켜주는 약물(아반디아나 액토스 등)도 많이 사용하는데 이 약물의 부작용으로 체중이 증가하고 온몸이 부을 수도 있고 심장에 부담을 줄 수 있기 때문에 심장 질환이 있거나 사용 후 숨이 찬 증상이 나타나면 사용을 중단해야 한다.

그 외에도 많이 사용되고 있는 GLP-1 유사 제제 계열의 약물과 DDPV-IV 억제 약물은 기존의 약물과 다른 기전으로 인슐린의 생산을 증가시키면서 저혈당이나 체중 증가와 같은 부작용은 적은 장점이 있지만 장기간 복용 시의 부작용은 아직 연구 중이다.

인슐린 치료는 당뇨를 가진 모든 환자에게 쓰일 수 있다. 우리 몸에서 인슐린이 얼마나 필요한지는 췌장에서의 인슐린 생산과 말초기관에서의 인슐린 저항 정도에 따라서 결정이 난다.

췌장의 베타 세포의 손상으로 인해서 인슐린의 생산이 감소해서 발병하는 소아 당뇨(제1형 당뇨) 환자는 췌장 이식을 하기 전에는 평생 인슐린 주사를 맞아야 한다. 말초기관에서 인슐린 저항 때문에 생기는 성인 당뇨(제2형 당뇨)는 주사를 맞지 않고 경구용 약물로도 치료할 수 있다. 하지만 경구용 약물로 적절히 조절되지 않는 경우는 인슐린 주사를 추가로 사용할 수 있다.

인슐린 제제는 여러 종류가 있지만 주사 후에 작용하는 시간, 약 효과가 최고조에 달하는 시간peak time effect에 따라서 여러 가지로 나누어진다. 과거에 많이 사용되던 인슐린 제제는 작용시간이 30분에서 2시간, 최고 효과는 2시간에서 10시간 후에 나타난다. 따라서 하루에 2회 정도 나누어 사용한다. 최근에 많이 사용되는 인슐린 제제 중 작용시간(5

~15분)이나 최고 시간(45~75분)이 매우 짧은 초속효성 인슐린은 식후 혈당 조절에 매우 적절히 사용되고 있고, 하루에 한 번만 사용하는 지속성 인슐린은 편리함 때문에 많이 사용되고 있다. 또 작용시간이 각각 다른 인슐린을 섞어서 만든 제제도 사용되지만 약 성분이 변할 수 있기 때문에 의사와 상의해서 사용하도록 한다.

인슐린 주사는 복부, 엉덩이, 허벅지, 양팔 상부의 피하에 주사하는데 올바르게 주사하려면 약간의 연습이 필요하다. 인슐린은 피부 밑의 지방층인 피하지방에 주사해야 하는데 때로는 더 깊이 바늘이 들어가면 더 빨리 흡수되지만 그만큼 지속시간이 짧아진다. 또 주사가 너무 짧게 들어가면 인슐린이 피부로 샐 수 있어서 약 효과가 작아질 수 있다. 따라서 다음과 같은 방법을 알고 있으면 도움이 될 수 있다.

먼저 엄지손가락과 다른 두 개의 손가락으로 2.5센티미터 정도의 피하조직을 잡아 올린 후 바늘을 90도 각도로 주사한다. 인슐린이 주사되고 나서는 몇 초 후에 주사기를 뺀다. 그 이유는 주사된 인슐린이 새어 나오는 것을 예방하기 위해서다. 인슐린 주사기는 일회용을 사용하고 펜을 쓰는 경우는 사용 후 바늘을 갈아줘야 한다. 주사하기 전에 주사 부위를 알코올로 소독하는 것은 꼭 필요하지 않다고 연구결과를 통해서 나왔다.

당뇨병은 만성 질환이기 때문에 환자 스스로 병에 대해서 적절한 교육을 받는 것이 중요하다. 건강한 생활습관을 몸소 익히고 실천하며 노력해야 한다. 기본적으로 저탄수화물 식사와 함께 채소나 과일 위주의 식습관과 규칙적인 운동, 체중 조절은 약물치료와 함께 당뇨 조절의 중요한 부분이다.

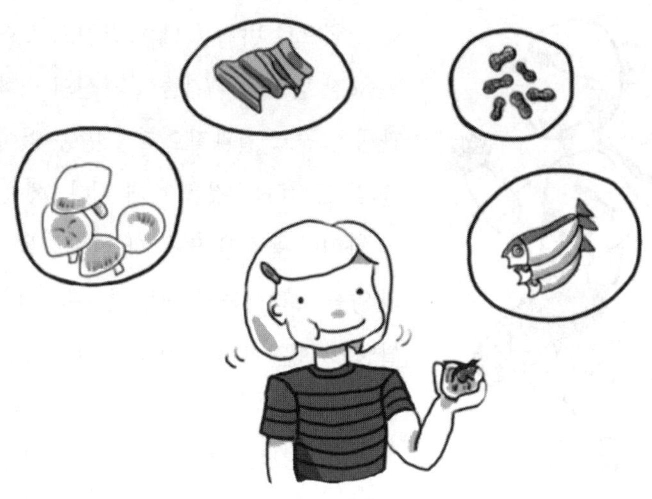

식사 소설은 혈당 소설과 함께 체중 조절, 고지혈증 조절에도 도움을 준다. 몸에서 필요한 양보다 적은 양의 칼로리를 섭취해서 체중 조절을 하게 되면 말초 혈관에서 체내 인슐린의 저항을 감소시켜서 혈당 조절에 도움을 줄 수 있다.

체내 칼로리를 일정하게 유지하기 위한 방법으로 끼니마다 칼로리를 계산할 필요가 있는데 다음과 같은 방법이 도움이 된다.

첫째, 매끼 일정한 양의 탄수화물을 섭취하도록 노력한다. 많은 환자들이 평소에는 혈당 조절을 잘하다가 외식을 한 후에 식후 혈당이 많이 올라가서 당황하는 경우가 있다. 반대로 너무 지나치게 탄수화물을 섭취하지 않는 것도 좋지 않다. 우리 몸(특히 뇌)은 일정량의 탄수화물을 항상 필요로 한다. 둘째, 매일 음식과 혈당 관계의 기록을 남긴다. 이는 어떤 음식이 혈당에 영향을 미치는지에 대한 상관관계를 보여준다. 임

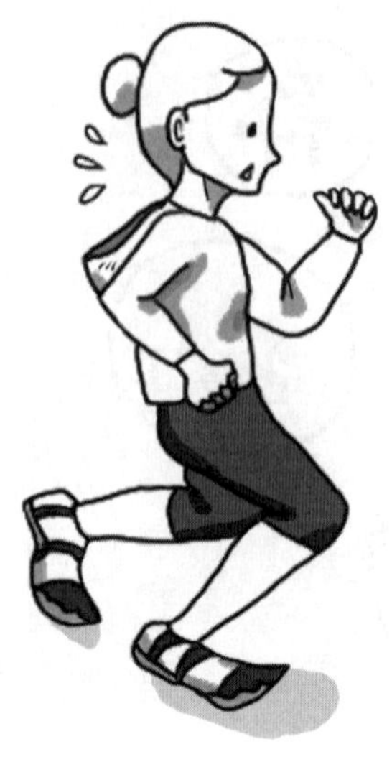

상 경험으로 비춰볼 때 일반적으로 이런 기록을 잘 남기는 환자들이 자신의 병에 대한 관심이 높고 결과적으로 합병증 없이 혈당을 잘 조절하는 것을 보게 된다. 셋째, 요리를 하거나 음식을 먹을 때 탄수화물(칼로리)의 양을 고려하는 습관을 갖도록 한다. 이는 혈당 조절뿐 아니라 체중 조절에도 많은 도움을 준다.

당뇨가 진행하게 되면 식후 혈당 조절이 힘들어질 수 있는데 이때는 탄수화물의 양을 줄이고 과일(섬유질)이나 콩, 채소를 더 섭취한다. 탄수화물 섭취를 조절하는 것으로 한계가 있을 때는 식사 후 당을 조절해 줄 수 있는 약을 의사와 상의해서 복용할 수도 있다. 연구 결과를 보면 저탄수화물 식사는 당뇨병 환자에서 혈당 조절이나 콜레스테롤 조절, 체중 조절에 도움을 주는 것으로 보고되고 있다. 저염식은 당뇨병과 함께 올 수 있는 고혈압 조절에 도움을 준다.

탄수화물, 단백질, 지방의 비율은 장기적인 건강 차원에서 매우 중요하다. 일반적으로 권장하는 비율은 전체 칼로리 중 탄수화물이 45~65퍼센트, 단백질 15~20퍼센트, 지방(불포화지방) 25~35퍼센트 정도를 차지하도록 식단을 짠다. 건강한 식습관을 기르기 위해서 매일 먹는 음식을 기록하거나 당뇨 교실 등을 통해서 꾸준히 자신의 식습관을 바꿔 나가는 것이 필요하다.

식사 조절과 함께 당뇨 환자가 주의해야 하는 것이 금연과 바른 음주

습관을 가지는 것이다. 당뇨를 가진 남성은 하루에 맥주나 와인 두 잔 이상은 마시지 않는 것이 바람직하다(여성은 한 잔). 알코올은 당을 지나치게 높일 수 있기 때문에 음주량을 반드시 절제하도록 한다.

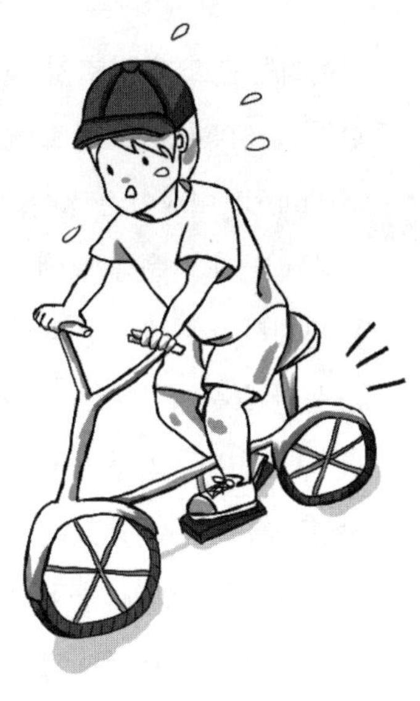

당뇨 환자의 25퍼센트가 흡연자라는 보고가 있는데 금연이야말로 당뇨병 치료에서 가장 중요한 부분이다. 당뇨병이 있는 사람이 흡연하면 우리 몸에 해로운 나쁜 콜레스테롤 수치를 올리고 비흡연자에 비해서 혈당 조절을 어렵게 하고, 심장마비나 중풍의 위험을 높인다. 또 신장 질환을 악화시키며 당뇨병성 말초혈관 질환의 진행을 촉진해서 당뇨병성 족부궤양을 유발한다.

규칙적인 운동습관은 당뇨병 치료에 매우 중요한 부분이다. 당뇨병성 합병증을 앓는 환자라도 운동을 하면 혈당 조절에 도움을 줘서 합병증이 악화되는 것을 예방할 수 있다. 운동은 체중 조절에 도움을 주며 고지혈증을 호전시키고(나쁜 콜레스테롤을 낮추고 좋은 콜레스테롤을 높여준다), 체내 인슐린 효과를 극대화시켜서 혈당 조절을 쉽게 해준다.

운동을 할 때는 다음 사항들을 고려해야 한다. 자기 발에 잘 맞는 신발을 신고, 운동하는 동안 충분한 수분을 섭취한다. 인슐린을 맞고 있는 경우는 운동하기 전과 운동하는 동안, 운동한 후의 혈당치를 측정해서 운동 후에 혈당이 얼마나 떨어지는지 알아본다. 개인마다 혈당이 떨어지는 정도가 다르기 때문이다. 일반적으로 운동하는 동안은 인슐린량을 30퍼센트 정도 줄이는 것을 고려해야 한다. 또 혈당이 250mg/dL 이상이면 정상으로 조절된 후에 운동을 한다.

당뇨 환자가 운동 중에 갑자기 저혈당이 오는 경우가 가끔 있다. 이를 방지하기 위해 운동하기 15~30분 전에 가벼운 간식을 먹고 운동하는 동안 호주머니에 사탕 등을 항상 휴대해서 갑자기 혈당이 떨어지는 경우를 대비하고, 운동 직후에 견과류 등을 먹어주면 운동 후에 오는 저혈당을 예방할 수 있다.

당뇨병 환자에게 가장 권장할 만한 운동은 조깅이나 자전거 타기와 같은 유산소 운동이며 혈당이 잘 조절되고 특별한 합병증이 없는 경우는 어떤 운동이든 할 수 있다. 따라서 자신이 쉽게 할 수 있고 즐길 수 있는 운동을 선택해서 꾸준하게 하는 것이 좋다.

당뇨병성 망막 질환의 합병증을 가진 경우는 심한 운동이나 무거운 것을 들어올리는 운동은 일시적으로 혈압을 상승시켜서 망막 출혈을 유발할 수 있기 때문에 피하는 것이 좋다. 족부 합병증이 있는 경우는 심하게 뛰거나 오랫동안 걷는 운동은 족부궤양을 악화시킬 수 있으므로 주의해야 한다.

당뇨 합병증 예방법

식이요법과 생활습관으로 초기 예방 가능

식습관의 급격한 변화로 미국에 사는 아시아인들의 당뇨병 발병 빈도가 본국에 거주하는 아시아인들보다 높다는 연구결과가 나왔다. 당뇨병의 발병 원인이 선천적인 면도 있지만 후천적으로 어떠한 식습관을 가지고 있는가와 더욱 밀접한 관계가 있다는 것을 보여준다.

통계적으로 미국인의 약 7퍼센트가 당뇨병을 앓고 있는 것으로 보고된다. 또 당뇨 합병증으로 인한 사회·경제학적 부담은 매년 커지고 있다. 당뇨로 인한 합병증의 대표적인 것들은 심장 질환과 중풍, 신장 질환, 망막 질환, 당뇨병성 족부 질환 등이다. 이런 합병증은 초기에 체계적인 환자 교육과 식사 조절, 생활습관의 변화와 함께 적절한 약물치료를 병행하면 예방할 수 있으며, 합병증의 조기 발견으로 더 심한 질환으로의 진행을 막을 수 있다.

50대 중반의 여성인 김 모 씨는 지난 10년 동안 당뇨병을 앓아 왔다. 김 씨는 한번 약을 먹기 시작하면 평생 약을 먹어야 한다는 주위 사람들의 말을 듣고 운동과 식이요법만을 고집해 왔고 당뇨에 좋다는 건강식품으로 약물치료를 대신해 왔다. 한 달 전에 김 씨는 오른쪽 눈의 시력이 좋지 않아서 안과를 찾아갔는데 당뇨병으로 인한 망막 질환이 심하게 와 있어서 레이저 수술을 받아야 하고 앞으로 시력을 잃을 수도 있다는 말을 듣고 큰 충격을 받았다.

당뇨병에 대해서 우리가 걱정하는 것은 혈당 자체가 높아서 오는 증상보다는 당뇨로 인한 합병증을 우려하는 것이다. 성인성 당뇨라고 불리는 제2형 당뇨가 처음 진단될 때는 당뇨가 이미 5년 이상 진행이 되었다고 보기 때문에 당뇨병 초기에 나타나는 망막 질환이나 소변에 미세단백질이 나타나는 신장 질환이 시작되었을 수 있다. 이처럼 당뇨병 초기에는 미세혈관을 침범해서 합병증microvascular complication을 유발하고, 병이 진행되면 심장혈관이나 뇌혈관과 같은 큰 혈관 합병증macrovascular complication을 일으킬 수 있다.

이런 합병증을 예방하려면 혈압, 당뇨, 고지혈증을 철저하게 조절해야 한다. 혈압은 130/85mmHg 이하로 유지하는데 소변에 미세단백뇨가 나오면 혈압을 120/75mmHg 이하로 낮추어야 한다. 3개월 평균 당지수Hb A1C는 6.5퍼센트 이하로 유지하도록 노력하고, 혈중 콜레스테롤은 나쁜 콜레스테롤 LDL을 100mg/dL 이하로 유지하고, 좋은 콜레스테롤 HDL은 50mg/dL 이상, 중성지방 수치는 150mg/dL 이하로 조절한다.

당뇨병성 망막증을 예방하기 위해서는 안과 검사를 정기적으로 해서 합병증이 오기 전에 치료를 하는 것이 중요하다. 통상적으로 제1형 당뇨의 경우는 당뇨 진단 후 3~5년 안에 안과 검사를 받아야 하고, 제2형 당뇨의 경우는 당뇨 진단을 받은 후 안과 검진을 받는 것이 좋다.

그 외에 채소 위주의 식습관과 적절한 운동, 체중 조절이 중요하고, 흡연을 하는 경우는 반드시 담배를 끊어야 한다. 또 소량의 아스피린(80~160mg)을 복용하면 당뇨병 환자에서 심혈관 질환을 줄일 수 있으며, 종합 비타민(특히 비타민 C와 D)과 엽산도 당뇨 합병증을 줄인다는 보고가 있다.

그레이브스병

너무 많은 갑상샘호르몬 생성이 문제

갑상샘은 목의 앞쪽, 흔히 아담의 사과adam's apple라고 불리는 부위 아래에 위치한 길이 4~5센티미터, 넓이 1~2센티미터, 무게 30그램 정도의 나비 모양 내분비기관이다. 이 장기에서 분비되는 갑상샘호르몬은 체온을 유지하고 열을 생산하고 뇌와 뼈의 발육과 성장에 중요한 역할을 한다. 갑상샘호르몬이 너무 많이 생산(기능항진)되거나 적게 만들어지면(기능저하) 신체의 각종 질병을 유발할 수 있다.

40대 중반의 가정주부 김 모 씨는 3개월 전부터 눈이 건조하고 물체가 두 개로 보였다. 지난 6개월 동안 김 씨는 몹시 피곤하고 조금만 힘든 일을 하면 몹시 피곤해 했다. 식욕은 좋지만 몸무게가 6개월 동안 5킬로그램 정도 줄었다. 또 심장이 몹시 두근거리는 것을 느꼈고 최근에는 설사가 자주 나왔으며 월경 주기도 불규칙적이었다.

검진상 김 씨의 혈압은 110/80mmHg으로 정상이었고, 맥박은 분당 103회로 빨랐다. 김 씨는 육안으로 보기에도 안구가 돌출되어 보였고, 갑상샘이 커져 보였으며 미세한 손떨림이 보였다. 청진상 심장 맥박은 빨랐지만 규칙적으로 들렸다. 혈액검사상 갑상샘호르몬 수치가 현저하게 증가되어 있었다. 김 씨는 갑상샘항진증의 일종인 그레이브스병으로 진단을 받고 항갑상샘 약물치료를 시작했으며, 증상을 없애기 위해서 베타차단제를 함께 복용하도록 했다.

그레이브스병Grave's disease은 갑상샘항진증의 가장 흔한 형태인데 이는 면역 질환의 일종으로 신체 내에서 갑상샘호르몬의 생산을 자극하는 항체가 생기면서 너무 많은 갑상샘호르몬을 만들어내는 병을 말한다. 주로 발병하는 나이는 20~40세로, 여성에서 더 흔하지만 남성에서도 발병할 수 있고 노인층에게도 생길 수 있다.

그레이브스병의 진단은 병력과 혈액검사로 진단하는데 필요하면 초음파나 스캔을 하고 조직 검사가 필요할 수도 있다. 치료는 먼저 갑상샘호르몬의 생산을 줄이는 것이 목표인데 항갑상샘 약물치료를 시작해서 2주 정도 지나면 증상의 호전을 볼 수 있다. 치료 기간은 평균 2~3년인데 중간에 좋아져서 약을 끊을 수 있지만 치료 후에도 재발할 수 있다.

항갑상샘 약물만으로 치료되지 않는 경우는 방사선을 내는 요오드radioactive iodine를 정제나 물약으로 만들어서 복용하면 요오드가 갑상샘 조직을 직접적으로 파괴해서 갑상샘호르몬의 분비를 감소시킨다. 이때 발생하는 방사선의 양은 아주 적어서 암을 유발하지 않고 안전하다고 평가해 널리 시술된다. 다만, 이 시술을 한 환자의 대부분에서 갑상샘저하증이 생기고 임산부에게는 사용할 수 없는 것이 단점이다. 또 효과를 보려면 평균 6~18주가 걸리므로 심장이 약한 노인에게는 사용할 수 없다. 갑상샘항진증은 젊은 남성에서 탈모 및 발기부전의 원인이 될 수 있고, 청소년에서는 정서불안, 학업부진을 가져올 수 있기 때문에 조기 진단과 치료가 중요하다.

갑상샘항진증

손발이 떨리고 근육 마비 증세

어떤 질병은 특정 성별에서 주로 발생한다는 특징이 있다. 예를 들면 유방암은 주로 여성에게 발병하는 대표적인 여성 질환이다. 하지만 드물게 남성에게도 유방암이 발병하는 사례가 있는데 이때는 예후가 나빠서 치료하기 어려운 경우가 많다. 마찬가지로 갑상샘 질환은 주로 여성에서 발병하는 것으로 알려져 있지만 남성에서 생길 경우 여성에서 볼 수 없는 드문 합병증을 유발할 수 있다.

K 씨는 대형 법무법인에서 일하는 40대 초반의 남성이다. K 씨는 건강한 편이지만 일 욕심이 많아서 주말을 가리지 않고 사무실에 남아 맡은 일을 끝내고 케이스가 나오면 밤낮없이 일을 찾아 나서는 자타 공인 '일 중독자workaholic'다. 그러던 K 씨는 3개월 전부터 몸의 이상을 느꼈다. 온몸이 몹시 피곤하고 식욕은 줄지 않았는데 몸무게가 5킬로그램가량 빠졌으며 손발이 떨렸다. 더 심각한 것은 하지에 힘이 없어서 계단을 올라갈 수가 없었다. 증상은 점점 심해졌는데 지난 일주일 동안은 하지에 마비가 와서 직장에 갈 수 없을 정도였고 결국 이 때문에 병원을 찾아왔다.

K 씨는 과거에 질병을 앓은 적이 없고 특별한 가족 병력도 없었다. 최근부터 복용하기 시작한 종합 비타민 외에는 약을 먹는 것이 없었다. 담배는 피우지 않았고 술은 자주 마시는 편이었다.

검진 시 혈압은 150/90mmHg로 조금 높았고, 맥박수도 1분당 105

회로 빠른 편이었다. K 씨는 겉으로 보기에도 몹시 말라 보였고, 특히 하지 근육의 위축이 심했다. 팔을 편 상태에서 손가락이 떨리는 것이 보였다. 심전도와 가슴 엑스선은 정상이었다. 혈액검사상 갑상샘항진증이 관찰되었고, 혈중의 칼륨치가 현저히 감소해 있는 것이 발견되었다.

K 씨는 갑상샘항진증으로 인한 저칼륨성 주기성 마비로 진단을 받았고 이에 대한 치료를 받고 회복되었다. 다행히 K 씨의 갑상샘 질환은 조기에 발견되어서 갑상샘항진증으로 인한 안구 돌출 등의 부작용이 생기기 전에 치료할 수 있었다.

갑상샘 질환은 주로 여성에게 발병하는 것으로 알려져 있지만 남성에게 생길 경우 저칼륨성 주기성 마비와 같은 합병증이 생길 수 있다.

저칼륨성 주기성 마비hypokalemic periodic paralysis는 아시아 남성에서 특히 많이 발병하는 질환으로 선천적으로 생길 수도 있지만 유전적인 변이에 의해 갑상샘항진증을 앓는 남성에게 생기는 것으로 추측하고 있다. 일단 증상이 생기면 수 시간 또는 수일 동안 근육 마비가 올 수 있는데 대부분은 저절로 좋아지지만 재발할 수도 있다. 갑상샘항진증을 치료하면 재발을 예방할 수 있다.

갑상샘저하증

갑자기 피로감이 늘어나면 의심

갑상샘은 우리 인체에서 대사기능을 담당하는 중요한 기관이다. 갑상샘호르몬 분비가 정상치보다 증가해도 인체에 이상이 생기지만 분비가 감소해도 문제가 발생한다.

50대 주부 정 모 씨는 평소에 추위를 많이 타는 편이었다. 하지만 최근 들어서는 몹시 피곤함을 많이 느꼈고 소화불량이 자주 오고 변비도 심했다. 또 특별한 원인도 없이 우울함을 느꼈고 손발도 조금씩 붓는 느낌이었다. 평상시보다 수면시간도 길어졌고 피부도 건조하고 거칠게 느껴졌다. 처음에는 갱년기라서 그런가 하고 갱년기에 좋다는 건강식품도 복용해 봤지만 증상은 더욱 심해졌다. 정 씨는 한여름에도 추위를 탔고 가족들이 덥다고 해도 에어컨을 틀 수가 없었다.

정 씨는 과거에 특별한 질병을 앓거나 수술을 한 적은 없었다. 담배나 술은 전혀 하지 않았다. 남편과 함께 미국으로 이민을 온 지 20년 정도 되었는데 그동안 건강검진은 전혀 받지 않았다.

이학적 검진상 맥박이 분당 50회로 조금 느렸고, 혈압이나 체온은 정상이었다. 그 외의 검사에서 특이한 사항은 없었지만 사지의 반사reflex가 조금 느려 보였다. 혈액검사상 갑상샘호르몬 수치가 현저하게 낮았고 콜레스테롤 수치가 높았다. 정 씨는 갑상샘저하증으로 진단받고 약물치료를 시작했다.

갑상샘저하증은 50세 이후의 여성에게서 많이 발생한다. 과거에는 요오드 섭취가 부족한 내륙이나 산악 지역 등에 사는 사람들에게서 흔히 발견되었지만 요즘은 소금에 요오드를 첨가하므로 요오드 결핍으로 발생하는 갑상샘저하증은 거의 없다.

갑상샘저하증의 95퍼센트는 갑상샘 자체의 이상에 의해서 발생한다. 가장 흔한 원인은 자가면역 질환의 일종인 하시모토 갑상샘염 Hashimoto's thyroiditis이고, 갑상샘항진증을 방사선 요오드 요법으로 치료한 후에 합병증으로도 흔히 발생할 수 있으며, 갑상샘 절제 수술 후에도 갑상샘 기능이 떨어질 수 있다. 감기 후에 갑상샘에 염증이 생겨도 갑상샘 부위가 붓고 갑상샘호르몬 수치가 일시적으로 저하될 수 있는데 이런 경우 3~6개월 후에는 정상으로 회복된다. 특정 약물에 의해서도 갑상샘 기능에 영향을 줄 수 있다.

갑상샘저하증이 심하지 않을 때는 증상이 없지만 그 정도가 심해지면 증상이 명확해진다. 초기의 경우 대부분 노화 현상이나 갱년기 증상으로 생각하고 넘기다가 증상이 심해져서 진단받는 경우가 흔하다. 일단 진단이 되면 갑상샘호르몬 요법으로 쉽게 치료되며 정기적인 혈액검사를 통해서 약 용량을 조절해야 한다. 갑상샘저하증을 치료하지 않고 방치하면 고지혈증이나 동맥경화증의 원인이 되기 때문에 갑상샘 기능 이상이 의심되는 경우는 의사를 찾아가서 상의해야 한다.

뇌하수체 종양

호르몬 분비 장애와 시력 이상 증상

과학기술의 발전 영향으로 인체의 구석구석을 정밀하게 촬영하는 영상의학도 지난 30년간 급속도로 발전했다. 100여 년 전 독일의 물리학자 뢴트겐Wilhelm Roentgen이 처음으로 아내의 손을 엑스선을 이용해서 촬영했는데 이것이 세계 최초의 영상의학 방사선 촬영이었다. 이런 업적으로 뢴트겐은 1901년 노벨물리학상을 수상했다. 그 이후로 엑스선을 이용한 신체 여러 부위의 촬영이 이루어졌고, 더 나아가서 단층촬영CT이나 자기공명영상MRI 촬영기술 발전의 시초가 되었다. CT와 MRI가 의학계에 널리 보급되면서 현대 의학은 이런 영상의학의 노움 없이는 정확한 진단이 불가능하게 되었지만 이런 기술 때문에 예상하지 못한 고민이 발생하는 경우도 있다.

흔한 예로 건강한 80대 초반의 여성이 우연한 기회에 복부 CT 촬영을 했다가 물혹을 발견해서 수술을 해야 할지 말아야 할지 고민에 빠지는 경우도 있다. 어떤 환자는 10년 동안 수술하지 않고도 무사히 지내는 경우도 있지만 '혹시' 하는 우려 때문에 수술을 선택하는 환자도 있다. 환자의 나이가 젊으면 의사들의 고민이 더 커질 수 있다.

김 모 양은 20대 초반의 대학생으로 두통 때문에 병원을 방문했다. 두통은 우측 뇌 쪽에서 발생했고 두통이 심할 때는 구토 증상도 있었다. 약국에서 타이레놀 등을 사 먹어 보았지만 두통은 전혀 좋아지지 않았고 오히려 심해졌다.

김 양의 이학적 검사는 정상이었고 신경학적 검진도 이상이 없었다. 시력도 정상이었다. 원인을 찾을 수 없어 뇌 MRI 검사를 실시했는데 뇌하수체에서 5밀리미터 크기의 물혹이 발견된 것 이외에는 정상으로 나타났다. MRI 검사 후 김 양의 두통은 차츰 사라졌다. 하지만 우연히 발견된 뇌하수체의 물혹 때문에 어떻게 할지 고민이 생겼다.

뇌하수체는 뇌의 가장 아래쪽에 위치한 기관이다. 크기는 콩알만큼 작지만 우리 몸의 균형을 도와주는 호르몬들을 분비한다. 뇌하수체 주위로는 시력을 담당하는 시신경이 교차하기 때문에 뇌하수체 종양이 커지는 경우에는 시신경에 영향을 미쳐서 시력에 이상을 주기도 한다.

뇌하수체에서 분비되는 대표적인 호르몬으로는 갑상샘호르몬, 여성호르몬, 성장호르몬 등 인체에 반드시 필요한 호르몬들을 분비하고 조절해주며, 스테로이드로 알려진 부신피질호르몬의 분비도 뇌하수체에서 조절한다. 따라서 뇌하수체의 혹이 커지게 되면 이런 호르몬의 분비가 지나치게 많아지거나 적어져서 인체에 영향을 미치게 된다. 대표적인 예로 격투기 선수인 최홍만 선수가 말단비대증을 의심받고 뉴스가 된 적이 있었는데 말단비대증이란 성장호르몬을 담당하는 뇌하수체 전엽에 종양이 발생하면서 성장호르몬을 지나치게 많이 생산하게 되어 성장판이 닫힌 뒤에도 손과 발의 마디가 굵어지는 질환이다. 따라서 뇌하수체 종양이 발견되면 호르몬이 지나치게 분비되는지 혈액의 성장호르몬 지수를 검사해서 알아낸다.

뇌하수체 종양이 우연히 발견되었을 경우에는 크기에 따라서 치료방법이 다르다. 크기가 10밀리미터 이상인 경우는 호르몬 이상과 시력에 영향을 미칠 수 있기 때문에 주기적인 시력검사와 혈중 호르몬 수치를 통해서 이상 유무를 판단하도록 하고, 시력이나 호르몬 수치에 이상이 없는 경우는 6~12개월에 한 번씩 뇌 MRI를 찍어서 크기가 커지는지 판단하도록 한다. 종양의 크기가 10밀리미터 이하인 경우는 시신경에는 영향이 거의 없다고 보고 혈중 호르몬 수치를 주기적으로 측정하고 주기적으로 MRI를 찍어서 종양이 자라는지 확인한다.

뇌하수체 종양의 80퍼센트 이상을 차지하는 것은 호르몬을 분비하지 않는 선종인데 크기가 커져서 시신경을 압박해서 시력 이상을 가져오기 전에는 별다른 증상이 없기 때문에 진단이 늦어지는 경우가 많다.

뇌하수체 종양의 크기가 커져서 시신경을 압박하는 경우 진단 후에 즉각 외과적인 수술을 해서 교정하도록 한다. 외과적인 수술은 대부분 코를 통해서 뇌하수체에 자리 잡고 있는 종양을 제거하는 방법을 이용하는데 수술 후에 방사선 치료를 하게 되면 남아 있는 종양이 더 자라는 것을 예방할 수 있다. 방사선 치료는 감마나이프나 사이버 나이프를 사용한다. 수술 후에 올 수 있는 부작용은 시력장애나 뇌하수체 호르몬 부족 등이 있을 수 있고, 때로는 뇌척수액이 누출될 수도 있다.

시신경에 이상이 없을 경우는 수술하지 않고 지켜보는 경우도 있지만 종양이 계속 자랄 위험이 있기 때문에 주기적으로 MRI를 찍어서 크기를 비교해야 한다.

특정 호르몬을 분비하는 기능성 뇌하수체 종양의 경우 분비되는 호르몬에 따라 각각 다른 증상이 나타나게 된다. 예를 들면 성장호르몬이 과다분비가 되면 말단비대증, 고혈압, 당뇨병, 동맥경화성 심혈관 질환, 거인증 등이 발생하게 된다. 프로락틴 분비 종양의 경우에는 무

월경, 유즙 분비, 불임 등이 나타나며 조기 폐경이 되기도 한다. 부신피질 자극 호르몬이 많이 분비되면 비만, 당뇨, 고혈압, 복부 및 경부 비만을 보이면서 팔다리 근육의 위축이 올 수 있다. 갑상샘 자극 호르몬 분비 종양은 갑상샘항진증이 발생하게 된다.

기능성 뇌하수체 종양은 수술 치료가 선호되지만 프로락틴을 분비하는 종양은 내과적인 약물치료를 우선 시행한다. 이때 도파민 작용제를 사용하게 되는데 이런 약물은 혈중 프로락틴 농도를 낮추고 크기도 감소시켜서 수술하기 쉽게 도와준다.

비만

효과적인 체중 감량법은 운동과 식이요법

패션 디자이너로 유명한 30대 초반의 여성이 병원을 찾아왔다. 이유는 지난 6개월 동안 7킬로그램이나 체중이 불어서 고민하던 끝에 다이어트 약을 복용하기 위해서 병원을 찾은 것이다.

이 여성은 평소에 하루 10시간 이상 일하고 주말에는 피곤해서 집에서 쉬느라고 별다른 운동을 하지 않았다. 식사 시간도 불규칙해서 아침을 거를 때가 잦고 저녁 늦게 집에 돌아오면 과식을 하고, 이튿날 아침에는 일어나서 직장에 가기 바빴다. 성격이 활달해서 평소 누구와도 잘 어울리고 우울 증세는 없었다.

검진 시 혈압은 정상이었고, 키는 165센티미터, 몸무게는 73킬로그램이었다. 다른 검사는 정상이었다.

시판되는 다이어트 약은 대부분 부작용이 많기 때문에 우선 식사 조절과 규칙적인 운동을 권했다. 또한 최근 유행하는 애킨스 다이어트Atkins diet(일명 '황제 다이어트'로 불리는 고단백 저탄수화물 식이요법)에 관한 책을 소개해 읽게 하고, 실제로도 저탄수화물 식이요법low carb diet을 하도록 식단을 조절해 권유했다. 그 결과 6개월 만에 약 10킬로그램을 감량하는 데 성공했다. 다만 체중 감소로 혈중 콜레스테롤이 증가해 콜레스테롤 약을 복용하기 시작했다.

위의 증례는 비만클리닉에서 흔히 볼 수 있는 비만 사례다. 지난 2000

년 통계를 보면 미국에서 연간 30만 명 이상이 비만 때문에 사망했다. 비만은 그 자체도 문제지만 여러 가지 합병증을 유발하기 때문에 더욱 심각하다.

체중 감량에 효과적인 운동은 지방을 주 에너지원으로 사용할 수 있는 조깅, 등산 등의 유산소 운동이 좋은데 30분 이상 온몸이 땀에 흠뻑 젖도록 운동하는 것이 좋다.

그러나 운동만으로는 체중 감량이 어렵고 반드시 식이요법을 병행해야 한다. 실제로 성공적인 식이요법은 체중을 줄일 수 있는 효과적인 방법이다. 최근 크게 유행하는 애킨스 다이어트처럼 저탄수화물 식이요법은 효과적인 다이어트 방법으로 인식되고 있다. 또한 무엇을 먹느냐도 중요하지만 언제 어떻게 먹느냐도 중요하기 때문에 전체적인 짜임새 있는 식사 계획이 필요하다.

미국에서는 중증 비만일 때 수술적인 방법을 사용하는데 간략히 소개하면 위胃의 90퍼센트 이상을 절제해서 위의 소화기능을 떨어뜨림으로써 식욕을 억제시키는 것이다. 이 방법은 중증 비만을 치료할 수 있는 유일한 방법으로 주목받고 있다. 재미있는 현상은 심한 당뇨와 고혈압, 고지혈증으로 오랫동안 고생하던 중증 비만 환자가 수술 후 불과 한 달 이내에 당뇨와 혈압이 조절된다는 것이다. 이는 비만이 직접적으로 이런 합병증에 영향을 미친다는 것을 보여주며, 여기에는 랩틴이라는 단백질이 관여한다고 알려져 있다.

내장지방

아시아인 대사 증후군 위험 높아

미국에 사는 아시아계 이민자들에게 나타나는 현상 중 하나는 당뇨병이나 고지혈증, 고혈압 등 대사 증후군에 걸릴 위험이 백인들에 비해서 높다는 것이다. 이는 하와이에 사는 일본인들이나 미국 내의 필리핀계, 한국계, 인도계 이민자들에서 공통적으로 나타나고 있다.

과거와 같은 농경사회에서 농사를 짓기 위해서는 탄수화물에서 나오는 높은 열량이 필요했을 것이고, 흰쌀은 배고프지 않고 고된 하루 일을 마무리할 수 있는 매우 이상적인 음식이었을 것이다. 하지만 산업사회로 바뀌고 미국과 같이 자동차 문화가 발달한 사회에서 여전히 과거와 같은 식단을 고수한다면 건강에 어떤 현상이 나타날까?

최근에 발표되는 많은 연구들을 보면 아시아계 미국인이 대사 증후군의 위험이 높은 이유는 복부비만 때문이고, 지방 축적의 분포가 백인들과 다르기 때문이라고 밝혀지고 있다. 동양인의 복부지방은 백인들의 그것에 비해서 당뇨나 고지혈증 등 성인병을 유발하는 물질을 많이 분비한다는 것이다.

복부에 축적된 비만 조직은 크게 피하지방subcutaneous fat 조직과 내장지방visceral fat 조직으로 나뉜다. 피하지방이란 우리가 실제로 만질 수 있는 뱃살이지만 내장지방은 복강 내의 장간막 등에 분포되어 있으므로 만질 수 없고 CT나 MRI와 같은 특수 촬영을 통해서 그 정도를 측정할 수 있다. 복부에 내장지방이 과다 축적되면 혈당의 대사에 영향을 미치는 각종 물질(총칭해서 아디포사이토카인adipocytokine이라고 부름)을 분비해서 각종 성인병을 유발하는 원인이 된다. 실제로 만질 수 있는 피하지방의 과다한 축적은 건강에 직접적인 영향을 미치지 않는 것으로 보인다.

인종별로 보면 한국인과 같은 아시아인들은 선천적으로 내장지방의 비율이 백인이나 흑인보다 높다. 다시 말하면 한국인들은 선천적으로 내장지방이 많아서 당뇨나 고혈압 등의 성인병 노출에 취약하다고 볼 수 있다. 이는 미국에 이민 온 아시안 계에서 왜 당뇨병이나 성인병의 빈도가 급증하는지에 대한 해답이 될 수 있다.

따라서 한국인들이 당뇨병이나 만성 성인병에 걸리지 않고 건강하게 생활하려면 흰쌀 위주의 식습관에서 탈피하고 운동을 통해서 활동량을 늘리는 것이 매우 중요하다.

복부비만

심혈관 질환을 직접적으로 유발

한국도 그렇지만 미국에서 비만은 매우 심각한 사회문제다. 전체 미국인의 3분의 2가 과체중 또는 비만으로 분류되는데 더욱 심각한 문제는 지난 10년간 복부비만의 정도가 남녀 모두 증가했다는 것이다.

흔히 비만의 정도를 계산하는 지표로서 체질량지수BMI를 많이 사용하는데 의학적으로 더 의미 있는 것은 허리둘레로 이를 통해 복부비만의 정도를 알 수 있다. 복부비만이란 복부에 지방세포가 비정상적으로 많이 축적된 것을 말한다.

과거에는 복부비만이 의학적으로 별다른 의미가 없다고 생각했으나 이에 대한 체계적인 연구결과들이 나오면서 복부비만이 인슐린의 저항성을 증가시켜서 혈당을 높이고 고혈압, 고지혈증을 유발해 심혈관 질환을 직접적으로 유발하는 원인이 되는 것으로 밝혀졌다.

복부비만을 치료하는 방법은 식사 조절과 운동을 통한 생활습관의 변화가 중요하고 약물요법도 병행할 수 있다. 병적으로 비만한 경우는 위의 대부분을 잘라내는 수술적인 방법을 통해서 치료할 수 있다. 이 방법은 상대적으로 젊고 건강한 경우는 합병증이 1퍼센트 이하로 낮기 때문에 미국에서는 많이 시행되고 있다.

복부지방을 흡입해서 뱃살을 빼는 시술liposuction은 미용상의 목적으로 많이 시행되고 있으나 이는 성인병의 원인이 되는 내장지방은 그대로 둔 채 피하지방만 제거하므로 비만으로 인한 당뇨, 심혈관 등의 만성

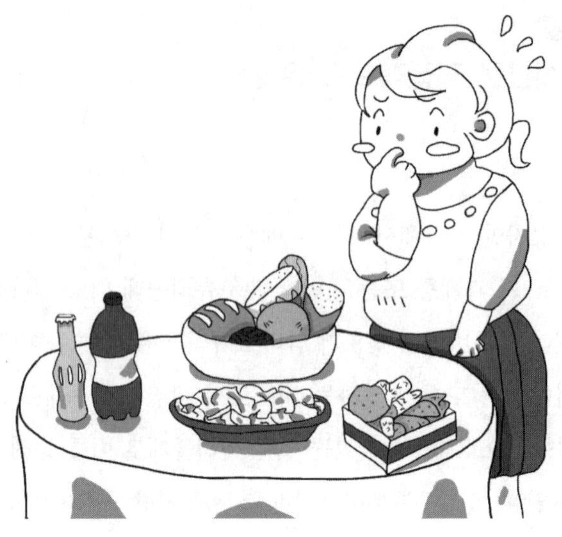

질환을 예방하는 효과는 거의 없는 것으로 밝혀졌다. 하지만 식사 조절과 운동을 통한 체중 조절은 내장지방의 감소를 가져 오기 때문에 성인병 예방에 효과가 있다.

미국에 살고 있는 한인 이민자들은 선천적으로 성인병에 취약한 상태에서 이민 와서 고칼로리식이나 육류 위주의 식습관, 걷지 않는 생활 습관 등이 복합적으로 작용해서 만성 성인병의 위험이 증가되고 있다. 이를 방지하기 위해서는 저탄수화물식, 채소나 과일 위주의 식생활과 꾸준한 운동으로 성인병을 예방하는 것이 중요하다.

대사 증후군

만성 성인병과 연관관계 높아

50대 초반의 직장인 이 모 씨는 최근 정기 건강검진에서 나타난 혈액검사 결과를 듣고 충격에 빠졌다. 평생 건강하게 살아왔다고 자부했던 이 씨에게 당뇨병과 고지혈증이 있다는 검사 결과가 나온 것이다. 이 씨는 담배나 술을 전혀 하지 않는 기독교 신자고 가족 중에 당뇨병을 앓는 사람도 없었다. 미국에 이민 온 지 5년이 되었는데 특별히 하는 운동은 없고 체중은 5년 동안 5킬로그램 정도 늘었다. 이 씨는 당뇨병의 가족력이 없는 자신에게 왜 당뇨병이 생겼는지 궁금했다.

과거에는 당뇨병, 동맥경화, 고지혈증 등의 만성 성인병을 별개의 질환으로 생각했지만 최근에는 하나의 질병이 발병하면 다른 질병에 걸릴 확률이 높다고 본다. 이것을 대사 증후군metabolic syndrome이라고 한다. 대사 증후군은 체내 인슐린이 충분히 있어도 제 기능을 제대로 하지 못하기 때문에 혈중 인슐린의 농도가 올라가는 '인슐린 저항성'을 보인다.

대사 증후군을 진단하는 방법은 허리둘레가 남성 90센티미터 이상, 여성 80센티미터 이상의 복부비만, 혈중 중성지방 수치 150mg/dL 이상, 130/85mmHg 이상의 고혈압, 좋은 콜레스테롤HDL수치가 남성 35mg/dL 이하거나 여성 40mg/dL 이하, 공복 혈당 110mg/dL 이상 혹은 당뇨병 치료 중인 경우 등 다섯 가지 중 세 가지 이상을 가지고 있으면 대사 증후군으로 진단한다.

생활양식은 나라별로 큰 차이가 난다. 예를 들면 대중교통이 발달한 서울이나 도쿄에서는 지하철이나 버스 등 대중교통을 이용하는 인구가 많지만 미국에서는 대부분 자가용을 이용해 생활한다. 오랜만에 서울에 가면 대중교통을 이용하면서 떠오르는 생각 중 하나가 서울에 살려면 많이 걸어야 한다는 것이다. 미국 생활은 이와 달리 대부분 차를 타고 다니고 걸어서 가는 경우는 극히 드물다. 인체는 자신이 섭취한 칼로리를 활동을 통해서 적절히 태워 없애주어야 하는데 이를 제대로 해주지 않으면 비만이 되고 당뇨나 고지혈증 등 만성 성인병의 원인이 되는 것이다.

대사 증후군 예방과 치료를 위해서는 규칙적 운동을 통해서 혈중 인슐린의 저항성을 줄이는 것이 중요하다. 또한 식습관을 변경해 탄수화물 섭취를 전체 칼로리 중 50퍼센트 미만으로 낮추고, 현미밥, 과일, 채소 등 섬유질이 포함된 저탄수화물식 중심의 식생활을 하고, 칼로리와 지방이 높은 패스트푸드는 피해야 한다.

성장호르몬

또래 평균 신장의 하위 1퍼센트일 때

'작은 고추가 맵다' 라는 옛말이 있듯이 키가 작으면 다부지고 능력이 있다고 말하기도 하지만 요즘은 이런 생각도 크게 달라진 듯하다. 생활수준이 높아지고 자녀들의 건강에 대한 부모의 관심이 커지면서 자연히 자녀들의 신장에 대해 부모들이 높은 관심을 보인다. 부모라면 내 아이가 훤칠하고 늘씬하게 성장하기를 바라는 욕심이 있고, 작은 키가 아이 장래에 미칠 영향 때문에 지나친 걱정을 하는 부모도 있다. 그렇다면 의학계에서는 저신장에 대해서 어떻게 생각하는지 알아보자.

정상적으로 아이가 성장한다는 것은 일반적인 건강이 양호하다는 것을 의미한다. 다시 말하면 아이가 만성 질병을 가지고 있다면 성장이 느릴 수밖에 없다. 아이가 성장하는 단계는 크게 3기로 구분하는데 각각 특징적인 양상을 보인다.

출생 후 첫 2년은 빠른 성장을 하는 시기로 약 30~35센티미터 정도의 성장을 하게 된다. 그 후에는 1년에 5~7센티미터 정도의 꾸준한 성장을 하고, 사춘기가 되면 특징적으로 1년에 8~14센티미터 정도로 매우 빨리 자라게 되는데 이는 남성호르몬과 함께 성장호르몬이 상승효과를 가져오기 때문이다.

그러면 자녀의 미래 신장을 예측할 수 있는 방법은 있을까? 성장은 여러 가지 요소에 의해서 영향을 받기 때문에 정확히 예측하기는 어렵지만 다음의 공식을 알아두면 참고가 된다.

여자아이는 아버지의 키에서 13센티미터 뺀 키에서 어머니와 평균을 하고, 남자아이는 어머니의 키에 13센티미터를 더해서 아버지 키와의 평균치가 미래의 예상 신장이다. 예를 들면 키가 175센티미터인 아버지와 160센티미터인 어머니 사이에서 태어난 아들은 성장이 멈춘 후에 예상 신장은 174센티미터, 딸의 예상신장은 161센티미터가 된다. 이 공식은 부모와 자식의 성장 환경이 유사한 경우에 해당이 된다. 다시 말하면 부모 세대인 60년 전 한국의 성장 환경은 지금과는 너무나도 다르기 때문에 이 공식만으로 설명할 수 없다.

자녀가 유전 질환을 앓거나 어릴 적에 앓은 만성 질병으로 인해서 성장이 느려지는 경우도 있지만 그렇지 않은 경우에는 자녀가 현재 정상적으로 자라고 있는지를 알고 싶으면 5센티미터 법칙을 알고 있으면 편리하다. 즉 4세부터 사춘기 때까지 1년에 적어도 5센티미터씩은 자라야 정상 성장이라고 볼 수 있다.

특발성 저신장idiopathic short stature은 크게 두 가지로 나누어진다. 첫째, 가족성 저신장인데 골 연령은 정상으로 발달해 있지만 키가 작은 경우다. 이는 부모의 신장으로 볼 때는 정상 범위에 속하는 경우다. 둘째, 골 연령이 나이에 비해서 지체되는 경우인데 이런 경우에는 나중에 정상적인 성장을 이룰 수 있다. 두 가지 모두에 해당하는 경우도 있다.

저신장은 질병이 아니고 증상을 의미한다. 또 키가 자신의 나이 또래에서 하위 2퍼센트 미만인 경우에 저신장이라고 보고, 다른 내분비나 대사적 이상이 없어야 한다. 지난 2003년 미국 식품의약국에서는 성장호르몬 치료를 허가했는데 그 적용 대상을 하위 1퍼센트 이하의 저신장인 경우에만 사용하도록 규정한 바 있다.

뇌하수체는 뇌의 중심부에 위치한 콩알 크기의 작은 기관인데 성장호르몬뿐만 아니라 우리 몸의 각종 호르몬을 분비하는 기관이다. 1886년 마리Marie라는 과학자에 의해서 뇌하수체의 종양과 거인증으로 알려진 말단비대증의 관계가 밝혀진 후 1909년 동물 실험에서 뇌하수체가 제거된 개가 성장이 멈추는 것을 발견하고 뇌하수체가 성장호르몬에 직접적으로 관계가 있다는 것이 증명됐다.

성장호르몬은 태아 때부터 분비되면서 평생 생산되지만 그 양은 점차 줄게 된다. 성장호르몬이 분비되는 양은 사춘기 때 150mcg/kg로 정점을 지나면서 점점 줄어서 55세 무렵에는 25mcg/kg로 줄게 된다.

성장호르몬은 하루 중에도 주기적으로 분비되며 대략 10회 가까이 분비되며 약 90분 정도 분비되고 약 128분 정도 쉬는 사이클을 반복하게 된다. 혈중 성장호르몬 수치를 측정하려고 혈액검사를 하면 50퍼센트 이상에서 호르몬 수치가 검출되지 않는 것도 이 때문이다. 따라서 혈중 성장호르몬 수치를 가지고 호르몬의 부족 여부를 판단하는 것은 불가능하다. 수면 후 한 시간 이내에 성장호르몬이 분비되기 시작하는데 운동이나 신체적 활동, 외상 후에 일시적으로 호르몬 분비가 증가하기도 한다.

성장호르몬을 저신장의 어린이를 대상으로 치료하는 것에 대해서는 의학계 내에서도 의견이 서로 다르다. 첫째, 성장호르몬에 대한 반응이 개인마다 매우 차이가 있고, 일반적으로 성장호르몬에 대한 반응이 크지 않을 수 있다. 둘째, 키가 작다고 해도 대부분의 경우는 아이에 심리적으로 나쁜 영향을 미친다는 증거가 거의 없다. 따라서 치료 시 부작용이나 경제적인 측면을 함께 고려해야 한다.

아이의 키가 작아서 성장호르몬 치료를 고려할 때는 성장을 저해하는 내과적 질병이 없는지를 먼저 살펴봐야 한다. 신장 질환이나 소아 종양, 면역계나 대사 질환이 있는 경우에도 저신장을 유발할 수 있다. 심한 소아 천식이 있을 때 사용하는 스테로이드제도 성장에 영향을 미칠 수 있다. 현재는 SHOXShort Stature Homeobox라는 유전자 변형으로 인해서 저신장과 연관이 있다는 주장이 힘을 얻고 있는데 특발성 저신장을 가진 아이의 약 2~15퍼센트에서 이런 유전자 변형을 보이고 있다.

2003년 미국에서 성장호르몬의 사용이 허가를 받은 이후 성장호르몬 사용 기준은 다음과 같다. 우선 골 말단에 위치한 성장판이 닫히지 않아야 하고, 평균키에서 -2.25SD 이하, 성인이 되었을 때의 예상 신장이 남자 63인치(160센티미터), 여자 59인치(150센티미터) 이하인 경우에 한해서 성장호르몬을 사용할 것을 권하고 있다. 예상 신장은 부모의 신장을 기준으로 아이의 신장을 예측한 공식을 이용한다.

현재 전 세계적으로 연간 10만 명 정도가 성장호르몬 치료를 받는 것으로 알려져 있는데 성장호르몬 치료를 받을 경우 개인에 따른 차이가 있지만 평균 약 5센티미터 정도 더 자라는 것으로 알려졌다.

하지만 성장호르몬 치료에 대한 부정적인 의견도 많다. 자녀가 키가 작다고 해도 대부분 사춘기 때 더 자라는 경우가 많고, 키가 작아도 개인의 신체적·사회심리학적으로 부정적인 영향을 미친다는 증거는 거의 없다. 또 성장호르몬 치료를 하더라도 효과를 예측하기 어렵고 가격도 매우 비싸기 때문에 치료를 고려할 때는 현실적인 목표와 함께 전문가와 반드시 상담을 해야 한다.

***

뇌·신경계 질환

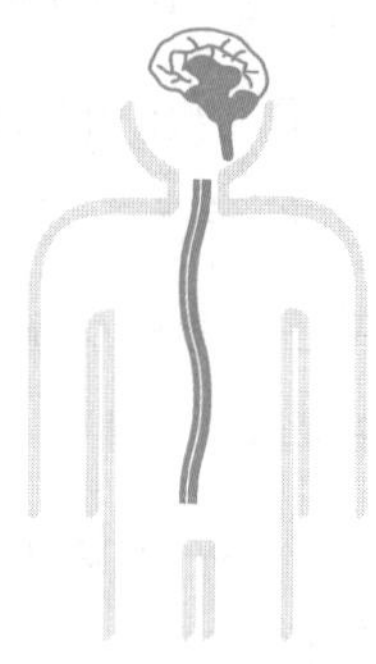

신경계 질환도 다른 내과 질병처럼 인간의 수명이 길어지면서 환자 수가 크게 증가하고 있다. 특히 노인성 치매나 파킨슨 질환은 모두 나이와 정비례해서 발병이 증가하고 있다. 미국에 살고 있는 한인 이민자 사회에서는 한국과 다른 문화적인 차이, 언어 구사의 어려움 등으로 인한 사회적 고립감 때문에 우울증도 흔하다. 한인뿐 아니라 이민자 사회에서 자살률이 증가하는 원인도 이러한 사회적 고립에 따른 것으로 이해된다.

노인층에서는 우울증뿐만 아니라 정신분열 증세를 보이는 경우도 많이 보는데 현대사회가 대가족 중심에서 벗어나서 능률 위주의 핵가족으로 바뀌면서 심해지고 있다. 특히 미국 사회는 노인들이 가족과 함께 사는 경우가 흔하지 않고 혼자 독립해서 사는 경우가 많기 때문에 노인층의 우울증이 매우 심각하다.

중풍도 다른 심혈관 질환처럼 증가하는 추세고, 특히 뇌혈관이 막혀서 발생하는 허혈성 뇌졸중ischemic stroke은 뇌출혈로 인한 뇌졸중hemorrhagic stroke보다 빈도가 4배 정도 더 높다. 이는 혈압, 당뇨, 고지혈증 같은 성인병과도 직접적인 관계가 있고, 심장 이상으로 인한 혈전이 뇌로 들어가서 중풍을 유발할 수도 있다. 중풍도 철저한 성인병 관리를 통해서 예방할 수 있으며, 원인에 따른 위험인자를 미리 파악해서 예방적으로 치료를 받는 것도 중요하다. 특히 허혈성 중풍은 초기에 빠른 치료를 받게 되면 큰 후유증을 남기지 않고 증상이 호전되기도 하지만 재발할 수 있기 때문에 다시 재발하지 않도록 노력해야 한다.

미국 종합병원에서 시행하는 중풍 치료 프로그램stroke program들은 뇌혈관이 막혀서 발생하는 허혈성 중풍의 경우 심한 고혈압 등의 합병증이 없으면 급성 중풍 증상이 나타난 후 3시간 내에 혈전 용해제 치료를 받게 되어 있다.

두통

뇌혈관의 확장이나 수축으로 발생

두통은 동서양을 막론하고 가장 흔한 내과 질환의 하나로 서구인의 약 12~16퍼센트가 두통을 앓고 있다고 한다. 만성 두통은 뇌의 기질적 이상이 없이 6개월 이상 두통이 지속하는 경우를 말하는데 크게 긴장성 두통tension headache, 편두통migraine headache, 군집성 두통cluster headache 등 세 가지로 분류한다. 긴장성 두통은 가장 흔한 두통의 원인으로 편두통과 함께 여성에서 흔하지만 군집성 두통은 남성에서 더 흔하다.

40대 중반의 가정주부 김 모 씨는 6개월째 두통으로 일상생활을 하기가 어려웠다. 처음에는 머리 전체에 압력감과 꽉 죄는 듯한 느낌이 왔고, 통증이 사라졌다가 며칠 후에 다시 재발했다. 타이레놀을 복용할 때는 통증을 잊을 수 있었지만 약 기운이 떨어지면 통증이 다시 시작됐다. 머리가 아플 때는 어지러운 느낌이 들었지만 구토 증상은 없었다. 김 씨는 집안 문제로 개인적인 스트레스가 아주 심한 편이었다.

김 씨는 과거에도 스트레스가 심할 때는 머리가 자주 아팠지만 혈압이나 당뇨병과 같은 만성 내과 질환은 없다. 약은 타이레놀을 두통 때문에 복용하는 것 외에는 없었고, 담배나 술을 전혀 안 하지만 커피를 하루에 6잔 이상 마시고 있었다. 규칙적인 운동은 전혀 하지 않고, 집안 문제로 인해서 스트레스를 많이 받았고 개인적인 휴식은 거의 취하지 못했다.

검진상 혈압은 120/80mmHg으로 정상이었고, 맥박도 분당 70회로 정상이었다. 신경학적 검사도 모두 정상이었다. 다른 기질적 뇌 질환을 구별하기 위해서 뇌 정밀사진MRI을 찍었는데 결과는 정상이었다. 김 씨는 만성 긴장성 두통으로 진단을 받았다. 지나친 정신적 스트레스, 과도한 카페인 복용, 육체적 피로 등이 복합적으로 두통을 악화시킬 수 있기 때문에 비약물적 치료로 육체적으로 충분한 휴식과 수면을 취하고 가족 간의 대화나 명상, 휴가 등으로 정신적 스트레스를 줄일 것을 권유받았다.

긴장성 두통은 뇌의 구조적 이상과 관계없이 근육의 긴장에 의해서 뇌혈관을 확장하거나 수축시켜서 두통을 악화시킨다. 긴장성 두통의 원인은 스트레스나 육체 피로 등이며 카페인, 흡연, 술 등도 원인이 될 수 있다. 경추 관절의 퇴행성 질환이나 턱관절 질환, 만성 부비강염(축농증)도 만성 두통의 원인이 될 수 있다.

대부분 두통은 생명에 이상을 주지 않지만 다음과 같은 증상이 나타나면 주의해야 한다. 평생 처음 겪는 심한 두통이 갑작스럽게 오고 한 시간 이상 지속되는 경우, 심한 두통이 고열과 목이 뻣뻣해지는 증상과 함께 나타나는 경우, 두통과 함께 혼수나 발작 등의 증상이 나타나는 경우, 마지막으로 두통과 함께 사지의 힘이 없어지고 감각 이상이 오는 경우다. 이때는 반드시 전문의의 검진을 받아야 한다.

삼차 신경통

안면에 발생하는 통증

안면 부위에 생기는 통증은 흔히 잘못 진단될 수 있으며, 환자도 병을 오해할 수 있다. 귀가 아파서 병원에 갔는데 턱관절염으로 진단되기도 하고, 두통인 줄 알았는데 알고 보니 대상포진 후에 발생하는 신경통으로 진단받기도 한다. 여기서 중요한 것은 환자가 의사에게 자신의 아픈 증상을 어떻게 정확하게 전달하느냐에 달렸다.

은행에 근무하는 50대 중반의 김 모 씨는 아침에 일어나서 칫솔질하다가 오른쪽 턱 아랫부위에 심한 통증을 느꼈다. 통증은 몇 분 동안 계속되었고 귀 안쪽도 통증이 너무 심했다. 처음에는 치통으로 생각하고 치과에 갔는데 치아에는 이상이 없다는 이야기를 듣고 진통제를 받아왔다. 진통제를 복용했지만 통증은 가라앉지 않았다. 김 씨는 나중에 의사에게 자신의 증상이 삼차 신경통 때문이라는 이야기를 듣고 약물치료에 들어갔다.

삼차 신경통(삼차 신경병증)은 안면에 발생하는 흔한 통증 중 하나로 미국에서는 매년 15,000명 정도가 삼차 신경통으로 고생하는 것으로 파악된다. 주로 50대 이후에 많이 발생하고 여성에게 조금 더 흔하다. 흔히 입 주위나 잇몸 근처, 눈 주위에 통증이 나타나며, 세수나 면도를 하거나 음식을 씹을 때 통증이 발생한 후 몇 초 혹은 몇 분 동안 지속된다.

인체에는 12개의 뇌신경이 있는데 그중 머리와 목 부위의 감각신경을 담당하는 다섯 번째 뇌신경인 삼차 신경이 뇌에서 빠져나오는 부위에서 뇌혈관과 접촉해 신경이 자극될 수 있는데 이 자극 때문에 통증이 유발될 수 있다. 삼차 신경통은 병력만으로 진단할 수 있지만 필요한 경우 뇌 MRI를 찍어서 확인할 수 있다.

일단 통증이 발생하면 대개 통증의 정도가 너무 심하기 때문에 약물치료를 시작하는 것이 중요하다. 약 70퍼센트 정도는 약물치료에 반응한다. 하지만 약을 끊으면 통증이 재발하는 경우가 많기 때문에 반영구적인 치료방법으로 신경에 알코올 주사를 놓거나 감마나이프로 방사선 치료 등을 하기도 한다. 이런 방법도 영구적인 것이 아니어서 재발하는 경우가 많다.

삼차 신경통은 병력과 이학적 검진만으로 진단할 수 있지만 40세 이하의 젊은 사람이나 양쪽 얼굴에 통증이 있는 경우, 감각 이상이 오거나 약물치료가 효과가 없을 때는 MRI 촬영을 해서 다른 이상이 있는지를 봐야 한다. 또 삼차 신경통이 처음 시작할 때는 치통으로 오는 경우가 많은데 이때 발치를 하는 것은 피해야 한다.

혀 통증

혓바닥이 얼얼하고 화끈거릴 때

얼굴에 분포된 뇌신경 중 어느 신경이 손상되었는가에 따라서 머리가 아플 수도 있고, 눈 주위 통증 등으로 나타날 수도 있다. 하지만 혓바닥 통증은 뇌신경의 이상보다는 다른 원인으로 오는 경우가 많다.

60대 초반의 가정주부인 엄 모 씨는 6개월 전부터 혓바닥에 심한 통증을 느꼈다. 처음에는 혀에 염증이 있어서 그러려니 하고 기다렸지만 통증이 점점 더 심해졌다. 집 주위 병원에도 가보고 이비인후과에도 갔는데 위산이 역류해서 그렇다는 말을 듣고 위산을 억제하는 약도 먹어 보았지만 별다른 효과가 없었다. 시간이 지나도 통증은 가라앉지 않았다. 주로 혓바닥 전체가 따끔거렸고 얼얼한 느낌이 들기도 했으며, 때로는 화끈거리거나 칼로 자르는 듯한 느낌도 있었다. 또 입이 항상 건조한 느낌이 있었고 미각에도 변화가 와서 입맛을 잃었다. 입안에 음식물이 있을 때는 혓바닥이 얼얼한 증상이 적었다. 통증은 아침에는 조금 견딜 만하지만 오후가 되면 심해졌다.

엄 씨는 특별한 신체적 질병을 앓지는 않았지만 우울증으로 과거에 정신과 치료를 받았고 현재는 약물치료를 받지 않고 있다. 담배나 술은 전혀 하지 않으며, 가족으로는 은행원으로 일하는 남편과 대학에 다니는 아들 둘이 있다. 평소 부부 관계는 좋은 편이지만 완벽을 추구하는 남편 때문에 심적 스트레스를 많이 받는 편이었다.

검진상 엄 씨의 혈압이나 맥박은 정상이었다. 이학적 검사상 혓바닥이 조금 부어 있는 것 외에는 궤양이나 염증 소견은 없었고, 나머지 검사도 정상이었다. 위 내시경검사에서도 위산 역류 소견은 없었다. 기본 혈액검사도 모두 정상이었다. 엄 씨의 혀 통증은 심리적 스트레스에서 온 것으로 판단하고 치료를 시작했다.

혀 통증glossodynia은 혀의 기능이나 구조적 이상 없이 여러 가지 혓바닥 증상을 호소하는 경우를 말한다. 이런 혀 통증을 구강작열감증후군BMS: burning mouth syndrome이라고도 하는데 통증은 혓바닥에만 국한될 수도 있지만 때로 입 전체나 목 주위까지 확대될 수도 있다. 혀 통증의 유병률은 0.7~15퍼센트 정도이며 많은 환자들이 불안, 우울, 인격 장애를 가지고 있는 경우가 많다. 폐경기 여성에서 흔하지만 여성호르몬 부족과는 관계가 없다.

혀 통증이 있으면 먼저 국소적으로 구강 내에 궤양이나 감염이 있는지, 틀니가 잇몸을 자극하고 있는지, 알레르기가 있는지 등을 확인한다. 위산 역류 증상이 있다고 판단되면 위산 억제제를 복용한다. 또 체내 비타민 B12나 미네랄 결핍이 있는지, 당뇨가 있는지를 검사하고 특별한 이유가 밝혀지지 않으면 소용량의 항우울제나 항불안제를 사용한다.

대부분의 혀 통증은 만성 질환이므로 환자에게 맞는 약물을 발견해서 장기간 사용하는 것이 중요하고, 환자도 혀 통증의 원인이 어디서 오는지 알고 있는 게 좋다.

안면신경마비

단순 포진 바이러스 감염이 주범

우리에게 구안괘사口眼喎斜로 잘 알려진 안면신경마비facial nerve paralysis는 인종이나 성별, 나이에 관계없이 생기는 질환이다. 통계적으로 인구 10만 명당 20~30명꼴로 발생한다.

방송국에서 일하는 임 모 씨는 어느 날 아침 일어나서 거울을 봤다가 자신의 오른쪽 얼굴이 일그러져 있는 것을 발견했다. 임 씨는 일주일 전부터 직장일로 스트레스를 많이 받았고 늦게까지 일하는 경우가 많았는데 전날 밤에는 귀 뒤쪽이 아팠다. 거울을 봤을 때 오른쪽 이마에 주름이 잡히지 않았고 눈이 감기지 않았다. 양치질을 하고 물로 헹굴 때 입가로 물이 흘러내렸다. 입이 왼쪽으로 돌아가 있었다. 아침을 먹을 때 음식이 뺨에 끼이는 것을 느꼈으며 음식 맛을 제대로 느낄 수 없었다. 임 씨는 놀라서 급히 병원을 찾아갔고 안면신경마비 때문이라는 설명을 듣고 치료받기 시작했다.

일곱 번째 뇌신경인 안면신경은 중추신경에서 나와서 말초신경으로 나가는데 염증으로 안면신경이 손상되어서 생기는 질병이 안면신경마비다. 안면신경마비는 벨 마비Bell's palsy라고도 하며 일반인들에게는 구안왜사口眼歪斜라고도 알려져 있다. 이 질환은 뇌 혈류의 장애로 생기는 중풍과는 차이가 있다. 대부분은 염증이 가라앉고 눌린 신경 부위가 교정되면 치료된다.

과거에는 안면신경마비의 원인을 몰랐으나 주로 단순 포진 바이러스HSV: herpes simplex virus에 의해서 발생하는 것으로 밝혀졌다. 단순 포진 바이러스는 헤르페스라고도 하는데 입 주위에 염증을 유발하고 이 바이러스가 안면신경을 공격해서 염증을 일으키면 신경 전달에 영향을 미쳐서 안면신경이 지배하는 안면근육을 마비시키는 것으로 이해하고 있다.

진단을 위해서 특별한 검사를 할 필요는 없지만 심하게 안면마비가 온 경우나 치료에도 회복이 안 되는 경우는 정밀 검사를 해서 구조적으로 안면신경마비가 있는지를 확인해야 한다.

치료는 초기에 약물치료를 해서 염증을 가라앉히고 바이러스의 증식을 억제해주는 것이 중요하다. 일반적으로 일주일 동안 스테로이드제와 항바이러스제를 사용한다.

안면신경마비 환자를 대상으로 한 연구를 보면 마비가 심하지 않은 환자는 90퍼센트 이상이 완치됐지만 마비가 심한 환자는 약 60퍼센트만 완치되었고, 전체적으로 환자의 약 85퍼센트가 3주 이내에 증상이 호전된 것을 볼 수 있다. 다시 말하면 마비가 심하게 올수록 예후가 좋지 않으며 3주 안에 회복되지 않으면 후유증이 올 수도 있다. 그 예로 입이 떨리면서 눈을 깜빡거리거나 웃을 때 눈이 감긴다든지 침이 나올 때 눈물이 흐르는 것 등이다.

중증근무력증

신경 전달 이상으로 눈꺼풀 등이 조절되지 않아

중증근무력증myasthenia gravis은 상대적으로 흔하지 않은 질환이지만 일 년에 100만 명 중 10~20명 정도의 새로운 환자가 발생하고, 지난 50년간 발병이 증가하는 추세다. 아마도 더 많은 환자가 진단되고 있기 때문이기도 하고, 인구가 노령화되면서 이런 질병도 늘고 있다고 생각된다. 흥미로운 것은 젊은 30~40대에서 흔하고 그 후에는 줄었다가 70대 이후에 다시 발병이 증가한다는 것이다. 젊은 층에서는 여성에서 흔하고(다른 자가면역 질환과 같이), 노인층에서는 남성이 더 많이 발병하는 것을 본다.

례 40세의 가정주부 김 모 씨는 3개월 전부터 눈을 뜨기가 어려워서 안과를 찾아갔다. 안과에서 검사했지만 눈에는 아무 이상이 없다는 말을 들었다. 그러나 시간이 갈수록 눈꺼풀이 점점 더 처지면서 눈을 뜨기가 어려워졌다. 아침에는 눈을 어느 정도 뜰 수 있지만 정오를 지나면서 눈 뜨기가 어려워져서 저녁에는 거의 눈을 감고 있어야 했다.

신경학적 검사에서 김 씨의 안구근육 운동은 정상이었지만 눈꺼풀이 심하게 처져 있어서 정상적인 생활을 하기 어려워 보였다. 음식을 삼키는 데나 팔다리의 운동신경에는 이상이 없었다. 김 씨의 증상을 근무력증으로 의심하고 혈액검사와 약물검사로 진단을 내리고 신경과 치료를 받도록 했다.

우리가 근육을 움직이는 원리는 뇌로부터 전기적 신호가 신경 말단에 전달되면서 근육이 움직이게 된다. 신경 말단을 전자현미경으로 들여다보면 신경 말단에서 아세틸콜린이라는 신경전달물질을 분비하고 근육막에는 아세틸콜린을 감지하는 수용체가 있다. 따라서 신경 말단부에서 분비된 아세틸콜린이 근육막에 있는 수용체에 원활히 전달이 되면 근육이 움직이게 되지만 근무력증과 같은 자가면역 질환으로 인해서 수용체가 파괴되면 신경 말단부에 있는 아세틸콜린이 근육막으로 전달되지 않기 때문에 근무력증이 생기는 것이다.

근무력증은 자가면역 질환의 일종으로 그 원인이 잘 알려진 질병이다. 눈과 눈꺼풀, 음식을 삼키는 근육, 팔다리와 호흡 근육에 주로 장애를 주는데 증상이 지속적인 것이 아니라 변하는 것이 특징이다. 어떤 날은 증상이 심하지 않아서 일상적인 활동을 할 수 있지만 그다음 날은 증상이 악화돼서 일상적인 일도 거의 못하는 경우가 있다. 또 하루 중 오전보다 오후에 증상이 심하고, 운동 후에 악화되는 것이 특징이다. 따라서 증상의 악화와 호전을 반복하는 것이 근무력증과 다른 근육 질환을 구별하게 해주는 중요한 점이다.

근무력증은 안구근육만 마비시키는 경우도 있지만 안구근육 이외에 다른 근육도 함께 마비가 오는 경우도 있다. 근무력증 환자의 과반수는 초기에 눈꺼풀이 내려오는 등의 안구 증상을 보이는데 이중 절반은 2년 내에 눈 이외의 다른 근육 마비 증상을 호소한다. 반대로 안구 증상이 나중에 나타나는 근무력증 환자도 있다. 약 15퍼센트는 말하거나 음식을 삼키거나 씹기 어려워한다. 5퍼센트 이하에서는 사지의 상단

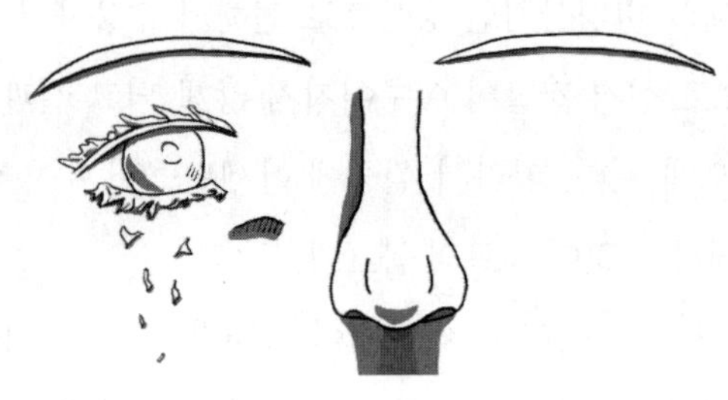

부위 근육이 영향을 받는다. 드물게 목근육이나 호흡근육 등이 약해지기도 한다.

근무력증의 초기에는 일시적으로 증상이 나타났다가 저절로 좋아지지만 병이 진행될수록 증상이 오래 지속된다. 일반적으로 근무력증이 처음 시작되고 수년 안에 증상이 가장 악화되는데 통계적으로 근무력증이 시작된 지 2년 내에 악화되는 경우가 80퍼센트 정도 된다.

근무력증 진단은 특징적인 증상과 혈액검사 및 진단 테스트를 한다. 손쉽게 할 수 있는 검사는 얼음으로 해당 근육을 차갑게 한 후 근력을 검사해서 근육이 정상으로 돌아오지 않으면 근무력증으로 진단하는 것인데 정확성이 떨어지기 때문에 이 검사만 가지고 근무력증으로 진단하지는 않는다. 근전도 검사도 근무력증을 진단하는 데 사용한다.

근무력증은 한때 치료가 불가능한 것으로 생각했지만 현재는 효과적으로 치료를 하면 증상 완화를 가져올 수 있고, 일시적으로 완치시킬 수도 있다. 치료는 환자의 나이나 병의 진행속도와 정도에 따라 결정이 된다.

근무력증은 자가면역 질환의 일종이다. 즉, 혈중 내 아세틸콜린 수용체에 대한 항체의 비정상적인 생산으로 인해서 수용체가 파괴되어 신경에서 근육으로 신경 전달이 이루어지지 않게 되고 결과적으로 근육의 무력증이 오게 된다. 따라서 혈중에 아세틸콜린 수용체에 관한 항체 생산을 억제하는 것이 치료의 목표다.

근무력증의 치료는 여러 가지 방법이 있지만 크게 네 가지로 나누어진다. 가장 간단한 방법은 메스티논mestinon이라는 약물을 사용해서 효과를 관찰해 보는 것이다. 메스티논은 신경-근육 접합부위에 아세틸콜린의 파괴를 억제해서 신경 전달을 용이하게 해주는 약물이다. 쉽고 안전하게 사용할 수 있기 때문에 일차적으로 사용하게 된다. 하지만 효과가 일시적이고 근본적인 치료가 아니라는 단점이 있다.

둘째로는 스테로이드제나 면역억제제를 장기간 써서 증상을 호전시키는 방법이 있다. 이는 류머티스성 관절염이나 루푸스와 같은 자가면역 질환에서 면역억제제를 사용하는 것과 같은 이유다. 면역억제제를 사용하면 신경을 파괴하는 항체의 활동을 억제하게 된다.

또 혈액 세척을 통해서 혈액 내의 항체만 제거하는 방법도 있고, 항체를 생산하는 기관인 흉선이 커져 있는 경우는 흉선을 외과적으로 잘라내면 증상의 호전을 가져올 수 있다.

일부 항생제나 혈압약으로 쓰이는 베타차단제, 부정맥 등이 근무력증을 악화시키는 것으로 알려져 있으며 항경련제나 항우울제, 근육이완제, 콜레스테롤 치료제로 많이 쓰이는 스타틴statin 계열의 약(리피토lipitor 등) 등이 근무력증과 관계가 있다고 보기 때문에 이런 약은 사용을 피해야 한다.

치매

기억력과 인지 장애로 일상생활 불가능

나이에 어울리지 않게 행동하는 사람을 보고 "노망이 들었나?" 라고 말한다. 노망이란 의학적으로 치매 현상을 말하는데 기억력과 인지능력에 이상이 생겨서 독립적으로 일상생활을 할 수 있는 능력을 잃는 무서운 질병이다.

고령화 사회로 접어들면서 급격하게 증가하는 질병 중 하나가 치매다. 현재 미국인의 400만 명이 치매를 앓고 있고, 65세 이상 노인의 약 10퍼센트가 치매를 앓고 있다. 한국의 통계를 보면 2000년도에 65세 이상 노인의 치매 유병률은 8.3퍼센트로 보고되었다. 고령화에 따라 그 숫자가 증가한다고 보면 미국과 한국의 치매 발병률은 비슷하다고 볼 수 있다.

은퇴한 60대 후반의 김 모 씨는 지난 수년 동안 심한 건망증에 시달렸다. 처음에는 은퇴 후에 오는 후유증으로 생각했는데 시간이 지날수록 잊어버리는 것이 더욱 심해졌고 말도 점점 어눌해졌다. 기분이 우울하거나 기억력도 옛날 기억은 이상이 없었지만 최근 기억은 쉽게 잊어버렸다. 며칠 전에는 은행에 가려고 자동차를 타고 나왔는데 가는 도중에 어디에 가고 있는지 기억할 수 없어서 다시 집으로 돌아왔다. 자주 다니는 길도 혼동된 적이 많았다. 가족들도 김 씨의 건망증이 너무 심하다고 걱정했고, 최근에는 가족들에게 자주 화를 낸다고 했다. 평소 건강했던 김 씨는 병원에 가는 것을 처음에는 꺼렸지만 가족들의 권유로 병원을 찾아왔다.

김 씨의 이학적 검진과 혈액검사는 정상이었지만 치매 상태 검사상 중등도 치매가 있는 것으로 판단되었다. 김 씨는 약물치료를 시작했고, 6개월 후 재검사에서 치매가 약간 호전된 것으로 나타났다.

치매도 원인에 따라서 종류가 다양하다. 가장 흔한 부류가 베타 아밀로이드라는 물질이 뇌에 침착해서 뇌의 기능을 떨어뜨리고 인지능력을 상실하게 하는 알츠하이머 질환으로 전체 치매 환자의 60~80퍼센트 정도를 차지한다. 두 번째로 흔한 것이 고혈압이나 당뇨병 환자에게 많이 올 수 있는 혈관성 치매로 10~20퍼센트의 치매 환자에서 발견된다. 그 외에도 파킨슨 질환과 함께 오는 치매가 5퍼센트 정도를 차지하고, 지나친 알코올 섭취로 인한 알코올성 치매, 우울증으로 인한 치매, 약물이나 대사 장애로 인한 치매가 있다.

치매의 위험요소 중 가장 중요한 것은 나이다. 나이가 많아짐에 따라서 치매 발병은 비례해서 증가한다. 또 유전적인 면도 중요한데 양쪽 부모가 알츠하이머 질환에 걸렸다면 그렇지 않은 경우보다 치매가 올 가능성이 더 높다. 또 알츠하이머 질환은 여성이 남성보다 더 흔히 걸리는 것으로 알려져 있다. 치매를 촉진하는 유전자가 밝혀졌는데 '아포단백Apoprotein Eε4'라는 유전자가 알츠하이머성 치매를 유발하는 아밀로이드가 뇌에 침착되는 것을 촉진하는 것으로 밝혀졌다.

치매에 걸릴 가능성을 높이는 위험인자를 꼽을 때는 나이와 가족력이 중요하고, 특정 유전자도 알츠하이머 질환을 촉진하는 위험인자다. 또 혈관성 치매vascular dementia를 유발할 수 있는 위험인자로 당뇨병, 혈중 콜레스테롤 수치, 고혈압 등이 치매의 위험을 증가시키는 것으로 지적된다.

그 외의 위험인자로는 교육을 받지 못한 경우 고등교육을 받은 사람보다 치매가 더 잘 온다는 보고가 있고, 흡연과 지나친 음주도 치매를 촉진시키는 원인이다. 또 기혼 부부에서 치매가 적고, 외부 활동과 운동을 많이 하는 경우 치매 위험을 줄인다고 한다. 지방질이 풍부한 음식을 많이 섭취하면 치매의 위험이 커진다고 하지만 체중과 치매의 연관관계는 현재 분명하지 않다.

알츠하이머성 치매를 유발하는 원인으로써 뇌에 침착해서 프라그를 형성하는 베타 아밀로이드는 외부에서 항산화제를 주입하면 그 독성이 감소되는 것이 발견되었다. 그래서 한때는 항산화제의 일종인 비타민 E를 치매 예방으로 많이 복용했지만 대규모 연구 결과 비타민 E의 치매 예방 효과는 전혀 없는 것으로 판명이 났다. 또 혈중 호모시스테인homocysteine이 증가하면 심혈관 질환의 위험이 증가하는데 치매의 위험도 증가시킬 수 있다. 하지만 연구 결과 혈중 호모시스테인을 감소시키는 비타민 B6나 비타민 B12 등도 치매 발생을 지연시키거나 감소시키지 못했다.

치매가 진행되는 것을 예방하기 위해서 지금까지 많은 연구가 체계적으로 이루어져 왔다. 대표적인 예가 폐경기 여성이 사용하는 여성호르몬, 아스피린과 같은 소염제, 고지혈증 치료제인 스타틴statin 등의 치매 예방 효과를 연구했는데 어느 것도 치매를 예방하거나 치료하지 못하는 것으로 밝혀졌다. 흔히 치매 예방 효과가 있다고 알려진 은행잎에서 추출한 징코 빌로바ginko biloba도 안전성은 입증되었으나 치매 예방 효과는 아직 입증되지 않았다.

운동이나 지속적인 사회 활동은 치매 예방에 어느 정도 효과가 있는 것으로 보인다. 또 금연 및 과다한 음주를 삼가고 혈압, 당뇨, 고지혈증을 적정하게 조절하는 것도 치매의 위험인자를 줄이기 때문에 매우 중요하다.

치매 환자의 뇌에는 아세틸콜린이라는 물질의 생산이 감소해 있는 것을 볼 수 있는데 뇌에서 아세틸콜린 생산을 증가시키는 약물은 초기 치매에 효과가 있는 것으로 알려져 있다.

뇌출혈

전조 증상 없어 예측 어려워

일반인들이 무섭게 생각하는 뇌출혈은 대개 전조 증상이 없기 때문에 예측하기 어렵다. 특히 갑자기 뇌동맥이 터지는 경우는 분초를 다투는 응급 상황이기 때문에 뇌 수술을 할 수 있는 종합병원으로 빨리 옮기는 것이 중요하다.

40대 중반의 여성 김 모 씨는 3일 전부터 심한 구토 증상을 느꼈다. 처음에는 식중독으로 생각하고 집에서 쉬었으나 증상은 나아지지 않았고, 이틀 전부터는 우측 눈이 아팠고 눈을 뜰 수가 없었다. 응급실을 찾아간 김 씨는 뇌 단층촬영CT에서 뇌출혈 진단을 받고 응급 뇌혈액 제거수술을 했다.

건축회사에 다니는 50대 초반의 남성 서 모 씨는 갑작스러운 두통으로 잠에서 깼다. 심한 두통 때문에 타이레놀 두 알을 급히 삼켰지만 두통은 계속되었고 시간이 지날수록 뒷목이 뻣뻣해지는 느낌을 받았다. 또 속이 메슥거리기 시작했고 심한 어지럼증을 느꼈다. 가족들이 구급차를 불러 서 씨는 곧 응급실에 도착했다. 응급실에 도착했을 때 서 씨는 구토와 함께 의식을 잃었고, 우측 팔다리에 경련을 일으키기 시작했다. 평소 고혈압을 앓던 서 씨는 혈압약을 정기적으로 복용하지 않았다. 담배는 하루에 한 갑 정도 피우고, 술은 이틀에 맥주 2~3병을 마셨다.

응급실 당직 의사의 검진 시 혈압은 160/70mmHg, 맥박은 분당 60

회였다. 빛 반사 시 동공이 수축하지 않았고, 우측 팔다리의 운동신경이 현저하게 감소해 있었다. 응급 뇌 단층촬영에서 뇌지주막하출혈 subarachnoid hemorrhage 소견이 보였고, 작은 뇌동맥류brain aneurysm가 보였다. 곧장 서 씨는 응급 뇌 수술을 받았다. 서 씨의 뇌출혈 원인은 뇌동맥류 중 하나가 터져서 뇌출혈을 일으킨 것이다.

뇌동맥류는 동맥이 분지로 갈라지는 동맥벽이 약한 경우 오랜 기간 동맥압을 견디지 못하고 풍선처럼 부풀어올라 꽈리모양을 형성한다. 대부분은 태어나면서 선천적으로 가지고 있는데 전체 인구의 약 5퍼센트, 미국에서는 약 1,000만~1,500만 명이 뇌동맥류를 앓고 있다. 이 중 20~30퍼센트는 하나 이상의 뇌동맥류를 앓는데 뇌동맥류는 뇌지주막하출혈 원인의 대부분을 차지한다. 미국에서 매년 뇌동맥류가 터지는 경우는 약 3만 명 정도다. 뇌동맥류는 6:4 비율로 여성에서 조금 더 흔하다. 원인은 유전적인 탓도 있고 여성의 뇌혈관 모양이 혈압을 더 많이 받도록 생겨서 쉽게 동맥류가 생긴다. 고혈압과 흡연, 여성호르몬인 에스트로겐 부족 등은 뇌동맥류 위험인자다.

뇌동맥류가 있다고 모든 환자가 수술해야 하는 것은 아니고 뇌동맥류의 위치와 크기, 증상의 유무에 따라서 수술을 결정한다. 수술하지 않는 경우는 정기적으로 동맥류 검진을 받아야 한다. 뇌동맥류가 있는 환자는 혈압 조절이 매우 중요하고 담배를 꼭 끊어야 한다. 또 지나친 알코올 섭취나 마약류 같은 혈관을 자극하는 약물은 금하고, 심하게 배에 힘을 주어서 뇌압을 상승시키는 행동을 피해야 한다.

뇌막염

여름철 감기 증상과 유사한 초기 증상

여름철 감기 증상처럼 시작해 심한 두통과 고열 증세가 나타나면서 뇌압 상승으로 구토를 보이는 질환이 뇌막염腦膜炎, meningitis이다. 뇌막염은 말 그대로 뇌를 싸고 있는 뇌막에 염증이 생기는 질환으로 뇌 기능은 정상이다. 뇌 자체에 염증이 생기는 뇌염encephalitis과는 구별된다.

20대 초반의 유학생 정 모 씨는 일주일 전부터 온몸이 쑤시는 몸살 증상을 느꼈다. 처음에는 감기 몸살로 생각하고 타이레놀을 복용했지만 증상이 계속되었고, 사흘 전부터는 머리가 심하게 아프고 열이 계속되었다. 또 속이 메슥거렸고 목 뒤가 몹시 빠근했는데 통증은 기침할 때 특히 심했다. 통증이 너무 심해지자 정 씨는 종합병원 응급실을 찾았다.

정 씨의 혈압과 맥박은 정상이었고, 체온은 39.0도로 고열이었다. 응급실 당직 의사의 검진에서 정 씨는 뒷목이 매우 경직되어 있었고, 수막자극 증후meningeal irritation sign가 보였다. 뇌 단층촬영CT 검사상 이상 소견은 없었지만 뇌막염이 강하게 의심돼 뇌척수액 검사를 한 결과 최종적으로 바이러스성 뇌막염으로 진단을 받았다. 정 씨는 증상 치료를 받고 일주일 안에 호전되어서 정상적으로 학업을 계속할 수 있었다.

뇌막염은 원인 균에 따라 크게 세균성bacterial과 비세균성aseptic 뇌막염으로 나뉜다. 세균성 뇌막염은 상대적으로 진행이 빠르고 초기 치료에 실패하면 뇌수종hydrocephalus(뇌척수액의 흐름이 막혀서 뇌실이 커지고 뇌압을 상승시켜서 각종 뇌 손상을 일으킨다) 등의 후유증을 남길 수 있다. 따라서 세균성 뇌막염이 의심되는 경우는 뇌척수액 검사 결과가 나오기 전에 항생제 치료를 시작해야 한다.

비세균성 뇌막염의 원인은 바이러스나 결핵, 진균(곰팡이) 등에 의한 것으로 바이러스에 의한 경우는 대부분 특별한 치료 없이 증상 치료만으로 완치된다. 가장 흔한 것은 엔테로바이러스enterovirus고, 그 외에도 다른 많은 바이러스에 의해서 뇌막염이 생길 수 있다. 결핵성 뇌막염은 미열이 1~2주 이상 계속되다가 뇌막염 증상을 일으키는데 이때 치료가 늦어질 경우 합병증을 유발할 수 있고 결핵균이 다른 장기로 퍼질 수도 있다.

뇌실질에 염증을 일으켜서 생명에 위험을 줄 수 있는 뇌염은 뇌막염과 달리 초기에 이상 행동이나 성격 변화, 감각 및 운동 신경의 이상이 나타나고, 심한 경우 의식의 소실과 경련이 나타난다. 뇌막염과 뇌염은 면밀한 병력과 검사로 구별이 가능하므로 조기 진단과 치료가 예후에 매우 중요한 역할을 한다.

뇌졸중

조기 진단과 치료는 필수

미국에 거주하는 한국인의 가장 흔한 사망 원인은 무엇일까? 미국인들의 가장 흔한 사망 원인은 심혈관 질환이고, 한국에 거주하는 한국인들의 가장 흔한 사망 원인은 암과 뇌졸중(중풍), 심혈관 질환이다. 미국에서 거주하는 한국인의 흔한 사망 원인을 한국과 미국인의 중간쯤이라고 본다면 뇌졸중으로 인한 사망을 가장 흔한 원인 중 하나로 추측할 수 있다.

은퇴한 60대 후반의 남성 박 모 씨는 아침에 일어난 후 갑자기 말을 할 수가 없었다. 또 오른쪽 팔에 힘이 없어서 수저를 들 수 없었다. 가족들이 급히 구급차를 불러 응급실에 도착했지만 박 씨는 의식을 잃고 호흡이 정지됐다. 응급실에서 심폐소생술을 받은 박 씨는 뇌 단층 촬영상 뇌출혈은 없었다. 따라서 박 씨는 급성 뇌경색으로 진단받고 혈전용해제thrombolytics를 주입받았다. 빠른 초기 치료 덕분에 박 씨는 몇 주간의 재활 기간 후에 운동신경을 완전히 회복했다.

뇌졸중stroke은 일반적으로 널리 알려진 중풍의 의학용어다. 크게 뇌혈관이 터져서 생기는 출혈성 뇌졸중hemorrhagic stroke과 뇌혈관이 막혀서 생기는 허혈성 뇌졸중ischemic stroke(뇌경색)으로 나누어진다. 일반적으로 허혈성 뇌졸중이 전체의 80퍼센트 정도고, 출혈성 뇌졸중은 20퍼센트로 허혈성 뇌졸중이 더 흔하다.

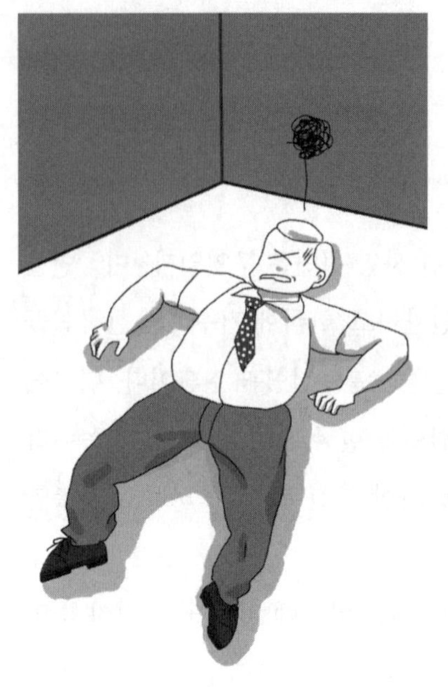

허혈성 뇌졸중을 예방하는 방법은 일차적으로 심장 질환 예방과 마찬가지로 고혈압이나 당뇨, 고지혈증을 잘 조절하는 것이 매우 중요하다. 또 흡연을 하거나 심방세동과 같은 부정맥이 있는 경우는 위험이 더 크기 때문에 주의해야 한다. 이미 중풍을 한번 앓은 경우는 두 번째 중풍이 올 위험이 더욱 높은데 아스피린을 복용하면 중풍이 재발하는 것을 40퍼센트 정도 예방할 수 있다.

뇌졸중이 의심될 때 손발을 따거나 우황청심환 등을 복용하는 것은 의학적으로 검증된 방법이 아닐 뿐 아니라 치료를 지연시킬 수 있으며, 의식이 좋지 않은 중풍 환자에게 기도를 막아서 흡인성 폐렴aspiration pneumonia을 유발할 수 있기 때문에 주의해야 한다.

앞에서 언급한 두 번째 증례에서 보듯이 중풍의 80퍼센트를 차지하는 허혈성 뇌졸중은 발병 후 3시간 이내에 적절한 조치를 받으면 증상의 완전 회복을 가져올 수도 있기 때문에 즉각적인 치료가 매우 중요하다.

뇌종양

외과 수술로 종양 제거 치료

O.J. 심슨 변론으로 유명한 흑인 변호사 자니 코크란Johnny Cochran이 뇌의 악성종양으로 사망한 후 의학계에서는 코크란이 변호사라는 직업상 휴대전화를 너무 많이 사용해서 뇌종양에 걸리지 않았는가 하는 의문이 제기된 적이 있다. 하지만 아직까지의 연구결과는 휴대전화와 뇌종양의 사이에 연관성을 밝히지 못하고 있다.

비벌리힐스에 사는 50대 후반의 신경외과 의사인 R 씨는 어느 날 아침 심한 두통을 느꼈다. 평소 편두통을 앓고 있던 그녀는 두통약을 먹고 직장에 나갔다. 하지만 두통은 좋아지지 않았고 속까지 메스꺼웠다. 병원 일로 스트레스가 많았던 그녀는 최근 잦은 두통에 시달렸는데 타이레놀을 먹으면 좋아지지만 몇 시간 후에 통증이 재발했다. 두통은 오른쪽 귀 아래쪽에서 심해 처음에는 귀에 이상이 있는 것으로 생각하고 이비인후과를 찾아갔다.

그녀는 뇌 단층촬영을 한 결과 뇌 피질 부위에 3센티미터 크기의 종양이 나타났다. 확진을 위해서 뇌 자기공명촬영MRI을 하고 그 결과 뇌종양이라는 판정을 받았다. 다른 종양의 전이 가능성을 염두에 두고 정밀 검사를 한 결과 뇌종양은 다른 암에서 전이된 것이 아니라 뇌 자체에서 발생한 것으로 판정이 났다. 20년 이상 신경외과 의사로 생활하면서 수많은 뇌종양 환자들의 목숨을 구했던 그녀는 짧은 시간에 암을 치료하는 의사에서 암 환자로 처지가 바뀌었다.

그녀는 며칠 후 뇌종양 제거 수술을 받았다. 조직 검사 결과 다형성 교아종glioblastoma multiforme으로 판명이 났다. 그 후 그녀는 약물치료와 방사선치료를 시작했다.

뇌종양은 1만 명당 1명꼴로 발생하는데 동양인은 백인보다 발병 빈도가 조금 적다. 가장 흔한 뇌종양은 신경교아종으로 전체 뇌종양의 절반을 차지한다. 그중 악성교아종은 예후가 아주 좋지 않아 5년 생존율이 3퍼센트 정도밖에 되지 않는다.

원발성 뇌종양(뇌 자체에서 발생한 종양)의 치료는 외과적 수술로 제거할 수 있을 때 종양 전체를 들어내는 것이 가장 효과적이다. 수술은 대부분의 양성종양을 효과적으로 치료할 수 있고 악성종양도 수술 후 방사선치료와 약물치료를 함께 하면 생존율을 높일 수 있다.

감마나이프라고 널리 알려진 뇌종양 치료방법은 다량의 방사선을 종양 부위에만 집중적으로 주사하는 방법으로 정상 뇌세포를 상하게 하지 않으면서 뇌종양을 치료하는 데 효과적이다.

✻✻✻

관절·골격계 질환

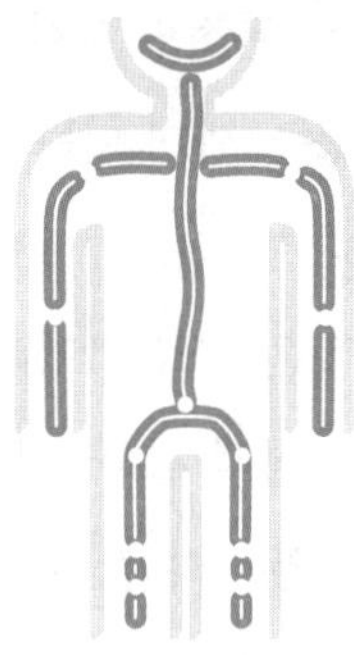

관절염은 관절에 염증 반응이 일어나는 것을 말한다. 관절 내 염증은 뼈나 연골 등 관절 내의 중요한 기관에 영향을 끼치며 통증을 일으키고 아침에 일어났을 때 관절이 뻣뻣하거나 붓는 증상을 유발한다. 염증이 일어나는 이유는 나이가 들면서 관절의 노화로 인해서 발생할 수도 있고, 류머티스성 관절염과 같이 면역기능의 이상 때문에 자가면역 질환으로 관절염이 생길 수도 있다.

또 혈액 내에 요산 수치가 높아지고 요산이 관절에 침착하면서 통풍성 관절염이 발생할 수도 있다. 루푸스 등도 관절염 증상을 보인다. 이처럼 각각 다른 원인으로 인해서 관절에 염증을 유발하지만 관절염의 증상은 동일하다.

일반적으로 퇴행성 관절염은 관절의 염증이 심하지 않고 움직이거나 체중이 실릴 때 통증이 발생하고, 휴식을 취하면 통증이 감소하게 된다. 반면 류머티스성 관절염과 같이 관절의 심한 염증으로 인한 경우는 휴식을 취하면 관절이 굳고 뻣뻣해지지만 움직이면 좀 더 부드러워지는 증상을 느낀다. 통풍성 관절염은 갑작스러운 심한 관절염 때문에 관절이 심하게 붓고 통증을 느끼게 되는데 발가락이나 발목 등의 관절이 가장 흔히 영향을 받는다.

관절염의 원인을 밝히는 것은 치료적으로도 매우 중요하다. 대부분의 경우는 환자와 면담이나 이학적 검사를 통해서 진단을 내릴 수 있지만 류머티스성 관절염이나 루푸스와 같이 자가면역 질환으로 인한 관절염은 혈액검사 등을 추가로 해서 진단을 내린다.

퇴행성 관절염은 초기에는 수영이나 평지 걷기 등으로 다리의 근력을 기르고 약물치료 등으로 치료하지만 증상이 진행되면 관절 주사를 맞을 수도 있다. 심한 퇴행성 관절염의 궁극적인 치료는 인공관절 교체수술이다.

류머티스성 관절염은 관절이 변형되기 전에 약물치료를 받는 것이 중요하다. 통풍성 관절염도 심한 통증이 시작되었을 때 약물치료를 시작해야 하고, 혈중 요산 수치가 높은 경우는 요산 수치를 떨어뜨려 주는 약을 장기적으로 복용해야 한다.

류머티스성 관절염

퇴행성 관절염과 구별 중요

의학의 발달과 기술 발전으로 인간의 수명이 길어지면서 자연스럽게 노인성 질병이 증가하고 있다. 대표적인 질환으로 퇴행성 관절염이 있고, 또 여성에서는 골다공증, 남성에서는 전립선암이 많다. 이들 질환은 전형적인 노인성 질환으로 노화의 속도에 비례해서 발병이 증가한다. 관절염은 대부분 퇴행성 관절염이지만 간혹 류머티스성 관절염도 보이는데 이는 일반인들에게는 조금 생소한 질병이다.

섬유 공장에서 일하는 40대 중반 여성 L 씨는 6개월 전부터 왼쪽 손목에 통증을 느끼기 시작했다. 처음에는 손목을 많이 쓰는 일을 하기 때문에 그러려니 하고 생각했는데 통증이 가라앉지 않고 점점 심해졌고 몇 주 전부터는 통증이 너무 심해서 일을 쉬고 있었다.

통증은 손목뿐만 아니라 온몸으로 퍼졌고, 어떤 날은 무릎이 아팠다가 다음 날은 팔꿈치에 통증을 느꼈다. 즉 아픈 부위가 이동하는 것이다. 타이레놀 등 소염제를 먹어도 통증이 진정되는 것을 거의 느끼지 못했다. L 씨는 관절통 외에는 별다른 증상을 느끼지 못했다. 식욕이 줄거나 체중 저하는 없었고, 발열이나 호흡기 또는 위장 장애 증상도 없었다.

L 씨를 검진했을 때 혈압과 맥박, 체중 등은 모두 정상에 속했다. 이학적 검사상 왼쪽 손목이 약간 부어 있었고, 촉진상 통증을 느끼는 것 말고는 별다른 이상이 없었다. 왼쪽 손목 방사선검사상 손목뼈는 정상

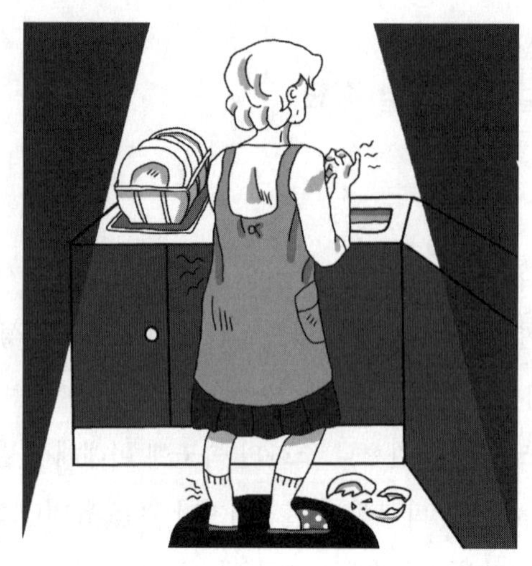

이었다. 병력과 혈액검사 결과를 바탕으로 초기 류머티스성 관절염으로 진단하고 치료를 시작했다.

류머티스성 관절염은 관절만 침범하는 퇴행성 관절염과 달리 인체 면역기능의 이상으로 오는 자가면역 질환autoimmune disease으로 관절뿐만 아니라 폐, 눈, 근육 등에도 침범할 수 있는 질환이다. 중년 여성에서 흔히 발병하고 치료하지 않으면 10~20년 이내에 심각한 합병증을 가져올 수도 있다. 류머티스성 관절염에 대한 이해와 치료방법은 최근에 많이 연구되고 있고, 아직 완치에 대한 해답은 없지만 약물치료로 병의 속도를 늦추는 방법은 있다.

관절염이 더욱 진행할 경우 관절 주사를 맞을 수도 있는데 통증을 완화해주는 역할은 하지만 근본적으로 병의 진행을 막지는 못한다. 통증이 너무 심한 경우에는 인공관절 교체술을 실시하기도 한다.

퇴행성 관절염

무릎이나 엉덩이 관절에 염증이 생기는 노인성 질환

인체도 기계와 마찬가지로 수명이 오래되면 마모되어 고장을 일으키는 부분을 수리하거나 필요하면 교체를 해주어야 하는데 그 대표적인 예의 질병이 60대 이후에 흔히 나타나는 퇴행성 관절염이다.

가정주부인 60대 초반의 김 모 씨는 1년 전부터 걸을 때 오른쪽 무릎에 통증을 느꼈다. 통증 때문에 매일 30년 동안 아침마다 하던 조깅도 중단했지만 걸을 때 무릎을 찌르는 듯한 통증은 계속되었다. 약 5년 전부터 계단을 오르내릴 때 무릎에 통증을 조금 느꼈지만 별로 심각하게 생각하지 않았다. 하지만 지금은 아침운동을 못할 정도로 무릎이 아프고 요즘은 운동 부족으로 소화도 잘 안 되는 것 같고 몸무게도 3킬로그램 정도 늘었다. 6개월 전부터 주위에서 권유하는 관절에 좋다는 약을 약국에서 사서 복용하고 침도 맞아보았지만 도움이 되지 않았다. 한 달 전에는 유럽 여행을 다녀왔는데 그때 무리를 한 탓인지 지금은 오른쪽 무릎이 심하게 아파서 걸음을 걸을 수가 없었다.

김 씨는 과거 혈압이나 당뇨 등 만성 성인병을 앓지 않았고 현재 복용하는 약도 없었다. 담배나 술도 일절 입에 대지 않는 성실한 크리스천이었고, 무릎에 이상이 오기 전까지는 규칙적인 유산소 운동을 했다.

김 씨의 검진상 혈압과 맥박은 정상이었고, 몸무게는 77킬로그램에 키는 162센티미터로 비만에 속했다. 오른쪽 무릎이 부어 있었고 만질 때 열감을 느낄 수 있었다. 엑스선 검사상 관절의 변형이나 이상은 보이지 않았다. 김 씨는 퇴행성 관절염으로 진단받고 운동요법과 함께 소염제 치료를 시작했다.

퇴행성 관절염은 관절 연골에 퇴행성 변화가 일어나서 생기는 관절염으로 주로 몸무게를 받는 관절인 무릎이나 엉덩이 관절 등에서 염증이 생기고 시간이 흐르면서 관절의 변형에 이르는 아주 흔한 질병이다. 퇴행성 관절염의 진행과 가장 밀접한 관련이 있는 것은 노화다. 40세 이전에는 퇴행성 관절염이 거의 없지만 55세 이후에는 약 80퍼센트에서 퇴행성 관절염의 미세한 변화가 엑스선에 나타난다. 또 여성이 남성보다 2~3배 이상 퇴행성 관절염에 걸릴 위험이 높고, 과체중이나 유전도 관절염과 관계가 있다.

퇴행성 관절염 치료는 우선 관절에 휴식을 주어서 급성 염증 반응을 가라앉히는 것이 중요하다. 과체중에 속하는 경우는 적절한 운동요법을 병행하는 것이 중요한데 그 목표는 통증을 줄여서 신체의 활동력을 지속시켜서 체중 조절에 도움을 줄 수 있고 계속되는 관절의 손상을 예방하는 것이다. 운동은 수영이나 물에서 걷는 것과 같이 관절에 무리를 주지 않는 운동이 좋고 근력운동이나 관절을 펴줄 수 있는 스트레칭 등도 도움이 된다.

관절염이 진행되면 약물치료를 병행하면서 일상적인 생활을 유지할 수 있도록 하는 것이 중요하다. 또 무릎이나 엉덩이 관절인 경우 일상생활을 못할 정도로 관절염이 진행되면 인공관절 교체술을 실시하기도 한다.

통풍

요산 결정체가 반응하면서 일어나는 심한 염증

예전에는 '황제의 병'이라고 했던 통풍gout은 기름진 음식을 먹고 마음껏 술을 마실 수 있던 귀족 계층에서 흔했다고 한다. 요즘은 서구화된 식생활로 인해서 미국에 사는 한국인들에서도 통풍을 흔히 볼 수 있다. 통계에 의하면 미국인의 약 1퍼센트가 통풍을 앓고 있다. 특히 40~50대 남성에서 흔하고 여성에게는 드문 질병이다.

개인사업을 하는 50대 초반의 전 모 씨는 밤에 잠을 자다가 발가락에 심한 통증을 느꼈다. 통증이 너무 심했던 나머지 잠에서 깨어나서 보니 오른쪽 엄지발가락이 심하게 부어 있었다. 간밤에 한국에서 온 고등학교 동창과 어울려서 술을 마시고 들어왔는데 취기에 발가락을 다쳤다고 생각하고 약장 속에 있던 타이레놀 두 알을 꺼내 삼켰다. 하지만 통증은 전혀 가라앉지 않고 계속되었고 점점 더 심해져서 밤새 한숨도 잘 수 없었다. 결국 아침에 일어나자마자 병원을 찾아왔다.

전 씨는 평소 고혈압을 앓았지만 약물로 잘 조절되었고, 고지혈증으로 2년 전부터 약을 복용하고 있었다. 담배는 피우지 않지만 술은 가끔 마시는데 한번 마시면 과음하는 편이다. 운동은 평소에 열심히 했지만 육식을 즐겼다.

검진상 전 씨는 오른쪽 엄지발가락 상단부가 심하게 부어 있었으며 열이 많이 났고 만질 때 심한 통증을 호소했다. 엑스선 검사상 골절은 없었다.

전 씨는 통풍성 관절염gouty arthritis으로 진단받고 통풍에 관한 약을 처방받았다. 전 씨의 증상은 즉시 호전이 되었고, 다음 날부터 업무를 시작할 수 있었다. 전 씨는 혈액검사에서 혈중 요산 농도가 높게 나왔고 이에 따라 예방 목적으로 통풍약을 계속 복용하도록 권유받았다.

통풍이 생기는 원리는 혈중 요산 수치가 지속적으로 높을 때 요산 결정체urate crystal가 만들어지는데 혈액 속의 백혈구에 이 결정체가 반응하면서 심한 염증 반응이 일어나는 것이다. 이 때문에 관절이 붓고 화끈화끈 달아오른다. 흔히 발생하는 부위는 족관절 등인데 드물게 무릎관절에 생기기도 하고 신장이나 요로 부위 요산이 침착해서 요로 결석을 만들기도 한다.

통풍을 일으키는 원인 물질인 요산은 퓨린이 많이 함유된 음식(동물의 내장이나 청어, 고등어와 같은 생선류)을 많이 먹는 경우에도 생성될 수 있고, 우리 몸의 정상적인 대사를 통해서도 만들어진다. 따라서 음식 조절만으로는 예방에 한계가 있고, 신체 내에서 만들어지는 것을 억제하는 약물치료를 병행하는 것이 바람직하다.

과거에는 통풍 치료를 받지 못하고 오랫동안 통풍이 재발해서 관절에 큰 결절이 형성되는 것을 볼 수 있었는데 요즘은 조기 치료로 이런 환자를 거의 볼 수 없다. 통풍 증상이 의심될 때는 빨리 약물치료를 시작하는 것이 중요하다.

골다공증

체중부하 운동과 칼슘 섭취로 예방

인간의 수명이 길어지면서 과거에는 인생의 종점이라고 보던 60세 환갑을 이제는 새로운 인생의 시작으로 보는 시각이 많다. 따라서 고령화 사회에 흔한 질병들이 많이 나타나고 있는데 그 대표적인 질병들이 여성은 골다공증이고, 남성은 전립선암이다. 두 질병의 공통점은 젊은 사람에서는 볼 수 없는 질환이라는 것과 그 발생 빈도가 고령화에 정비례해서 증가한다는 것이다.

은퇴한 60대 중반의 여성 박 모 씨는 두 달 전 건널목에서 길을 건너다가 넘어져서 손목이 부러지는 사고를 당했다. 은퇴 후 선상에 대한 관심이 남달랐던 박 씨도 막상 손목뼈가 부러지는 사고를 당하고 나니 골다공증에 대한 의문이 생겼다.

2개월 후 깁스를 풀고 박 씨는 의사를 찾아가 골다공증에 관한 검사를 받았는데 그 결과 심한 골다공증이 있다는 이야기를 들었다.

골다공증이란 나이가 들어감에 따라 뼈가 약해지는 현상을 말한다. 우리 몸의 뼈는 출생 때부터 끊임없이 생성과 소실을 동시에 한다. 대개 30대 초반부터는 뼈의 소실이 생성보다 더 우세해지면서 골다공증이 생긴다. 여성은 폐경 후 평균 5년 이내에 50퍼센트의 골 소실이 이루어진다.

폐경이 일찍 온 경우나 난소적출술을 젊은 나이에 받았다면 골다공증의 위험이 높다고 볼 수 있다. 남성의 경우는 노화로 인한 고환의 위축이 골다공증의 가장 중요한 원인이다. 인종적으로 보면 백인과 동양인들은 흑인에 비해서 골다공증 발생이 많다고 보는데 유전적인 이유도 있지만 동양인의 상당수가 우유를 흡수할 수 없는 유당불내성인 경우가 많아서 칼슘 섭취가 적고 타민족에 비해 운동을 적게 하기 때문이라고 본다.

골다공증 위험인자는 가족 중에 골다공증 환자가 많은 경우와 칼슘이 많이 포함된 음식, 즉 유제품이나 신선한 채소 등을 먹지 않은 경우도 위험이 높다. 만성 천식 환자가 사용하는 스테로이드 제제를 장기간 사용하는 경우도 골다공증의 위험이 높다.

골다공증을 예방하는 방법은 우선 운동과 칼슘 섭취량을 늘리는 것이다. 특히 조깅 같은 체중부하 운동이 중요하고, 칼슘은 폐경기 후 일일권장량이 1,500mg인데 1,000mg은 칼슘 정제로 섭취하고 나머지 500mg은 음식물로 보충하도록 한다. 또 칼슘을 복용하더라도 장에서 모두 흡수가 되는 것이 아니므로 흡수를 증가시키기 위해서 비타민 D를 같이 복용하는 것이 좋다.

골다공증 진단을 받게 되면 이에 대한 치료를 받아야 하는데 그 대표적인 약물이 에스트로겐이다. 과거 30년 이상 복용되어 왔고 한때는 '늙지 않는 약'으로 널리 알려졌지만 최근에 발표된 연구결과 유방암과 심혈관 질환을 증가시키는 것으로 알려져 사용이 많이 줄었다. 시판되는 골다공증 약도 복용할 때는 전문가와 상담하는 것이 필요하다.

털관절 질환

20~30대 젊은 여성에게 발병하는 안면 통증

40대 중반의 여성 박 모 씨는 아침에 일어나서 이를 닦던 중 오른쪽 귀에 심한 통증을 느꼈다. 통증이 너무 심해서 타이레놀을 먹었지만 귀 통증은 사라지지 않았고, 음식을 먹기 위해서 입을 벌리면 증상이 더 심해졌다. 박 씨는 귀에 이상이 생겼다고 생각하고 이비인후과에 찾아갔지만 귀에는 아무런 이상이 없다는 이야기를 들었다. 박 씨는 젊어서부터 치아를 심하게 가는 습관이 있었다.

이학적 검진상 박 씨의 안면 좌우가 비대칭으로 보였고, 입을 벌린 상태에서 우측 턱관절을 만질 때 통증이 왔다. 육안으로 볼 때 턱관절이 부어 있지는 않았다.

박 씨는 턱관절 질환으로 진단을 받고 이것이 두통의 원인이 될 수도 있지만 귀 자체의 통증과는 무관하다는 말을 들었다. 또 치아를 심하게 가는 것은 장기적으로 볼 때 만성 턱관절 질환이 될 수 있기 때문에 관절교합장치를 쓰고 잠을 잘 것과 통증이 심할 경우에는 약물치료를 시작하도록 했다.

턱관절 질환은 주로 20~30대 젊은 여성들에서 안면 통증의 원인으로써 두통 다음으로 흔하다. 주된 증상으로는 통증이 귀나 턱, 혹은 경추 부위로 전달되고 음식을 씹을 때 둔통이 나타난다. 때로는 환자 자신도 턱관절의 이상을 모른 채 만성 두통으로 오인하는 경우도 있다. 증상은 스트레스가 심할 때 더 자주 나타난다.

턱관절 질환의 진단은 대개 병력과 이학적 검진으로 가능하기 때문에 엑스레이나 MRI 검사가 필요 없지만 치아의 이상을 보거나 악관절 디스크의 위치나 모양을 보기 위해서 추가적인 방사선검사를 할 수도 있다.

턱관절 질환의 치료는 감염이나 류머티스성 관절염과 같은 염증 질환이 아닌지 구별하는 것이 중요하고, 최근에 스트레스를 받은 일이 있는지 물어보아야 한다. 또 수면 중 치아를 가는 습관이 있는 경우는 교정을 해주어야 한다. 부드러운 턱 운동은 증상 완화에 도움을 줄 수 있다.

증상이 지속되는 경우는 진통제를 쓸 수 있는데 일반적으로 타이레놀이나 소염 진통제를 쓰고, 심한 경우는 근육이완제를 함께 쓸 수도 있다. 약물치료에 효과가 없을 때는 외과적인 교정이 필요할 수도 있다. 특히 턱관절 내 심한 관절염이나 구조적인 이상이 있는 경우에는 경험이 많은 외과의사에게 수술을 받는 경우 통증 완화 효과를 볼 수 있다는 연구결과가 있다.

오십견

주사와 물리치료 병행해야

치과의사인 50대 중반의 안 모 씨는 약 한 달 전부터 오른쪽 어깨에 심한 통증을 느꼈다. 또 오른쪽 팔을 올릴 수 없어서 아침저녁으로 옷을 갈아입기가 어려웠다. 아침마다 머리 빗질을 할 수가 없어서 왼손으로 빗질을 해야 했다. 지난 일주일간은 어깨 통증이 너무 심해서 잠을 거의 잘 수 없었고, 약국에서 타이레놀이나 모트린을 사서 복용했지만 효과는 크게 없었다. 사우나나 마사지를 해보았지만 증상은 좋아지지 않았다. 안 씨는 이러다가는 앞으로 어깨를 못쓰게 되는 것이 아닌가 불안해서 병원을 찾아왔다.

안 씨는 당뇨병을 10년 정도 앓았지만 식사 및 운동 조절과 약물치료로 잘 조절되고 있었고 당뇨로 인한 합병증도 없었다. 담배나 술은 당뇨병 진단 후에 끊었고, 일주일에 두 번은 집 근처 산을 찾아 등산하는 등 운동을 소홀히 하지 않는 편이었다.

검진상 오른쪽 어깨를 올리는 데 심각한 제한이 있었고, 의사의 도움을 받고도 어깨를 올릴 수가 없었다. 어깨 부위에서 덩어리는 만져지지 않았고, 누를 때 통증이 유발되었다. 엑스선 검사는 정상이었다. 안 씨는 일단 오십견adhesive capsulitis으로 진단을 받고, 어깨관절 주사를 맞았다. 또 스스로 할 수 있는 물리치료 방법을 교육받고 주사 치료의 효과를 극대화하기 위해서 당분간 소염제를 복용하도록 했다.

오십견五十肩이란 글자 그대로 50대 이후에 자주 생기는 어깨관절이 굳어지는 질환을 말하는데 인구의 약 2~5퍼센트에서 일생에 한번쯤은 겪을 만큼 흔한 질환이다. 어깨가 굳는다는 의미로 동결견凍結肩, frozen shoulder이라고도 하는데 그 원인이 분명하지는 않지만 여성에서 폐경기 이후에 많이 오기 때문에 호르몬 변화와 관계가 있고 유전적인 영향도 있는 것으로 생각된다.

오랫동안 웅크린 자세로 일하는 경우도 오십견의 원인이 될 수 있다. 다른 관절 질환과 마찬가지로 6:4의 비율로 여성에게 더 흔하고, 당뇨병 환자에서 5배 정도 더 자주 발생한다.

오십견은 시간이 지나면 치료를 하지 않아도 저절로 좋아지는 경우가 많지만 그 기간이 2년 이상 걸릴 수 있고 그 사이 환자가 겪는 고통이 몹시 심하기 때문에 대부분 환자가 병원을 방문할 때 치료를 시작한다. 치료는 물리치료만으로도 효과를 볼 수 있지만 관절주사와 물리치료를 병행하면 치료가 빠르고 치료 효과가 크기 때문에 통증이 심한 경우는 관절주사 후 물리치료와 소염제를 병행한다. 위와 같은 치료 후에도 증상이 좋아지지 않으면 MRI와 같은 정밀 검사를 해서 다른 어깨 질환이 동반되지 않았는지 살펴볼 필요가 있다.

요통

세대별로 다양한 원인으로 발생

이삿짐 운송업을 하는 50대 중반의 남성 김 모 씨는 3주 동안 지속되는 허리 통증으로 고통을 겪어왔다. 처음에는 작업 후에 오는 일시적인 통증으로 생각하고 대수롭지 않게 생각했으나 시간이 흘러도 통증은 가라앉지 않고 더 심해졌으며 지난 일주일 동안은 통증 때문에 잠을 잘 수가 없었다. 또 통증이 다리 뒤쪽으로 타고 내려오는 것을 느꼈다. 의사를 찾아간 김 씨는 허리 정밀 검사를 받고 통증의 원인이 일반인들에게 허리 디스크로 알려진 추간판 탈출증으로 진단을 받았다.

요통은 전체 인구의 약 80퍼센트에서 한번은 겪게 되는 매우 흔한 질환이다. 요통의 빈도는 20~40대에 가장 흔하지만 허리 통증의 정도는 60대 이후에 올 경우 더 심한 것으로 알려져 있다.

허리 통증의 원인은 나이에 따라 조금씩 다르다. 예를 들면, 20~30대에 오는 허리 통증의 원인은 허리 근육의 이상으로 인한 요추 염좌lumbar sprain나 디스크 질환 등이 흔하고, 60대 이후에는 골다공증과 관절염이 오면서 척추강이 좁아지는 척추강 협착증spinal stenosis이나 디스크 질환 등이 동시에 오는 경우가 많다. 평소에 골다공증을 심하게 앓고 있는 경우 척추뼈가 내려앉는 질환인 척추뼈 압박골절vertebral compression fracture이 올 수 있다. 그 외에는 드물지만 척추뼈의 감염이나 종양이 뼈로 전이되는 경우도 허리 통증을 호소할 수 있다.

이처럼 요통의 원인은 다양하기 때문에 그 원인을 아는 것이 가장 중요하다. 일반적으로 요추 염좌인 경우 허리를 심하게 쓰는 일이 아니면 정상적인 일을 할 수 있으며, 오히려 절대안정을 하는 것이 회복을 지연시킬 수 있다. 허리 디스크나 척추강 협착증은 심한 정도에 따라서 치료방법을 결정하는데 일차적으로 약물치료와 물리치료를 하고 호전이 없을 경우에는 허리에 스테로이드 성분의 주사를 맞아볼 수 있다. 수술은 마지막 방법으로 시행하는데 요추 질환이 한두 군데로 국한되어 있어서 증상을 유발하는 원인이 분명한 경우는 수술 후 후유증이 적고 완치도 가능하지만 여러 부위에 요추 질환이 있는 경우는 수술 후에도 통증이 지속될 수 있다. 골다공증이 흔한 한국 여성들에서 흔한 척추뼈 압박골절로 인한 심한 요통은 조기에 발견해서 치료하면 통증을 현저하게 완화시킬 수 있다.

허리 통증 때문에 일일이 병원을 찾을 수 없어 소염제 등으로 통증을 가라앉힐 수도 있지만 다음과 같은 경우는 반드시 전문의를 찾도록 한다. 첫째는 밤에 누워 있을 때도 허리 통증이 가라앉지 않고 계속되는 경우다. 둘째는 다리에 힘이 빠지거나 배변, 배뇨, 성기능에 갑작스러운 이상이 오는 경우다. 셋째는 하지에 감각신경의 이상과 함께 통증이 허리에서 다리로 타고 내려가는 경우다. 이런 경우는 척추 질환으로 신경계의 손상이 있거나 척추뼈 압박골절 등이 왔을 수 있다.

고관절 골절

보행 능력 회복 불가능한 합병증 주의

인간의 수명이 길어지면서 각종 암이나 심장병, 중풍과 같은 심혈관 질환의 빈도가 급격히 증가하고 있다. 이와 함께 증가되는 질병이 골다공증으로 인한 고관절(엉덩이 뼈와 다리뼈 사이의 관절) 골절을 포함한 각종 골절이다. 고관절 골절은 다른 부위의 골절에 비해서 높은 사망률과 합병증 때문에 이를 예방하기 위한 사회적 접근이 필요하다.

70대 중반의 여성 김 모 씨는 아파트 계단을 걸어 내려오다가 미끄러졌다. 처음에 넘어져서 주저앉은 후 통증 때문에 엉덩이와 다리를 움직일 수 없었고 일어나서 걸을 수도 없었다. 심한 통증 때문에 병원을 찾아온 김 씨는 엑스선 검사상 우측 고관절 골절hip fracture이 보였다. 병원에 입원한 김 씨는 수술을 받아야 했다.

고관절이란 엉덩이뼈와 다리뼈 사이의 관절을 말하는데 고령인 경우 골다공증이 진행된 상태에서 넘어지거나 외상을 입을 때 쉽게 부러질 수 있다. 고관절 골절은 미국에서 1년에 35만 건 이상 발생하고 그중 약 4분의 1은 골절 후 1년 내에 각종 합병증으로 사망한다. 고관절 골절 환자의 절반 이상은 사고 전의 보행능력을 회복할 수 없다는 통계가 있다. 2050년경에는 미국 내 고관절 골절 환자의 숫자가 65만 명으로 늘어날 것으로 예상하고 있다. 따라서 노인층은 고관절 골절 예방이 매우 중요하다.

고관절 골절은 65세 이상부터 증가하기 시작해서 85세 이상이 되면 그 빈도가 급격히 증가한다. 특히 평소에 골다공증이 심한 환자에서 많이 발생하고, 여성에서 더 흔하다. 그 외 골다공증을 악화시키는 요인인 흡연, 과도한 음주, 장기간 스테로이드제를 사용하는 경우도 위험이 높다. 또 시력 장애, 무릎이나 허리 관절염으로 보행에 장애가 있는 경우, 중풍 후 하지의 움직임이 부자연스럽거나 뇌의 조정기능이 떨어져 있는 경우는 쉽게 넘어질 수 있는데 이때 더욱 고관절 골절을 주의해야 한다.

고관절 골절은 조기에 진단해서 가급적 빠른 시간 내에 수술을 받는 것이 바람직한데 특별한 내과적인 문제가 없으면 입원 24시간 내에 수술하는 것이 좋다. 고관절 골절 환자는 수술 후 회복기간 동안 거동을 제대로 할 수 없어서 폐렴이나 하지혈전, 욕창 등의 내과적 합병증이 쉽게 올 수 있으므로 주의가 필요하다.

고관절 골절은 일단 발생하면 그 자체로 고령 환자에게 큰 위험이 되기 때문에 예방하는 것이 중요하다. 골다공증이 진단된 경우는 골다공증약을 복용하면서 골다공증이 더욱 악화되는 것을 막을 수 있다. 또한 시력 교정을 정기적으로 받아야 한다. 목욕탕에 미끄럼 방지 매트를 부착하거나 좌변기나 샤워실에 손잡이를 설치하고, 거실 바닥의 어지러운 물건들은 자주 정리해서 발에 걸려 넘어지지 않게 주의한다. 관절염이 심한 경우는 지팡이나 보행기를 사용하면 예기치 않게 넘어지는 것을 예방할 수 있다.

손목굴 증후군

자다가 손이 저려 잠이 깰 정도

현대에는 새로운 직업들이 많이 생겨나면서 직업에 따른 새로운 병들이 생겨나는 것을 볼 수 있다. 따라서 이들 질환들에 대한 진단과 치료도 발전해 왔고 이를 예방하는 방법도 활발히 연구되고 있다.

대기업에서 컴퓨터 프로그래머로 일하는 40대 후반의 김 모 씨는 평소 건강한 편이었다. 약 3개월 전부터 양손에 힘이 적어지고 가끔 저려오는 것을 느끼다가 최근에는 잠자던 중에도 손이 저려서 잠을 깰 정도로 증상이 심해졌다.

손바닥이 저릴 때마다 손을 털어주면 증상이 사라졌고 가끔 증상이 있을 때마다 팔과 어깨로 통증이 전달되는 것도 느꼈다. 김 씨는 과거에 별다른 질병이 없었고 가족 병력도 없었다. 담배는 전혀 피우지 않고 가끔 와인을 즐기는 편이다. 운동은 일주일에 한 번 정도 골프를 치는데 최근에는 손이 저려서 쉬고 있다.

김 씨는 중풍의 초기 증상일 수도 있다는 생가에 뇌 사진도 찍고 경추 부위의 정밀 검사도 받았는데 정상이라는 통보를 받았다. 증상은 최근 2주 동안 점점 더 심해져서 더 이상 일을 못할 정도였다.

김 씨를 검진한 결과, 혈압과 맥박은 정상이고 이학적 검사도 별다른 이상이 없었다. 하지만 정중신경median nerve을 자극했을 때 저린 통증이 오는 자극검사가 양성이었고, 저린 증상이 새끼손가락에는 오지 않는 것이 특징이었다. 김 씨의 증상과 검사 결과를 바탕으로 손목굴 증후군으로 진단하고, 적절한 스프린터를 처방하고 증상 완화 치료를 했다. 치료 후 김 씨는 본업으로 돌아갈 수 있었다.

통계에 따르면 손목굴 증후군carpal tunnel syndrome은 미국인의 약 4퍼센트에서 진단된다. 여성에서 더 흔한 것으로 알려져 있고, 단일 신경 질환으로는 가장 흔하다. 원인은 정중신경을 감싸는 내막의 압력 때문에 신경을 눌러서 생기며, 오랫동안 컴퓨터를 사용하거나 장거리 운전을 하는 직종에서 자주 발생을 하는 것을 볼 수 있다.

많은 경우 위의 증례처럼 병력이나 이학적 검사로 잠정 진단이 가능하고 치료할 수 있지만 근전도 검사나 MRI 검사가 필요한 경우도 있다. 다른 원인으로 인해서 손이 저릴 수도 있으므로 반드시 전문가에게 검진을 받아 보는 것이 중요하다.

치료는 초기에는 특수 스프린터나 운동치료로 증상의 완화를 볼 수 있지만 증상이 심해지면 국소주사나 약물치료가 필요할 수 있고, 약 3분의 1의 경우에서는 수술적인 치료가 필요할 정도로 병이 진행될 수 있다. 따라서 예방이 중요한데 컴퓨터 프로그래머나 장거리 트럭 운전사와 같이 손목을 반복적으로 사용하는 직업에 종사하는 사람은 손목을 감싸줄 수 있는 특수 장갑을 끼고 작업하는 것이 좋다. 또 조기 진단이 중요하고 일단 진단이 나오면 병이 더 진행되기 전에 치료를 받아야 한다.

족저근막염

발뒤꿈치 통증 심해

우리 민족의 정서를 잘 표현한 대표적 노래인 아리랑의 가사를 보면 '나를 버리고 가시는 님은 십리도 못 가서 발병 난다.'라는 부분이 있다. 여기서 말하는 '발병'을 진료 중에 드물지 않게 볼 수 있는데 이 질환은 환자 자신도 질병인지 모르고 지나가는 경우가 많다.

10대 때 미국으로 이민 온 40대 중반의 김 씨는 우체국에서 20년간 근무해왔다. 김 씨에게는 오랫동안 앓아온 지병이 있는데 걸을 때마다 발 뒷부분이 아파서 걸음을 제대로 걸을 수 없는 것이다. 특히 아침에 일어난 후 침대에서 내려올 때나 의자에 오래 앉아 있다가 일어설 때면 발바닥이 아팠고 조금 걷고 나면 통증이 줄어들었다. 또 오랫동안 서 있으면 발바닥 통증이 심해서 앉아야 했다. 발바닥이 아파서 오래 걸을 수 없기 때문에 골프 같은 운동은 꿈도 꿀 수 없었다.

김 씨는 혈압 때문에 지난 5년간 약을 복용하고 있으며 잘 조절되는 편이었다. 몸무게는 80킬로그램으로 과체중에 속했다. 발바닥이 아파서 직장일 이외에는 거의 운동을 못하고 있고, 담배는 일주일에 한 갑 정도 피우며 술은 거의 마시지 않는다. 김 씨는 오랫동안 무거운 우편물을 운반하는 일을 하다가 5년 전 발바닥이 아파서 사무직으로 전환했다.

검진 시 혈압과 맥박 등 이학적 검사는 정상이었고 족저足底(발바닥)를 만질 때 심한 통증을 느꼈다. 특히 발바닥 뒷부분의 통증이 심했고, 통증은 발가락 쪽으로 타고 내려갔다. 일단 김 씨의 병력과 이학적 검사를 근거로 족저근막염plantar fasciitis으로 진단을 하고 치료에 들어갔다.

족저근막염(발뒤꿈치 통증 증후군)은 발바닥 근육을 싼 근막에 염증이 생기는 질환을 말한다. 이는 성인이 발의 통증을 호소하는 가장 흔한 원인이다. 통증은 위의 증례처럼 오래 앉아 있거나 아침에 침대에서 내려올 때 심한 발바닥 통증을 느끼고, 뛰거나 오래 서 있을 때도 통증을 느끼게 된다. 주로 운동을 많이 하는 경우나 치수가 맞지 않는 신발을 오래 신어 발생할 수 있다. 또 김 씨의 경우처럼 오랫동안 무거운 물건을 많이 운반하거나 오래 서서 일하는 직업을 가진 경우도 발병할 수 있다.

치료를 시작하기 전 엑스선 사진을 찍어 뼈에 이상이 없는지 확인하는 것도 중요하다. 치료는 일차적인 원인을 밝혀야 하는데 과체중이 원인인 경우는 체중 조절이 필요하고 발바닥에 무리를 많이 주는 직업에 종사하는 경우에는 업무나 직업을 바꾸는 것도 고려해야 한다.

증상이 심한 경우에는 운동을 줄이고 발을 쉬어 주는 것이 중요하며, 얼음으로 아픈 부위를 20분간 하루 4번 정도 마사지하는 것도 도움이 된다. 또 염증을 가라앉히는 소염제나 발바닥을 보호하는 신발도 착용해 볼 수 있다. 발 운동은 족저근막염 치료에서 중요한 부분인데 운동법을 배워 하루 2회 이상 집에서 하면 도움을 받을 수 있다.

✻✻✻

여성에게 흔한 질환

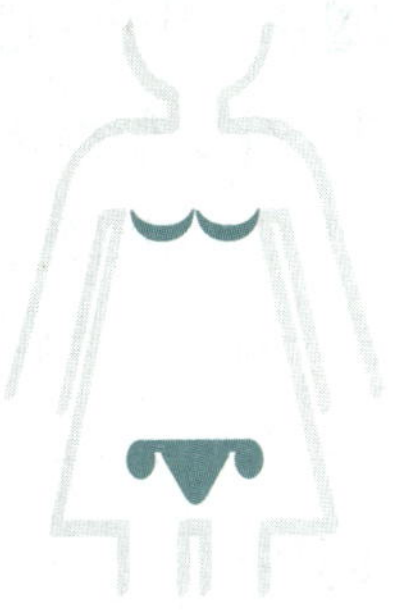

미국 의학계에서 여성 건강을 별도로 다루기 시작한 것은 불과 10여 년 전부터다. 여성들만 앓는 질병, 즉 유방암이나 자궁암 등에 관한 연구는 그동안 꾸준히 이루어졌지만 남녀에게 공통적으로 나타나는 심혈관 질환 등은 백인 남성 위주로 연구가 이루어져 왔다. 하지만 15년에 걸쳐 진행된 여성 건강에 관한 연구women's health initiative가 발표되면서 심혈관 질환, 암, 골다공증 등 폐경기 여성들에게 흔한 질병에 대한 의학계의 인식을 넓혀주었다.

이런 장기간에 걸친 대규모 연구의 결론은 폐경기 여성이 여성호르몬 제제를 장기간 복용을 하게 되면 심장 질환이나 뇌졸중의 위험을 증가시킬 뿐 아니라 유방암이나 폐암 등에 걸릴 확률을 높인다는 것이다

(이 연구결과가 발표되기 전에는 여성호르몬 제제가 노화를 지연시키고 심장병을 예방해준다고 믿었는데 이것은 제대로 된 임상연구가 얼마나 중요한지를 가르쳐준다). 그 결과 지난 수년 동안 미국에서 여성호르몬 복용이 크게 줄었고 이에 따라서 유방암의 발병빈도가 감소하는 결과를 보이고 있다.

미국 심장학회에서는 심혈관 질환이나 당뇨, 만성 신부전증과 같은 내과 질환을 앓는 여성은 다음 사항에 주의하도록 권유한다.

고지혈증은 심혈관 질환의 재발 위험을 높이기 때문에 낮추도록 한다. 특히 리피톨lipitor과 같은 스타틴statin 제제를 사용하게 되면 심혈관 질환의 재발을 크게 줄일 수 있다. 베이비 아스피린은 출혈의 위험이 없는 경우 매일 한 알씩 복용한다.

혈압 조절은 매우 중요한데 내과 질환이 없는 경우는 140/90mmHg, 당뇨나 심장 질환, 신부전 등을 앓고 있으면 더 낮추도록 한다.

엽산이나 비타민 C와 같은 항산화 비타민은 심장병을 예방하는 데 전혀 도움이 되지 않는 것으로 밝혀졌다. 그 외에도 여성호르몬이나 비타민 E와 같은 항산화 비타민은 여성에서 치매 예방 효과가 없는 것으로 보인다.

질염

심한 가려움증으로 시작

질염vaginitis은 여성에게 매우 흔한 질환이다. 질염의 종류는 다양하고 특징도 모두 다르기 때문에 환자마다 호소하는 증상이 조금씩 다르다. 하지만 공통적으로 여성의 질 부위에 심한 가려움증으로 시작해서 심한 냄새가 나거나 분비물이 나오는 등의 증상을 호소한다. 질염은 종류에 따라서 치료가 달라지기 때문에 그 원인을 잘 파악하는 것이 중요하다.

가장 흔한 질염은 곰팡이에 의해서 유발되는 칸디다candida성 질염인데 전체 질염의 약 40퍼센트 정도를 차지하는 것으로 알려지고 있지만 실제 정확한 숫자는 파악하기 어렵다. 그 이유는 많은 환자들이 병원을 찾기 전에 처방 없이 약을 사서 치료하기 때문에다. 칸디다성 질염은 주로 월경기 여성에서 발생하고 여성호르몬을 복용하지 않는 여성이나 월경 전 여성에서는 드물다.

칸디다성 질염의 가장 흔한 증상은 가려움증이다. 또 소변볼 때 통증을 느끼거나 성관계 시 통증이 있고, 질 부위가 발갛게 부어오를 수도 있다. 분비물은 없을 수도 있지만 일반적으로 희고 진한 분비물이 나온다.

칸디다는 피부나 입, 질에 있는 곰팡이의 일종인데 약물이나 외상, 스트레스 등에 의해서 면역기능이 약해지면 증식해서 증상을 나타낸다. 칸디다성 질염이 자주 걸리는 경우를 보면 지나친 항생제의 사용으로 인체 내의 유리한 세균을 죽일 수도 있는데 이 때문에 곰팡이 균의 지나친 증식을 가져와서 칸디다성 질염을 유발할 수 있다는 것을 알 수 있다.

피임약을 복용하거나 피임도구를 사용할 때도 질염의 위험이 증가하고, 당뇨병이나 임신과 같이 면역기능이 감소되는 경우에도 질염에 쉽게 걸릴 수 있다. 칸디다성 질염은 성관계에 의해서 전염되지 않기 때문에 성관계를 자주 하더라도 그 빈도가 증가하지 않는다.

세균성 질염은 젊은 여성에서 매우 흔한데 불편하고 심지어 심각한 성병의 위험을 증가시킬 수 있다. 따라서 질염 증상이 나타나면 일단 의사와 상의를 하는 것이 중요하다.

세균성 질염도 칸디다성 질염과 마찬가지로 질 내의 세균 숫자와 종류의 변화에 따라서 발병하는데 정상적으로 질에 존재하는 락토바실라이lactobacilli라는 균의 숫자가 감소하고 세균이 과다하게 증식하면서 질염에 걸리게 된다.

배란기 여성에서 가장 흔한 질염인 세균성 질염은 여러 명과 성관계를 갖거나 질 세척을 자주 할 때 걸릴 위험이 높으며, 흡연자에서 흔하다. 하지만 성관계를 전혀 하지 않았더라도 세균성 질염에 걸리는 경우가 있기 때문에 성병으로 분류되지 않는다.

세균성 질염의 약 50~75퍼센트에서는 증상이 없지만 증상이 있는 경우에는 '물고기가 썩는 듯한 악취'와 함께 질 분비물이 나오는 것이 특징인데 특히 성교 시에 심한 냄새가 난다. 이는 알칼리성인 정액과 섞였을 때 활기성인 지방산과 아민이 유리되면서 악취를 유발하기 때문이다. 또 성교할 때나 소변볼 때 통증이 있을 수 있고 질 부위가 가렵고 붉게 변하며 붓는다.

세균성 질염은 그 자체는 해롭지 않지만 임산부에서 발병하는 질염은 조산을 유발할 수 있고, 질염을 치료하지 않고 자궁제거술이나 유산할 경우에는 수술 부위에 감염 위험을 증가시킨다. 또 세균성 질염을 앓게 되면 질 내의 상피세포 파괴로 에이즈나 헤르페스, 임질과 같은 성병 등이 쉽게 전염된다. 따라서 세균성 질염으로 인한 증상이 심한 경우나 자궁수술 등을 앞둔 경우는 반드시 약물치료를 하도록 한다. 남성 배우자에 대한 치료는 할 필요가 없다.

세균성 질염을 예방하기 위해서는 질 내 세척을 하지 않는 것이 좋다. 질 내는 정상적으로 건강한 세균이 자라고 있다고 보면 된다. 또 성관계를 여러 명과 가지는 것은 세균성 질염뿐 아니라 성병에 걸릴 수 있는 위험을 증가시키므로 주의해야 한다. 마지막으로 세균성 질염을 치료할 때는 증상이 호전되더라도 약을 끝까지 복용하는 것이 중요하다.

젊은 여성에서 흔한 질염을 구분하기가 쉽지는 않지만 다음 몇 가지 사항을 알아두면 도움이 된다. 칸디다성 질염은 일반적으로 진한 분비물이 나오면서 냄새가 없지만 세균성 질염은 악취가 나고 분비물이 칸디다성 질염에 비해서는 묽다.

경구피임약

잘 알고 복용해야

경구피임약 개발이 여성해방운동의 촉진에 큰 역할을 했다고 보는 견해가 있다. 즉, 경구피임약으로 인해서 '여성은 스스로 자기 육체의 완전한 주인이 되어야 하고, 원하는 아이는 축복 속에서 태어나야 한다.'라는 말이 가능해진 것이다. 이 말은 최초의 피임도구를 만든 미국의 간호사이자 여성운동가인 마거릿 생거 여사의 말이다.

결혼을 앞둔 20대 후반의 직장 여성 나 모 씨는 피임약 복용을 상의하기 위해 병원을 찾아왔다. 나 씨는 자신의 월경 주기가 결혼식 날짜와 겹치기 때문에 그 불편함을 줄이고, 결혼 후 1년 동안은 아이를 갖지 않고 신혼을 즐기고 싶어서 경구피임약을 복용하기로 결정했다. 하지만 주위에서 피임약을 먹으면 암에 걸릴 확률이 높고 살도 찐다고 해서 망설이다가 의사를 찾아왔다.

현재 가장 성공률이 높은 피임방법은 경구피임약으로 제대로 복용할 경우 거의 100퍼센트에 가까운 피임률을 보인다. 다시 말하면 이 방법은 아이를 원할 때 원하는 시간에 가지게 할 수 있는 가장 좋은 방법이다. 흔히 복용하는 피임약은 복합제제 경구피임약인데 두 가지 호르몬(황체호르몬과 난포호르몬)을 합성해 만든 것으로 3주 동안 하루에 한 알씩 복용한다. 그 다음 7일간은 복용을 중지하는데 이 기간에 월경 비슷한 출혈이 약간 있기도 한다. 3주 동안 약을 빠뜨리지 않고 복용하면 약을 먹지 않은 일주일 동안은 임신이 되지 않는다. 하지만 중간에 약을 하루라도 빠뜨리게 되면 호르몬 분비로 배란이 되어 임신될 수 있다. 이를 방지하려면 하루를 걸렀을 때는 12시간 내에 2알을 먹으면 황체호르몬 분비를 막아서 피임 상태를 유지할 수 있다. 만약 12시간이 지났으면 7일 동안 혹은 나머지 정제를 모두 복용할 때까지 성관계 시 콘돔 등을 사용해야 한다.

경구피임제의 부작용은 오심, 구토, 유방통, 체중 증가, 소화 장애 등이 많은데 이는 피임약 복용 시 체내 대사, 심혈관계 등에 영향을 미치기 때문이다. 하지만 요즘 사용되는 경구피임제의 경우 난포호르몬의 용량을 줄임으로써 부작용이 많이 줄어들었다. 또 유방암을 증가시킬 수 있다는 가설도 경구피임제의 영향보다는 유방암 조기 검진이 일반화되면서 암을 조기 발견하는 사례가 늘었기 때문이라는 주장이 더 일리가 있다. 오히려 경구피임제는 자궁내막암과 난소암의 빈도를 더 줄이는 것으로 보고되고 있다. 또 월경통을 줄여주고, 월경으로 인한 빈혈을 예방하며, 골반 내 염증 질환을 줄여주는 역할을 한다.

하지만 경구피임약을 복용할 때는 다음 사항을 주의하자.

35세 이상의 흡연자는 심혈관 질환, 특히 하지 혈전을 증가시키므로 경구피임약을 피하는 것이 좋다. 현재 임신 계획 중이거나, 중풍을 앓았거나, 급성 간 질환을 앓고 있거나, 혈중 중성지방이 아주 높은 경우, 과거에 유방암이나 자궁암을 앓은 경우는 경구피임약을 복용하지 않는 것이 좋다. 또 월경의 양이 비정상적으로 많은 경우도 다른 이상이 있는지 검사한 후에 피임약 복용을 결정해야 한다.

유방암

엑스선, 촉진, 자가 진단으로 조기 발견 가능

현대 의학의 오랜 숙제는 암을 정복하는 것이라고 할 수 있다. 대부분의 암은 진행된 상태에서 발견되면 치료가 어렵고, 발달한 현대 의학도 수명을 연장할 수는 있어도 완치하기는 어려운 경우가 많기 때문에 의학계에서는 암의 조기 발견에 많은 힘을 쏟고 있다. 특히 위암, 대장암, 유방암, 폐암 등은 초기에 발견하면 완치할 수 있기 때문에 미국에서는 어떤 암을 조기에 발견하기 위해서 무슨 검사를 받을 것인지에 대한 연구가 활발히 이뤄지고 있다. 그 결과 특정 암에 대한 조기 발견이 실제로 이루어지고 있고, 이는 사망률 감소로 이어지고 있다.

할리우드에서 영화제작자로 활동하고 있는 40대 중반 여성 J 씨는 2개월 전부터 오른쪽 유방에 덩어리가 만져지는 것을 느꼈다. 자신을 스스로 일중독자로 부를 만큼 일에 파묻혀 사는 그녀는 바쁜 와중에도 정기 건강검진을 빠뜨리지 않고 해왔다. 석 달 전에 유방암 정기 검사mammogram를 했기 때문에 유방에서 덩어리가 만져져도 처음에는 일하던 중 어딘가에 부딪쳐 다쳤다고 생각했지만 점점 그 크기가 커져서 의사를 찾아왔다. 크기는 지름 약 2센티미터 정도고 통증은 전혀 없었다. 주위 조직에서는 덩어리가 만져지지 않았다. J 씨는 정밀 진단을 거쳐서 수술을 받았고 그 결과 유방암이라는 진단을 받았다.

유방암은 미국에서 1년에 20만 명 이상이 새로 진단을 받고, 4만 명 이상이 사망하는 흔한 질환이다. 여성에서 폐암 다음으로 흔한 사망 원인이다. 다행히 지난 20년간 유방암 환자는 계속 늘고 있지만 이로 인한 사망은 약 20퍼센트 정도 줄었는데 이는 조기에 유방암을 진단하는 방법이 발달했기 때문으로 보인다.

유방암을 검진하는 진단방법은 크게 세 가지로 나뉜다. 유방암을 진단하기 위한 유방 전용 방사선을 촬영하는 유방촬영술mammography, 의사에 의한 유방암 촉진clinical breast exam, 그리고 손으로 만져서 덩어리를 발견하는 유방 촉진 자가 진단self-exam 등이다. 세 가지 검진으로 약 50퍼센트의 유방암을 조기에 발견할 수 있는데 그중 약 5~10퍼센트는 방사선검사로 발견되지 않고 유방 촉진에 의해서만 진단된다.

유방 엑스선 검사는 유방암 조기 발견에 많은 도움을 주고 있어 유방암 사망률을 낮춰주는 가장 효과적인 방법으로 꼽힌다. 그러나 몇 가지 기억해두어야 할 점이 있다.

첫째, 유방 엑스선 검사에서 비정상으로 결과가 나오더라도 암이 아닌 경우가 많고, 그 결과 불필요한 검사나 수술을 요할 수도 있다. 둘째, 유방 방사선검사에서 정상으로 판명되더라도 덩어리가 만져지는 경우는 반드시 정밀 검사를 받아야 한다. 유방 엑스선 검사만 믿어서는 안 된다는 뜻이다. 특히 환자가 젊은 경우 암이 자라는 속도가 매우 빠르기 때문에 작은 덩어리가 한두 달 안에 크게 자랄 수 있다. 셋째, 유방암 방사선검사는 50~70세 연령대에서는 유방암 조기 발견 효과가 인정되고 있지만 50세 이하나 70세 이상의 연령대에서는 유방의 지방조직이 줄게 되면서 이견이 있기 때문에 의사와 상의해서 결정하는 것이 좋다. 또한 40대 이전에는 엑스선 촬영 시 노출되는 소량의 방사선을 우려해 유방암 가족력이 있는 경우에만 실시하도록 한다.

자가 진단도 유방암을 조기 발견하는 데 중요한 역할을 하기 때문에 최소한 한 달에 한 번 정도 실시하도록 한다. 자가 진단은 매달 규칙적으로 실시하는 것이 좋은데 시기는 월경이 끝난 후 일주일째가 가장 좋다. 폐경기 여성은 임의의 날짜를 선택해 매달 같은 날 검사하면 된다.

최근에 발달된 유방암 조기 검진 방법으로 MRI 촬영이 있지만 비싼 가격 때문에 1~2년에 한번 검사해야 하는 정기 검진으로 사용하기에는 무리가 있다. 또 현재의 MRI 검사는 방사선 유방 촬영 검사보다 유방암을 조기에 발견할 수 있다고 보기 어렵고 위양성(암이 아닌 경우를 암으로 진단하는 경우)이 단순 엑스선 촬영보다 흔하다.

유방을 촉진할 때 덩어리가 만져지거나 방사선 유방 촬영 검사에서 이상 소견이 발견되면 추가적인 검사가 필요한데 확대사진을 찍거나 초음파검사를 한다. 초음파검사에서 물혹이 발견되면 악성종양일 가능성은 매우 낮고, 덩어리가 보이면 악성일 수도 있기 때문에 추가 검사를 해야 한다.

초음파검사는 35세 이하의 여성에서 덩어리가 만져지거나 방사선 유방 촬영 검사에서는 이상 소견이 보이지만 촉진 시 덩어리가 만져지지 않을 경우에 도움이 된다. 초음파상에서 물혹이 아닌 모든 경우에는 조직 검사를 해서 악성종양인지 구별해야 한다. 방사선 유방 촬영 검사에서는 이상으로 나타나지만 촉진할 때 종양이 만져지지 않을 때는 종양의 위치를 판단한 후에 조직을 떼어내는 방법을 사용한다 stereotactic biopsy. 악성종양으로 진단되면 추가적인 검사가 필요하다.

이렇게 유방암 조기 검사는 촉진과 방사선 유방 촬영 검사를 함께 할

유방암 자가 진단 촉진법

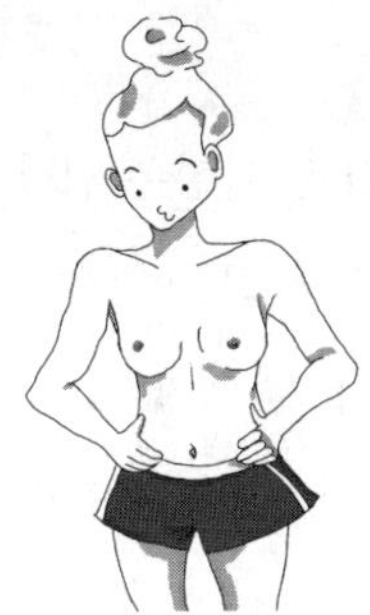

① 거울 앞에 서서 유방을 보며 전체적인 윤곽, 좌우 대칭, 유두와 피부의 상태 등을 관찰한다.

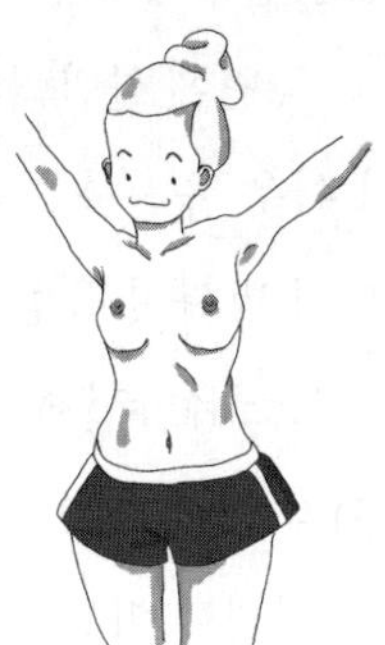

② 양손을 위로 올려 유방을 완전히 노출시킨 후 피부가 함몰된 곳이 없는지 살핀다.

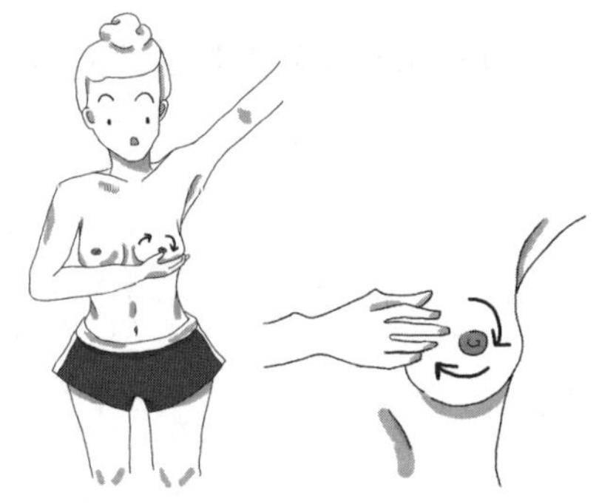

③ 왼손을 어깨 위로 올린 후 오른손 세 손가락으로 유방의 바깥쪽부터 시계 방향으로 원형을 그리며 촉진한다. 유방을 약간 눌러서 비비는 느낌으로 검진한다.

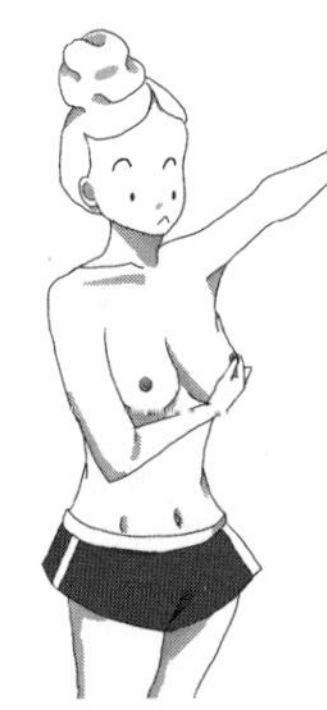

④ 유두를 꼭 짜서 분비물이 나오는지 검사한다.

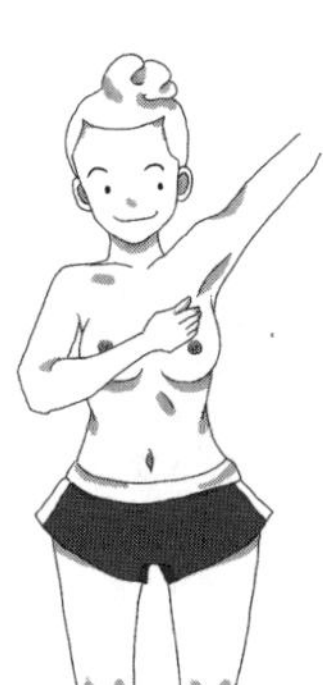

⑤ 겨드랑이에 멍울이 있는지 만져본다. 반대쪽도 같은 방법으로 검사한다.

경우 정확한 진단이 가능해 유방암으로 인한 사망률을 크게 줄일 수 있다. 자가 검진은 매달 월경이 끝난 직후에 하고, 방사선 유방촬영 검사는 40대 초반부터 1~2년에 한번씩 받는 것이 좋다.

유방암에 걸리기 쉬운 유전자(BRCA-1, BRCA-2)를 가진 여성은 일반 여성보다 더 일찍부터 방사선 유방 촬영 검사를 받도록 하고(18세부터) 심지어는 예방 목적으로 유방절제술을 시행하기도 한다.

가까운 가족 중 여러 명이 폐경 전에 유방암에 걸렸다면 자신이 유방암에 걸릴 확률은 50퍼센트 이상으로 봐야 하고, BRCA와 같은 유방암 유전자와 관련이 있을 수 있기 때문에 유전자검사를 받도록 한다. 또 여성호르몬제를 오랫동안 복용하는 경우에도 유방암에 걸릴 위험이 높기 때문에 정기적인 검진을 받아야 한다.

자궁경부암

백신 접종으로 예방 가능

자궁경부암은 전 세계 여성에서 두 번째로 흔하게 발견되는 암이다. 흔히 인유두종 바이러스human papilloma-virus, HPV라고 알려진 바이러스 감염에 의해서 유발되며 성적인 접촉에 의해서 전염된다.

자궁경부암 위험인자는 어린 나이에 성적인 접촉을 통해서 인유두종 바이러스 감염이 발생하거나 성관계 대상이 많은 경우에 발병률이 높다. 또 서구 선진국에 비해서 남미, 아시아, 아프리카 등의 개발도상국에서 발병 빈도가 더 높고, 경구피임약을 장기간 복용하는 경우나 흡연자에서 더 흔하다. 나이별로는 30세 이후부터 발병률이 증가하기 시작해서 40대 후반에 가장 흔하고, 60대 이후에는 감소한다. 통계적으로 여성이 평생 자궁경부암에 걸릴 확률은 142명 중 1명이다.

자궁경부암에 걸린 환자의 99.7퍼센트에서는 인유두종 바이러스가 검출되는데 그중 두 종류의 바이러스(HPV 16, HPV 18)가 특히 자궁경부암을 유발하는 원인이며 전체 자궁경부암 원인의 약 70퍼센트를 차지한다.

자궁경부암의 증상은 성교 후 질 출혈이 가장 흔하다. 초기에는 피가 약간 묻어나오지만 암이 진행하면 출혈의 정도가 심해지고 분비물이 증가한다. 젊은 여성에서 질 분비물이 증가할 때 흔히 질염으로 판단하는 경우가 있기 때문에 주의해야 한다. 또 혈뇨나 혈변 같은 증상으로 오는 경우도 있고 골반통을 호소할 수도 있다.

하지만 초기에는 아무런 증상이 없는 경우가 대부분이기 때문에 조기 검진이 필요하다. 자궁경부암은 특징상 다소 천천히 자라는 경향이 있기 때문에 조기에 발견하면 완치가 가능하다.

'팝 스메어pap smear'라고 일반적으로 알려진 자궁경부 세포검사는 미국에서 1941년부터 조기 검진 방법으로 시행된 이후로 자궁경부암의 발병률과 사망률을 감소시키는 데 큰 역할을 해왔다. 자궁경부 세포검사는 처음으로 성관계를 시작한 후 3년 내에 시작하는 것이 원칙이다. 대부분의 여성은 1~3년 간격으로 검사하는데 과거 검사가 비정상이거나 자궁경부암의 위험이 높은 경우에는 매년 하도록 한다. 자궁경부 세포검사는 과거에 검사가 모두 정상이었으면 65~70세 때부터는 검사를 그만두어도 되지만 65세가 넘더라도 이전에 검사를 받지 않았다면 세포검사를 받아야 한다.

자궁경부암은 인유두종 바이러스의 감염과 매우 관련이 높다. 현재까지 알려진 인유두종 바이러스는 100여 가지가 넘는데 그중 6형과 11형은 자궁 주위에 사마귀 모양의 종양을 만들 수는 있지만 악성종양을 만드는 경우는 드물고, 16형과 18형이 자궁경부암과 관련이 있다.

인유두종 바이러스는 피부 접촉을 통해서 전염되며 구강성교나 항문성교 등 어떠한 성교 행위도 이 바이러스 감염의 원인이 될 수 있으며 이후에 자궁경부암의 원인이 될 수 있다. 하지만 좌변기 등을 접촉할 때는 바이러스에 감염되지 않는다.

자궁경부 바이러스에 감염되어도 특이한 증상은 없고 대부분 2년 이내에 저절로 치료가 되지만 10~20퍼센트에서는 자궁경부에 잠복하면서 후에 자궁경부 조직의 변형을 일으키고 더 진행되면 자궁암으로 진행을 하게 된다.

자궁경부암을 예방할 수 있는 가장 좋은 방법은 성관계를 일체 금하는 것이지만 이는 현실적으로 불가능하다. 콘돔을 사용하는 것은 부분적으로 보호는 해주지만 완전한 예방이 될 수는 없다. 성관계 상대를 줄이는 것이 바이러스 감염을 줄이고 자궁경부암을 예방하는 데 도움이 된다. 또 담배를 끊는 것도 도움이 되는데 실제로 자궁경부 세포검사가 비정상이라 하더라도 담배를 끊게 되면 악성종양으로의 진행이 지연된다.

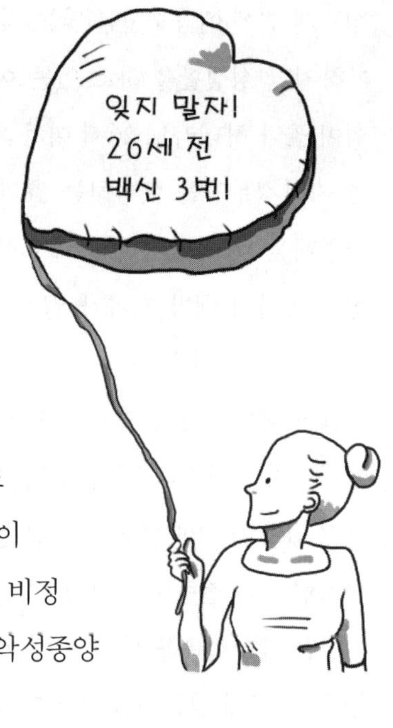

백신 개발은 인유두종 바이러스 6형, 11형, 16형, 18형 등 네 가지 바이러스에 대해서 이루어졌는데 이는 자궁경부암을 예방할 수 있는 매우 효과적이고 안전한 방법으로 입증되었다. 인유두종 바이러스에 대한 백신gardisil은 비활동성 인유두종 바이러스 단백질을 함유하고 있는데 이는 자궁경부암뿐만 아니라 인유두종 바이러스에 의해서 발생하는 모든 종류의 암(질암, 성기 주위의 사마귀 등을 포함)의 발생을 예방하는 효과가 있다.

예방주사는 3회에 걸쳐서 접종하게 되는데 첫 번째 접종 후 2개월(2차), 6개월(3차) 만에 접종을 모두 마치게 된다. 현재 미국에서는 9~26세 사이의 여성을 상대로 접종을 권유하고 있다. 중요한 것은 첫 번째 성관계 전에 예방주사를 맞는 것이다.

하지만 성생활을 하고 있는 여성이나 인유두종 바이러스의 감염 위험이 높다 하더라도 26세 이하의 여성은 예방주사를 맞으면 어느 정도는 자궁경부암을 예방하는 효과가 있다. 26세 이상의 여성은 대부분 성관계를 맺고 있기 때문에 인유두종 바이러스에 노출이 되었을 가능성이 높아서 예방 효과가 떨어진다. 현재 26세 이상의 여성을 대상으로 한 연구가 진행 중이다.

한번 예방주사를 맞으면 얼마나 효과가 지속되는지에 대해서 아직 밝혀지지 않았으나 적어도 5년 이상은 예방 효과가 있는 것으로 추측하고 있으며 이에 대한 정확한 통계는 현재 연구 중이다. 다른 예방 백신처럼 추가 접종이 필요할 수도 있다.

일단 예방접종을 받기 전에 자궁경부 세포검사를 받을 필요는 없지만 접종 후에 성관계를 맺는다면 정기 검진 스케줄에 맞추어서 받도록 한다. 왜냐하면 백신은 네 가지 인유두종 바이러스(6형, 11형, 16형, 18형)에 대해서만 예방 효과가 있기 때문이다.

현재까지의 연구결과를 보면 예방 백신gardisil을 맞은 여성의 98퍼센트에서는 바이러스에 의한 자궁경부암의 발생을 최소한 3년 이상 예방할 수 있는 것으로 보고되고 있다.

임신성 천식

임신 중 천식 발생하면 약물치료 필요

여성이 임신하게 되면 신체에 많은 생리적 변화가 일어나게 되는데 평소에 아무런 질병 없이 건강하던 산모도 고혈압이나 당뇨, 천식 등의 질환이 생길 수 있다. 임신 중 고혈압이나 당뇨 등의 질환을 치료하지 않고 내버려두면 태아와 산모에 영향을 미칠 수 있고 정상적인 분만에도 악영향을 끼치므로 반드시 치료해야 한다.

기관지 천식도 치료하지 않으면 태아에 나쁜 영향을 미칠 수 있다. 임신 중 천식이 악화하는 주된 이유는 막연히 약에 대한 불안감으로 천식약 복용을 꺼리기 때문이다. 실제로는 천식이 악화되었을 때 태아에 미치는 영향이 천식약 복용 때문에 생기는 부작용보다 더 크기 때문에 임신 중에 생기는 천식은 적극적으로 치료해야 한다.

임신 6개월째에 접어든 20대 후반의 김 모 씨는 4주 전부터 기침이 나고 걸을 때 숨이 찼다. 처음에는 감기인가 생각했는데 열도 없고 머리도 안 아픈데 마른기침만 계속되었다. 기침이 점점 심해져서 이제는 마른기침 때문에 잠을 못 잘 정도다. 임신 중이라 약을 먹기도 두려워서 약국에서 기침약을 사다 놓고 먹지 않고 있다가 병원을 찾아왔다. 김 씨는 임신 전에 아무런 질병을 앓은 적이 없고 임신 후에는 입덧도 거의 하지 않고 무사히 임신 초기를 넘겼다. 현재 직장에 다니지 않고 담배나 술은 일절 하지 않았다.

김 씨를 검진하자 혈압과 맥박은 모두 정상이었고 혈중 산소도 98퍼센트로 정상치였다. 심음은 정상이었지만 폐음은 조금 감소되어 있었고 약한 천명도 들렸다. 폐 기능 검사상 호기량이 현저히 감소해 있었다. 김 씨는 임신성 천식으로 진단을 받고 스테로이드 흡입제를 사용하기 시작했는데 곧바로 기침이 좋아지고 숨찬 증상이 없어졌다. 임신 전에는 천식이 없었던 김 씨의 가장 큰 고민은 출산 후에도 천식이 재발할까 하는 것이다.

통계적으로 임신부의 약 4퍼센트에서 천식이 발생한다고 한다. 임신 전에 천식을 앓았던 임신부의 경우 3분의 1은 천식 증상이 좋아지고, 3분의 1은 증상이 나빠지고, 3분의 1은 변화가 없다. 김 씨처럼 천식이 없던 여성이 임신 후에 천식 증상이 시작된 경우는 임신으로 인해서 천식이 생겼다고 보는데 출산 후에는 천식이 재발하지 않을 가능성이 많다. 임신 중 천식이 발생하는 원인에 대해서는 정확하게 밝혀지지 않았다.

현재 기관지 천식에 널리 사용되고 있는 스테로이드성 흡입 분무제는 태아에 별다른 영향을 미치지 않는 것으로 알려져 있기 때문에 임신 중 천식이 발생하더라도 적절한 약물치료로 조절만 된다면 천식이 없는 산모와 똑같이 정상 분만을 할 수 있고 건강한 태아를 출산할 수 있다.

터너 증후군

성염색체가 관련된 여성 질환

터너 증후군은 X 염색체의 일부 혹은 전체가 손상을 받으면서 여성에서 성장 장애나 월경 이상을 나타내는 유전성 질환이다. 1938년에 처음으로 발견된 이후로 터너 증후군은 여성에서 성염색체가 관련된 가장 흔한 질환인데 전체 신생아의 약 3퍼센트를 차지하지만 자연유산된 태아의 경우 전체의 15퍼센트를 차지할 정도로 흔하다.

터너 증후군을 가지고 태어난 아이는 모든 경우에서 작은 신장과 성장 장애, 성기의 비정상적인 발달을 가져오고 95퍼센트에서 불임 증상을 보인다. 뿐만 아니라 목이 짧고 상체가 비정상적으로 발달하고, 50퍼센트 내외에서 심장과 근골격계, 신장 등의 이상이 나타나며 각종 내분비계 장애도 발생한다.

태어날 때 림프 부종과 같은 해부학적인 기형을 보이기 때문에 진단이 가능하고, 그 외에도 성장 장애, 월경 이상 등의 증상을 보일 수 있다. 유전자검사를 통해서 X 염색체의 손실이 나타나면 터너 증후군으로 진단을 내린다.

터너 증후군이 있는 아이는 일반적으로 지능은 정상이지만 집중력 장애 같은 신경계통의 이상을 보일 수 있다. 심장 질환도 흔히 발생하는데 심장 초음파를 해서 심장이나 대동맥 질환이 있는지를 미리 파악해야 하고, 이상이 발견될 때는 수술적인 방법을 사용한다. 성장 장애가 나타나는 경우에는 성장호르몬 치료를 권하고 있다. 터너증후군을 갖고 태어나는 모든 여성은 여성호르몬을 외부에서 공급해주어야 하는데 이는 뼈의 성장에 필수적이고 인지 및 운동신경의 발달에도 도움을 준다. 또 림프관이 막히면서 발생하는 림프 부종이 흔하고 피부에 상처가 생긴 후에 흉터가 생기는 켈로이드 형성이 잦다.

그 외에도 터너 증후군을 앓는 성인은 갑상샘기능저하증이나 청력 이상 등이 흔하고 고혈압, 당뇨, 고지혈증과 같은 대사 증후군이 일반인에 비해서 더 흔하다.

전체 사망률은 일반인에 비해서 나이에 관계없이 3배 정도 높은데 심혈관계 질환으로 인한 사망이 가장 흔하다. 또 폐렴, 당뇨, 간 질환, 신장 질환, 간질 등으로 인한 사망이 일반인에 비해서 11배 정도 높기 때문에 이런 문제에 관심을 두고 적절한 예방 조치를 취하는 것이 필요하다.

호르몬 대체요법

꼭 필요한 경우만 복용

사무직에 종사하는 50대 후반의 중년 여성이 외래 진료소에 찾아왔다. 이 여성은 지난 10년간 여성호르몬 에스트로겐을 꾸준히 복용해왔고 덕분에 폐경 후에 오는 신체적 불편 없이 지낼 수 있었다. 병원을 찾은 이유는 어머니가 유방암에 걸려 돌아가셨는데 신문에서 호르몬 요법이 유방암을 유발할 수 있다는 기사를 보고 앞으로도 호르몬 치료를 계속 받아야 할지 상담하기 위해서였다.

여성호르몬제는 지난 30년 동안 폐경기 여성에게 젊어지는 약으로 인식되며 널리 사용되었다. 여성은 폐경을 전후해 급격한 신체 변화를 겪게 되는데 이는 난소의 위축으로 인해서 여성호르몬이 더 이상 분비되지 않기 때문이다. 이 때문에 폐경기 여성들은 안면 홍조(얼굴이 화끈거리는 증상), 전신 무력감, 식욕 감퇴, 불면증 등의 증상을 겪고 심하면 우울증에 빠질 수도 있다. 여성의 심장병이나 중풍 등의 발생 빈도가 폐경 후 크게 늘고 골다공증도 급증하는 것을 볼 때 여성에게는 폐경 자체가 건강상의 적신호라고 할 수 있다.

따라서 이런 증상의 예방과 치료를 위해 지금까지 폐경기 여성들은 여성호르몬제를 오랫동안 복용해왔다. 하지만 최근에 발표된 연구결과들을 종합해 보면 여성호르몬제를 장기적으로 복용하게 되면 안면 홍조, 불면증 등 폐경 후 증상을 완화하는 데 효과가 있고 골다공증 예방에도 효과가 있지만 심장 질환이나 중풍, 폐전색(폐혈관의 혈액이 굳어지는 질환) 등의 위험을 높이고 유방암이나 자궁암 등을 유발할 수 있다. 현재 의학계의 일반적인 입장은 호르몬 치료를 권유하지 않고 있다.

따라서 골다공증 예방 목적으로 호르몬제 치료를 받아온 경우는 칼슘이나 다른 대체 약물로 바꾸도록 권유하고 있다. 다만 심한 안면 홍조나 불면 등 폐경 후 증상이 심해서 일상생활에 지장을 주는 경우는 여성호르몬 용량을 절반으로 줄여 복용하거나 하루 걸러 복용하도록 권유하고 있다.

최근에 발표된 연구들에 따르면 저용량의 호르몬 대체요법은 폐경 후 증상을 완화해주고 골다공증을 예방하면서도 심혈관 질환이나 암 유발을 증가시키지 않는다고 한다. 따라서 장기간 호르몬 치료를 받은 사람은 한꺼번에 호르몬을 끊는 것보다 용량을 낮추어 복용하는 방법이 있고, 폐경 직후 심한 신체적 불편함을 겪는 사람은 6개월 정도 단기간 호르몬 치료를 시도해 볼 수 있다. 호르몬 치료를 중단해도 별다른 불편이 없는 사람은 호르몬 치료를 끊고 골다공증에 대한 예방적 치료를 별도로 받으면 된다.

루푸스

20~30대 여성에서 주로 발병

30대 초반의 여성 김 모 씨는 한 달 동안 근육통을 호소해왔다. 또 몹시 피곤하고 입맛이 없어서 몸무게가 7킬로그램 이상 빠졌다. 관절통이 심한데 특히 오른손 손가락 관절들이 심하게 아팠고 때로는 통증이 왼쪽 어깨나 무릎까지 오기도 했다. 얼굴에 반점이 생기기도 했는데 햇볕을 쬐고 나면 반점이 더 심해졌다. 병력과 이학적 검사를 바탕으로 정밀 혈액검사를 한 결과 김 씨는 루푸스 진단을 받았고 그에 따라 치료를 시작했다.

전신성 홍반성 낭창SLE: systemic lupus erythematosus은 일명 '루푸스'라고 흔히 알려진 류머티스 질환의 일종이다. 루푸스는 피부, 관절, 콩팥, 폐, 신경계 등을 침범해서 발열을 일으키고 각종 관절염이나 피부 질환, 신장염 등을 일으킨다.

루푸스는 발병 후에 계속해서 진행하는 것이 아니라 병이 호전되다가 다시 재발하는 특성이 있다. 남성보다 여성에서 더 흔히 발병하고, 특히 20~30대에 흔하다.

루푸스의 발생 원인은 알려지지 않았지만 햇볕에 노출되거나 감염 후에 루푸스가 악화할 수 있고, 스트레스나 수술 후에도 재발할 수 있다고 한다. 또 임신도 루푸스 발생을 유발할 수 있다.

루푸스 진단은 피로감, 발열, 체중 감소, 관절염, 피부 질환, 신장염,

위장관 질환, 폐나 심장 질환, 신경계 질환 등 루푸스가 침범하는 장기의 이상을 고려해야 하고, 혈액검사 등으로 확진을 하게 된다. 루푸스가 신경계에 침범하면 경련이나 심한 우울증 등 정신 질환으로 나타날 수도 있다.

루푸스를 완치하는 방법은 없지만 증상을 완화하거나 합병증을 예방하고 재발의 위험을 줄일 수는 있다. 한 연구결과를 보면 지나치게 많은 육류 섭취는 루푸스를 악화시킨다는 보고가 있고, 생선기름을 섭취하면 루푸스의 재발을 예방한다는 보고도 있다. 단백질, 탄수화물, 지방의 균형 잡힌 식사가 도움을 준다고 알려져 있다. 그러나 비타민이 치료에 도움을 준다는 증거는 없다. 또 규칙적인 운동을 통해서 지속적으로 근육을 강화시켜주는 것이 필요하다.

치료 약물로는 항말라리아 제제와 스테로이드, 면역억제제 등을 적절하게 사용한다. 현재 골수이식 등이 미래의 루푸스 치료방법으로 연구 중이다.

루푸스는 증상이 약한 경우도 있지만 매우 진행이 빠르고 심각한 증상을 일으켜서 조기에 치료를 시작해야 하는 경우도 있다. 지난 50년 동안 루푸스 환자의 5년 생존율은 40퍼센트에서 90퍼센트로 증가했는데 이는 치료방법의 발달 덕분이기도 하지만 질병이 조기에 진단되었기 때문이다.

✻✻✻

비뇨기과 질환

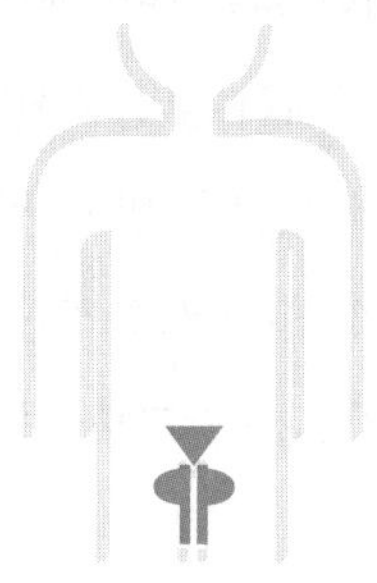

남성에게 두드러지게 발병하는 전립선 질환은 30년 전과 비교했을 때 매우 다른 차이를 보이고 있다. 전립선비대증과 전립선암은 과거에는 흔하지 않았지만 지금은 매우 흔하다. 전립선비대증의 경우는 육류 중심의 식습관이 원인이고, 전립선암은 인간의 수명이 과거보다 훨씬 길어지면서 발병이 증가한 것으로 보인다. 전립선 특이항원PSA: prostate specific antigen은 혈액검사를 통해서 전립선암을 진단할 수 있도록 도와주는데 정확성이 높기 때문에 임상에서 널리 사용되고 있으며 많은 전립선암 환자들을 조기에 발견해 치료하도록 도와준다.

전립선비대증도 나이와 비례해서 그 빈도가 증가하고 증상도 심해지는데 최근에는 약물치료 방법이 많이 발달해서 수술적인 치료는 약물치료가 더는 효과를 볼 수 없는 경우에만 하고 있다. 전립선염은 전립선비대증이나 전립선암과는 관계가 없고 발생 시간에 따라서 급성 및 만성 전립선염으로 구분하고 항생제 치료를 일차적으로 하게 된다.

여성에게 흔한 비뇨기계 질환은 방광염이다. 방광염도 나이가 많아지면서 그 빈도가 증가하지만 젊은 여성에서도 흔히 발생한다. 방광염은 초기에 치료하지 않고 방치하면 신우신염이나 패혈증으로 진행할 수 있기 때문에 미리 항생제 치료를 받는 것이 중요하다. 또 방광염을 유발하는 대장균E.Coli은 현재 흔히 사용하는 항생제에 내성이 있는 경우가 많기 때문에 항생제 치료를 받고도 증상이 나아지지 않으면 항생제를 바꿔야 한다.

전립선 질환과 흔히 혼동하는 것이 과민성 방광 질환overactive bladder syndrome이다. 이 질환은 여성이 아기를 분만할 때 괄약근이 손상을 받아서 발생하는 스트레스성이 있고, 노화 현상으로 인한 신경계통의 이상 때문에 생길 수도 있다. 주로 운동요법이나 약물치료를 쓰기도 하지만 효과가 적을 때는 수술적인 방법을 병행하기도 한다.

남성에게 전립선 질환과 과민성 방광 질환이 함께 올 때도 있는데 이때는 두 가지 약물을 함께 사용한다.

전립선염

다른 전립선 질환과 구별할 수 있어야

전립선은 남성 생식기관의 일부에 포함되며 정상적으로는 호두 정도의 크기에 무게는 20그램 정도로 방광 바로 아래와 직장 앞쪽에 위치하고 있다. 전립선의 역할은 요도나 여성의 질 부위의 산으로부터 정자를 보호하는 액체를 분비하는 것이다.

은행에서 일하는 40대 초반의 남성 정 모 씨가 병원을 찾아왔다. 그는 지난 1주일간 미열이 나고 소변을 볼 때마다 아랫도리가 아팠고 소변 색깔도 진하고 탁하다고 했다. 또 항문 주위의 통증도 호소했다.

정 씨는 특별한 질병을 앓은 적이 없고 담배는 지닌해에 끊었으며 술은 업무상 가끔 마시지만 과음을 하는 경우는 없었다. 정 씨는 주로 의자에 온종일 앉아서 일하는데 쉬지 않고 3~4시간씩 의자에 앉아 있기도 한다. 결혼한 지는 10년이 되었고 결혼 후에 다른 여성과 성관계를 가진 적은 없다. 정 씨는 인터넷을 찾아보고 자신의 질병이 성병과 유사하다고 판단하고 성적인 접촉 없이도 성병에 걸릴 수 있는지 궁금해 했다.

정 씨의 검진상 특이 증상은 없었지만 직장 수지검사 중 전립선이 부어 있었고 전립선 촉진 시 심한 통증을 호소했다. 소변 현미경 검사상 백혈구와 세균이 많이 보였다. 혈액검사에서 전립선 특이항원PSA 수치가 나이에 비해 높게 나왔고, 혈중 백혈구 수치는 정상이었다. 정 씨는 급성 전립선염으로 진단을 받고 항생제 치료를 받았고, 1주일 안에 증상이 호전되었다.

로스앤젤레스 근교에 사는 40대 중반의 은행원 전 모 씨는 요즘 잠자리에 드는 것이 두렵다. 한밤중에 소변을 보기 위해서 자주 깨고 부인과 성관계도 전처럼 편하지 않았다. 낮에도 회의 중에 갑자기 일어나서 소변을 보러 가야 하는 것이 여간 불편하지 않았다. 전 씨의 일과는 온종일 책상 앞에 앉아서 전화를 받거나 컴퓨터를 다루는 일을 하는데 몇 달 전부터 소변볼 때 성기 끝이 따끔한 통증이 계속되었고 회음부 쪽 통증도 계속되었지만 대수롭지 않게 여겼다. 그러다가 증상이 점점 심해져서 병원을 찾았고 만성 전립선염이라는 진단을 받았다.

외도를 하지 않았던 중년 남성이 비뇨기과 증상을 호소한다면 일단은 전립선 이상을 의심할 수 있다. 전립선 질환은 크게 급성 전립선염과 만성 전립선염, 비염증성 전립선 질환으로 나누어진다.

급성 전립선염은 세균이 요도를 통해서 외부에서 침입하면서 전립선 내로 유입되어서 발생하는데 종종 방광염과 동반할 수도 있다. 급성 전립선염이 흔히 발생하는 경우는 자전거나 승마와 같은 운동을 할 때 전립선 부위가 심하게 눌리면서 외상을 받아서 생길 수 있고, 탈수나 지나친 성관계 때문에도 발생할 수 있다. 또 오랫동안 요도관 삽입이 필요한 환자의 경우 전립선에 반복적인 외상을 줄 수 있는데 이때도 전립선염의 위험이 커진다. 또 과거에 임질 등을 앓은 후에는 요도관 협착 등의 후유증을 남길 수 있는데 이로 인한 합병증으로 급성 전립선염이 발생할 수 있다.

만성 전립선염은 대개 급성 전립선염의 합병증으로 발병하거나 전립선 질환 병력 없이도 생길 수 있다. 실제로 병원균에 의한 전립선염보다도 비세균성 전립선염이 더 흔하다.

급성 전립선염에 비해서 증상이 약한 경우가 대부분이지만 급성과 마찬가지로 급뇨急尿(소변을 못 참는 것)나 빈뇨頻尿(소변을 자주 보는 것), 고환과 항문 사이(회음부)의 통증, 소변 보는 것과 관계없이 성기 끝의 통증, 허리 이하 통증 혹은 아랫배의 불쾌감, 배뇨통(소변볼 때 통증)이나 사정할 때 통증 등 다양한 비뇨기과 증상을 호소할 수 있다.

만성 전립선염 치료는 급성인 경우와는 달리 4주 이상의 항생제 치료가 필요한데 가장 위험할 때는 증상이 모두 사라졌다고 항생제 치료를 중단하는 경우다. 비세균성 전립선염인 경우는 항생제 이외의 전립선비대증에 사용하는 약물이 효과적이라는 연구가 있으며, 소염제도 증상 완화를 위해서 시도해 볼 수 있다. 약물치료 외에도 좌욕을 하면 증상 완화에 도움을 줄 수 있다. 수술적 방법은 전립선비대증이 없는 만성 전립선염 환자에서는 사용되지 않는다.

일반인들이 흔히 잘못 알고 있는 의학상식 중 하나가 전립선비대증이나 전립선염을 치료하지 않고 그대로 두면 전립선암으로 진행한다는 것이다. 하지만 전립선암은 전립선비대증이나 전립선염과 관계가 없다. 또 전립선비대증과 만성 전립선염도 서로 직접적인 관계는 없다.

요로 결석

고단백 식사와 수분 적으면 위험 높아

과거에는 입원이나 수술적 치료가 필요하던 질병이 지금은 의료기술 발달로 입원 없이 치료 가능한 경우가 많아지고 있다. 대표적인 경우가 심혈관 질환인데 과거에는 장기간 입원이 필요하고 복잡한 수술이 필요했으나 요즘은 단기간 입원만으로 치료된다. 요도에 돌이 생기는 질환인 요로 결석도 마찬가지로 대부분 입원 없이 간단한 시술로 치료할 수 있다.

시내에서 대형 음식점을 운영하고 있는 정 모 씨는 1년 전부터 왼쪽 옆구리가 가끔 결리는 것을 느꼈다. 어떤 때는 통증이 심해 잠을 자다가 깰 정도였지만 또 다른 때는 통증이 없어서 일상생활에 전혀 불편함이 없었다. 하지만 통증의 횟수가 3개월 전부터 증가했고, 정도도 더 심해졌다. 일주일 전부터는 통증이 너무 심해서 잠을 이룰 수가 없었다. 또 속이 메스꺼워 식사를 제대로 할 수 없어서 병원을 찾아왔다.

정 씨는 혈압은 정상이었고 열도 없었다. 이학적 검사에서 좌측 옆구리를 두드릴 때 심한 통증이 발견되었다. 혈액검사는 정상이었지만 소변검사상 혈뇨血尿가 현미경 상에서 관찰되었고 세균은 없었다. 복부 방사선검사와 초음파검사에서는 약 1센티미터 크기의 요로 결석이 발견되었다.

정 씨는 체외 충격파 쇄석술로 좌측 신장, 요로 부위에 있는 결석을 깨뜨리는 치료를 받았다. 치료 후 통증은 씻은 듯이 사라졌다.

요로 결석은 몸속에 소변이 흐르는 길, 즉 신장, 요도, 방광에 생기는 돌을 말한다. 요로 결석에 의한 통증은 돌의 움직임에 의해서 요로가 수축을 해서 생기는 것이고, 돌의 위치에 따라서 통증이 유발되는 위치가 다르다. 속이 메스꺼운 이유는 신장과 장관을 지배하는 신경이 같기 때문이다. 요로 결석은 주로 40대 중반 이후에 많이 생기고, 남자가 여자보다 2:1의 비율로 흔하게 발병한다. 또 남자의 약 10퍼센트, 여자의 5퍼센트에서 일생에 한번은 요로 결석이 생길 정도로 흔하다.

원인은 유전적인 경우와 환경적인 원인이 복합적인 경우가 많다. 요로 결석의 가족력이 있는 경우 위험이 2.5배 증가하고, 고단백 식사를 하고 수분을 적게 섭취하는 경우도 요로 결석의 위험이 크다. 흔히 요로 결석이 생기더라도 충분한 수분 섭취를 하는 경우 결석이 저절로 소변으로 배출되는 경우도 있지만 위의 증례처럼 돌의 크기가 크고 상부 요관에 위치한 돌인 경우 자연 배출이 되지 않는다.

남자는 요로 결석이 치료되더라도 재발하는 경우가 많기 때문에 요로 결석의 증상과 예방법을 잘 알아둘 필요가 있다. 악성 신장암이나 급성 장염 등의 내과 질환도 요로 결석의 증상과 유사하기 때문에 위의 증상이 나타나면 전문가와 상의하는 것이 중요하다.

방광암

60세 이상의 남성에게 흔하게 발병

70세 남성인 정 모 씨는 아침에 일어나서 소변을 보던 중 소변에서 피가 섞여 나오는 것을 발견했다. 놀라서 병원을 찾아간 정 씨는 우선 일주일간 항생제 치료를 받았는데 여전히 소변에서 피가 그치지 않았다. 그 후 비뇨기과 검진을 받은 정 씨는 방광암에 걸렸다는 진단을 받고 수술 치료를 받았다.

방광은 신장에서 만들어진 소변이 요도관을 통해서 운반되어서 일시적으로 소변을 저장하는 주머니 같은 역할을 한다. 방광에 소변이 차게 되면 방광근육이 늘어나 소변이 보고 싶어지고 소변을 보고 나서 방광이 비게 되면 시원함을 느끼게 된다. 이 소변 주머니인 방광에도 암조직이 생길 수 있다.

실제로 방광암은 미국 남성에서 네 번째로 흔하게 발병하는 암이고 여성에서는 아홉 번째로 흔하다. 발병 비율을 살펴보면 남성이 여성보다 3배 흔하고, 주로 40대 이상, 특히 60세 이상의 노년층에서 흔하다.

방광암의 원인은 흡연과 밀접한 연관이 있으며, 비소가 포함된 물을 마시는 경우도 방광암과 관련이 있는 것으로 보고 있으며, 고무나 화학약품 등을 취급하는 사람의 경우 방광암 발병률이 높다고 한다. 한때 문제가 된 식품첨가제인 사카린이 쥐에게 방광암을 유발한다는 연구가 있으며, 커피를 너무 많이 마시는 경우도 방광암 발병을 조금 증가시킨다는 보고가 있다. 또 방사선 치료나 특정 항암제도 방광암의 발생을 높인다. 최근에 방광암을 일으킬 수 있는 유전자 이상이 발견되었지만 방광암은 환경적인 요인과 더 관련이 있어 보인다.

방광암의 가장 흔한 증상은 혈뇨인데 한 통계에 따르면 소변에 피가 나오는 경우의 15퍼센트 정도가 방광암으로 인한 것이라고 한다. 혈뇨는 방광암 이외에도 요로 감염, 신장 결석, 운동이나 외상을 당한 후에도 나올 수 있고, 콩팥의 사구체 이상에 의해서도 혈뇨가 생길 수 있다. 방광암의 위치에 따라서 옆구리나 아랫배가 아플 수가 있고, 배뇨 장애를 일으킬 수 있다. 또 피곤함이나 체중 감소, 입맛이 없어지는 등 암 환자들이 일반적으로 갖는 증상을 호소할 수 있다. 따라서 위와 같은 증상이 나타나면 병원에서 소변검사를 하고 이유 없이 혈뇨의 소견이 보이면 정밀 비뇨기과 검사를 실시해야 한다.

방광암의 치료 원칙은 표피에 발생하는 표재성 방광암superficial bladder cancer은 방광 내시경으로 긁어내서 치료를 하지만 침투성 방광암invasive bladder cancer은 방광을 제거하는 수술cystectomy을 해야 한다. 전이성 방광암은 항암 치료로 생명을 연장할 수 있다.

방광암은 흡연과 관계가 있기 때문에 이를 예방하기 위해서는 담배를 끊는 것이 중요하고 채소나 과일, 해조류, 기름기 없는 고기를 섭취하고, 커피 섭취를 줄여야 한다.

고환염

세균이나 바이러스 감염으로 발생

영화사에서 일하는 30대 초반의 김 씨는 일주일 전부터 오른쪽 고환이 아팠다. 처음에는 매일 하는 아침 운동을 너무 심하게 해서 오는 통증인 줄 알았지만 통증이 더 심해지고 오른쪽 고환이 심하게 부어 올라서 병원을 찾아왔다. 이틀 전부터는 열이 나고 요도 끝에서 노란 분비물이 나왔다. 또 소변을 볼 때 따가운 통증을 느꼈으며, 대변을 보거나 힘을 줄 때 고환의 통증이 심했다. 소변에 피가 섞여 나오지는 않았다. 김 씨는 평소에 술, 담배를 일절 하지 않았고 최근에 결혼한 아내 외에 다른 여자와 성관계를 맺은 적이 전혀 없었다.

김씨는 이학적 검사상 체온은 38.0도로 미열이 있었고, 오른쪽 고환이 심하게 부어 있었으며 고환을 건드릴 때 몹시 심한 통증을 호소했다. 김 씨는 부고환염이라는 진단을 받았으며 필요한 소변검사와 혈액검사를 하고 항생제 치료를 시작했다.

고환에 생기는 고환염은 주로 세균이나 바이러스 감염에 의해서 생기는데 고환 주위에 있는 부고환에 염증이 생기면서 동시에 고환에 감염이 생긴다. 가장 흔히 볼 수 있는 경우는 볼거리mumps를 앓는 중에 약 30퍼센트에서 고환염에 걸릴 수 있다.

볼거리 바이러스로 인한 고환염은 사춘기 소년에서 흔하고 이런 경우 약 30퍼센트에서 고환의 위축과 정자 감소를 가져올 수 있다. 부고환이나 전립선에 염증이 생기면서 고환염이 생기는 경우는 주로 세균성으로 오는데 특히 임질이나 클라미디아와 같이 성 접촉으로 인해서 오는 경우가 많고 19~35세 사이의 남성에서 많이 볼 수 있다.

고환염에 걸릴 수 있는 위험인자는 45세 이상의 남성이나 자주 소변 감염이 있거나 어릴 적에 볼거리 예방접종을 하지 않은 경우, 비뇨기계통의 수술을 한 경우 등에서 위험이 높다. 성병에 걸릴 위험이 높은 남성도 고환염의 위험이 높다.

요즘은 볼거리 바이러스에 대한 예방접종을 어릴 때 하기 때문에 발생 빈도가 많이 줄어들었다. 세균성으로 생긴 고환염은 항생제 치료로 1~2주 이내에 회복되고, 바이러스로 인한 경우는 저절로 좋아지지만 통증이 심할 때는 진통제를 사용할 수도 있다. 드물게 합병증으로 고환에 고름이 생길 수도 있고 고환염을 앓고 난 후에는 정자 수 감소로 인해서 생식력이 떨어질 수도 있다.

고환염은 때때로 고환이 꼬이는 고환 염좌와 구분이 어렵기 때문에 초음파검사로 구분하는 것이 중요하다.

전립선비대증

소변이 자주 마렵고 보고 나서도 시원하지 않다

현대 의학의 눈부신 발달로 인간의 수명은 100년 전에 비해 두 배가량 늘었다. 수명이 연장되면서 과거에는 찾아볼 수 없던 질병도 증가했다. 20세기 초 미국인의 평균 수명이 불과 41세였던 시절에는 거의 볼 수 없었던 전립선 질환이 이제 평균 수명이 80세 가까이 되면서 주위에서 흔히 볼 수 있게 되었다.

60대 초반의 남성인 K 씨는 부동산으로 성공한 사업가다. 약 1년 전부터 소변이 자주 마려웠고 6개월 전부터는 밤에 화장실을 가느라고 잠을 깨는데 이제는 횟수가 잦아져서 밤중에 3번 이상 일어나 소변을 봐야 했다. 어떤 날은 그 횟수가 너무 잦아서 다음날 일에 지장을 주는 경우도 있고 소변을 보고 나서는 바로 잠이 안 와 항상 수면 부족을 느꼈다. 또 K 씨는 소변을 보고 나서도 시원한 느낌이 적었고 소변이 보고 싶어서 화장실에 가도 소변을 시원하게 볼 수가 없었다. 1년 전에 정기 검진 때 전립선검사를 했는데 정상이라는 말을 들었다. 소변을 볼 때 아픈 증상은 없었다. K 씨는 지난 5년 동안 고혈압으로 혈압약을 복용했고 혈액검사 결과 당이 조금 비친다는 말을 들어서 주로 식이요법과 운동으로 당을 조절해왔다.

K 씨를 검진했다. 혈압은 130/70mmHg, 맥박은 분당 70회였고, 이학적 검사상 전립선이 약간 커져 있는 것 이외에는 모두 정상이었다. 소변검사와 혈액 전립선검사는 정상이었다. K 씨는 일단 전립선비대

증으로 진단받고 약물치료를 시작했다. 현재 고혈압약을 복용하고 있는 것을 고려해서 혈압 강화 효과가 있는 약물을 선택해서 사용했는데 2개월 후에는 혈압과 소변 증상이 함께 호전되는 것을 느꼈다.

전립선 질환은 남성에서 노화로 인해서 생기는 대표적인 질환이다. 역학 조사를 살펴보면 80세 이상 노인의 80퍼센트 이상이 전립선 질환을 앓고 있다고 하니 인구의 고령화로 인해서 빠른 속도로 전립선 질환이 증가하고 있음을 알 수 있다.

원인은 유전적 인자, 체질, 영양, 동맥경화, 인종 간 차이 등 여러 가지 거론되고 있으나 명확히 규정되지 않고 있다. 다만 내분비기능이 저하되는 고령자에게 많이 발생하는 점 등에 비춰볼 때 남성호르몬과 밀접한 관계가 있다는 게 유력한 학설이다. 백인이 동양인보다 흔하며 채식보다는 육식이나 우유 섭취가 많은 남자에서 빈도가 높다. 동반 질환으로는 당뇨병이나 고혈압, 심장 질환 등의 빈도가 높고 간경화증은 빈도가 낮다.

전립선비대증은 전립선이 비대해지면서 요도 입구를 막아서 소변이 잘 안 나오게 되거나 성기능 장애를 일으키기도 한다. 대표적 증상은 소변이 자주 마렵고(빈뇨), 소변을 볼 때 금방 나오지 않고 뜸을 들여야 나오거나(지연뇨), 소변을 보고 나서도 시원하지 않고(잔뇨), 오줌 줄기가 힘차지 않거나(세뇨), 소변을 참지 못하고 자기도 모르게 소변이 나오는 증상 등이다. 이런 증상을 보일 때는 전립선비대증을 의심하고 전문가와 상의하는 것이 좋다.

전립선비대증의 증상은 위에 열거한 바와 같이 병력이 가장 중요하고 직장 전립선검사나 혈액 전립선 수치와 다양한 비뇨기과 검사도 진단에 보조적으로 도움을 줄 수 있다.

일단 진단이 되면 치료를 하는데 치료방법이 매우 다양하기 때문에 환자의 상태(전립선 크기, 방광 상태, 증상 정도, 나이 등)와 선호도에 따라 결정하게 된다. 치료법은 크게 네 가지로 환자의 상태 변화에 따라 그때그때 가장 적절한 방법을 선택하지만 최근에는 효과적인 약제의 개발로 약물치료를 일차적으로 선택하는 추세다. 특히 비대증 환자의 50~80퍼센트는 불안정 방광을 가지고 있어 수술적인 치료 후에도 배뇨장애 증상이 지속되는 수가 많으며 어떤 방법으로 수술하더라도 전립선조직의 재성장으로 수년 후 재수술이 필요할 수도 있다.

비대한 전립선의 크기를 감소시켜 배뇨 장애를 개선하는 약물이 계속 개발되고 있는데 호르몬 계통에 작용하는 약물과 신경수용체를 차단하는 약물이 대표적이다. 최근에는 전립선을 비대시키는 호르몬에 직접 작용해 전립선의 크기를 감소시키는 약물도 개발되어 사용하고 있다. 전립선 평활근의 긴장을 완화하는 '알파-교감신경 차단제'와 전립선 상피의 이상 증식을 방해하는 '항남성 호르몬제' 등이 현재 사용되고 있는 대표적인 약물이다. 약물요법은 장기적으로 복용해야 하는 단점이 있으나 고혈압이나 당뇨처럼 유지시킨다는 개념으로 이해하면 된다.

전립선비대증이 전립선암으로 진행한다는 증거는 없지만 치료하지 않고 방치하면 소변을 보지 못하는 결과를 초래할 수 있다. 약물치료의 발달로 대부분 비수술적 치료로 치료가 가능하고 현재 많은 종류의 약물이 있으므로 개개인에게 맞는 약물을 선택하는 것이 중요하다.

전립선암

채소 위주 식사가 예방에 도움

동물성 지방의 섭취가 증가하고 인간의 수명이 늘어나면서 각종 암 발생이 증가하는데 그중에서도 전립선암의 발생은 인간 수명 증가와 진단 방법의 발달로 인해서 지난 10년간 빈도가 급격히 증가했다.

70대 초반의 은퇴한 교육가 김 모 씨는 정기 검진 중 혈액검사에서 전립선 특이항원PSA 수치가 현저하게 높아져 있다는 말을 들었다. 김 씨는 소변볼 때 잔뇨감이 조금 있었지만 큰 불편은 없었다.

병력으로는 고혈압을 앓고 있지만 약물치료로 잘 조절이 되고 있었고 수술은 한 적이 없었다. 직장 수지검사digital rectal exam(항문을 통해서 손가락으로 전립선을 만지는 검사)상 전립선이 조금 커져 있었지만 결절은 만져지지 않았다. 초음파검사에서 결절이 보였고 조직 검사로 전립선암 진단을 받았다.

전립선은 남성에게만 있는 기관으로 정액의 일부를 만들고 저장하는 역할을 하는데 호두 모양으로 방광과 직장 사이에 위치한다. 미국에서는 줄리아니 전 뉴욕시장이 전립선암에 걸려서 치료를 받았고, 미테랑 전 프랑스 대통령이 전립선암을 앓다가 사망했다.

전립선암은 미국에서는 피부암 다음으로 흔한 암이지만 폐암처럼 빨리 진행하지 않아 사망률은 상대적으로 낮다. 주로 노인들에서 많이 발생하기 때문에 암이 진단되더라도 전립선암이 아닌 다른 노환으로 인한 질환으로 사망하는 경우가 많다. 예를 들면 줄리아니 뉴욕시장은 전립선암을 앓으면서도 왕성한 활동력을 보여주었지만 폐암에 걸린 피터 제닝스는 6개월도 못 되어 사망했다.

전립선암의 위험인자를 보면 위에서 언급했듯이 나이가 가장 중요한 인자고, 인종적으로 흑인에서 더 흔히 발생한다. 전립선암은 식생활습관과 밀접한 관련이 있는데 동물성 지방 섭취와 관계가 있고, 전립선암의 가족력도 관계가 있다.

전립선암의 경우 다른 장기로 전이되기 전에는 증상이 없는 경우가 흔하다. 따라서 조기 검진을 통해서 진단을 하는 것이 중요하다. 가장 흔히 쓰는 방법으로 혈액검사를 통해서 전립선 특이항원PSA 수치를 측정한다. PSA 수치가 높아지는 가장 흔한 경우는 전립선비대증이고 전립선암, 전립선염, 성교 후에도 수치가 올라갈 수 있다. 일반적으로 PSA 수치가 높을수록 전립선암일 확률이 높아지지만 전립선암 환자의 20퍼센트 이상에서 PSA 수치가 정상이기 때문에 이 수치만으로는 전립선암을 진단할 수 없다. 따라서 직장 수지검사와 필요에 따라 초음파검사가 필요하고 조직 검사로 확진한다.

전립선암을 예방하는 방법은 채식 위주의 식습관과 비타민 E와 셀레니움selenium 섭취가 도움이 된다는 보고가 있다.

***

전염성 질환

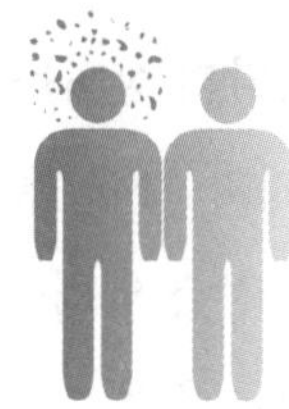

감기나 독감 바이러스는 호흡기를 통해서 전염되지만 B형 및 C형 간염이나 에이즈균은 혈액이나 체액 등에 의해서 병이 전파된다. 독감 바이러스의 인체 간 전염을 막기 위해서는 손을 자주 씻어서 손에 묻은 바이러스가 코 점막을 통해서 호흡기에 감염되는 것을 막아야 한다. 사람이 많이 모이는 곳을 피하는 것도 호흡기 감염 질환을 예방하는 방법이 될 수 있다. B형 및 C형 간염이나 에이즈와 같은 질병에 걸리지 않기 위해서는 환자의 혈액이나 체액과 접촉을 피하는 것이 중요하다.

B형 및 C형 간염, 에이즈는 미국에서 혈액이나 체액에 의해서 전염되는 가장 흔한 세 가지 질환이다. 이중 B형 간염은 전염성이 가장 높은데 마약 복용자들이 주사기를 돌려가면서 사용했을 때 전염이 될 수

있고, 바이러스 간염이나 에이즈에 대해 진단 능력이 없던 1980년 이전에 수혈을 받았거나 이런 질환을 앓고 있는 사람과의 성적인 접촉 등을 통해서 전파가 된다. 질환을 앓고 있는 사람들과 일상적인 접촉, 즉 악수나 가벼운 포옹 등으로는 전염되지 않는다. 수건을 같이 쓰는 정도로는 전염되지 않지만 음식을 같은 그릇에 담아서 먹거나 물컵 등을 같이 사용하는 경우는 구강 점막의 상처를 통해서 전염될 수 있다.

이런 질환을 앓고 있는 환자가 가족 중에 있다면 다음과 같은 점을 주의해야 한다. B형 간염은 가장 전염력이 강하기 때문에 가족들은 간염항원검사를 받고 항체가 없는 경우는 예방 백신을 3회에 걸쳐서 접종받아야 한다. 자신의 체액이 B형 간염 환자의 혈액과 접촉되었다고 생각되면 B형 간염 항체주사를 맞아야 한다. C형 간염은 B형 간염에 비해서는 전염력이 떨어지고 다량의 혈액에 의해서 전파되는 것으로 알려져 있다. 아직 C형 간염에 대한 예방주사는 만들어지지 않았지만 일단 C형 간염에 노출되었다고 생각되면 정기적인 혈액검사를 통해서 감염 여부를 파악해야 한다. 또 에이즈 환자의 혈액과 접촉한 경우는 에이즈 치료약을 복용함으로써 유병률을 80퍼센트 이상 감소시킬 수 있다.

위와 같은 질환의 전염을 막기 위해서는 성적인 접촉을 될 수 있는 대로 피하거나 콘돔을 사용하면 전파를 줄일 수 있다. 환자의 혈액이나 체액에 노출된 여성은 일단 임신이 되지 않도록 하는 것이 중요하고 혈액검사를 통해서 감염 여부를 파악해야 한다.

독감

조기에 항바이러스제 복용해야

인류의 역사는 자연재해와의 싸움으로 볼 수도 있는데 그중 하나가 전염병과의 싸움이다. 역사적으로 인류가 전염병으로 사망한 예가 종종 있다. 중세 유럽 인구의 3분의 1이 사망한 흑사병, 유럽에서 옮겨와 수백만 명의 아메리칸 인디언들을 사망하게 한 천연두 등의 전염병, 1918년 스페인에서 유행해서 전 세계적으로 2천만 명 이상의 생명을 앗아간 스페인 독감 등이다. 이런 대재앙 앞에서 인류는 속수무책이었다.

지금은 의학 발달로 병원체의 전염 경로와 예방법을 잘 알고 있지만 교통수단의 발달과 세계화로 인해서 병원체의 이동이 그 어느 때보다도 빨라서 인간에게 생소한 변종 바이러스가 발생하면 전 세계적으로 유행할 수 있다.

40대 중반의 임 모 씨는 회사원으로 평소에는 건강한 편이었다. 사흘 전부터 머리가 아프고 전신 근육통을 느꼈고 기침과 콧물이 났다. 처음에는 단순히 감기려니 생각하고 넘어가려고 했는데 간밤에는 고열이 나고 근육통이 너무 심해서 도저히 일을 갈 수가 없어 출근을 그만두고 병원을 찾아왔다. 임 씨는 지난 이틀 동안 식욕이 없어서 아무 음식도 먹을 수 없었다. 과거에 특별히 앓은 질병은 없었고 일 년에 감기 한두 번 앓는 것 빼고는 건강한 편이었다.

임 씨를 검진했다. 수축기 혈압이 110mmHg, 이완기 혈압이 80mmHg이고, 맥박은 조금 빠른 편인 분당 95회였다. 체온은 39.1도

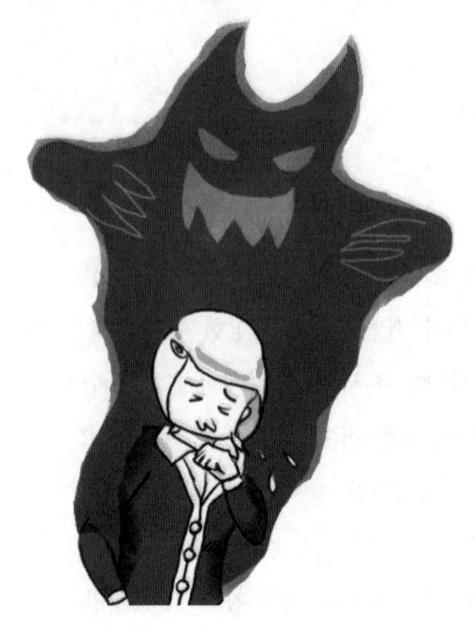

로 높았다. 각막하 출혈이 조금 보였고 인두가 부어 있었다. 그 외 이학적 검사는 정상이었다. 일단 임 씨는 독감으로 진단하고 타이레놀 등의 해열제와 충분한 수분을 섭취하도록 하고 항바이러스제를 시작했다. 또 회복될 때까지 될 수 있는 대로 외출을 삼갈 것을 권했다.

일반인들은 종종 감기와 독감을 혼동하는 경우가 많다. 감기는 바이러스에 의해 전염되고 두통이나 콧물, 기침 등 상기도 증상으로 시작하는 경우가 많은데 단순 감기는 심각한 질병으로 발전하는 경우가 거의 없다. 독감은 글자 그대로 독한 감기인데 일반 감기와는 다른 바이러스인 인플루엔자에 의해 전염된다. 전염 경로는 비슷하지만 증상이 감기보다 더 심해서 고열과 두통, 심한 근육통을 유발하고, 합병증으로 폐렴을 일으킬 수 있다.

따라서 독감으로 인한 사망 및 합병증을 예방하기 위해서 미국 질병통제예방센터에서는 65세 이상의 노약자와 만성 호흡기 질환이나 신부전증 등을 앓는 사람들은 매년 독감 예방주사를 맞도록 권하고 있다. 독감 예방주사는 인플루엔자 A influenza A에 대한 예방 효과가 있다고 보지만 해마다 유행하는 바이러스가 다르기 때문에 만들어지는 백신에 따라서 효과가 차이 날 수 있다. 다시 말해서 그해 유행할 바이러스를 잘 예측하면 백신의 효과가 크고 예측하지 못하면 백신의 효과가 작을 수 있다.

감기 치료는 주로 증상치료로 수분을 충분히 섭취하고 휴식을 취하는 것으로 충분하지만, 독감은 조기에 항바이러스제를 복용하는 것이 좋고 세균성 합병증의 징후가 나타날 경우 항생제 치료를 받는 것이 중요하다. 일반 감기인 경우에 무조건 항생제를 사용하는 것은 항생제 부작용과 내성균의 발생 등을 고려할 때 좋지 않은 방법이다.

유행성 독감

폐렴 같은 심한 합병증 유발

해마다 겨울철이면 독감 환자가 증가하고 이로 인한 사망자도 나온다. 독감은 인플루엔자 A형과 B형 바이러스에 의한 감염을 말하는데 유독 독감에 대한 예방주사를 강조하는 이유는 일반 감기 바이러스와는 달리 독감에 걸리면 폐렴과 같은 심한 합병증뿐만 아니라 사망할 수도 있기 때문이다.

인플루엔자(독감) 바이러스는 전 세계를 휩쓸면서 수천만 명의 목숨을 앗아간 1918년의 스페인 독감에서부터 시작해서 주기적으로 유행해 왔다. 최근에는 신종 인플루엔자의 유행, 조류 인플루엔자의 인체 감염 가능성 때문에 전 세계가 매우 우려하고 있다. 그러면 어느 해는 독감이 가볍게 지나가지만 어떤 해는 매우 심하게 앓고 지나가는 이유는 무엇일까?

독감 바이러스는 해마다 변종이 만들어지는데 이 변종 바이러스는 인체에 전혀 면역이 형성되지 않기 때문에 면역이 약한 상태에서 감염되면 치명적일 수 있다. 따라서 미국 질병통제예방센터에서는 세계보건기구WHO와 협조해 전 세계에서 관찰되는 변종 독감 바이러스를 조사해서 그해 가을에 유행할 확률이 높은 변종 바이러스의 종류를 예측한다. 백신 제조회사는 이를 근거로 예방주사 백신을 만들게 된다.

따라서 독감 예방주사의 내용은 해마다 바뀐다. 예를 들면 2006년에는 유행할 바이러스를 잘 예측해서 백신을 만든 덕분에 조용하게 넘어갔지만 2007년 1~2월 통계를 보면 전국적으로 독감 환자와 사망자 수가 급증한 것을 알 수 있는데 이는 예방 백신이 유행할 변종 바이러스를 제대로 예측하지 못했기 때문이다.

이처럼 예방 백신의 효과는 유행할 바이러스를 얼마나 잘 예측해서 만들어지느냐에 달려서 갑작스러운 변종 출현이나 조류 인플루엔자처럼 완전히 다른 바이러스가 인체에 감염될 때는 백신의 효과가 매우 적다고 볼 수 있다.

바이러스 감염의 주된 경로는 코를 만질 때 손에 묻은 바이러스가 감염되거나 독감 환자가 말을 하거나 재채기를 할 때 다량의 바이러스가 공기 중으로 전달되면서 전염될 수 있기 때문에 손을 자주 씻고 가능하면 환자와의 접촉을 피하는 것이 중요하다. 일단 독감이 의심되는 경우는 가능하면 조기에 항바이러스제를 복용하고 충분한 휴식과 수면을 통해서 독감으로 인한 합병증을 막도록 한다.

신종 인플루엔자

2009년 전 세계를 공포에 몰아넣은 전염성 질환

2009년 3월 변종 인플루엔자가 멕시코에서 집단적으로 발생했다. 이는 빠른 속도로 미국과 캐나다에 퍼졌고, 항공 여행의 증가로 전 세계적으로 빠르게 확산했다. 세계보건기구WHO에서는 신종 인플루엔자 감염을 경계경보 6단계로 격상시켰는데 이는 두 개 이상의 대륙에서 집단적으로 발생한 것을 의미한다.

신종 인플루엔자H1N1 Influenze A는 돼지와 인간, 조류에서 발견되는 바이러스를 모두 합친, 과거에는 발견되지 않던 변종 바이러스다. 이 바이러스가 과거 수천만 명의 생명을 앗아간 스페인 독감과 같은 초강력 전염병의 원인이 될지도 모른다는 우려 때문에 전 세계가 극도로 긴장했다. 신종 인플루엔자 위험에서 벗어난 듯하지만 이와 유사한 변종 인플루엔자는 언제든지 유행할 수 있다는 점에서 주의가 필요하다.

돼지독감swine influenza은 과거 1958년과 2005년 두 번에 걸쳐서 미국을 비롯한 여러 나라에서 잠시 유행한 적이 있었다. 질병 발견 초기에는 돼지독감 바이러스와 비슷해서 한때 돼지독감이라고 불렀지만 이는 잘못된 용어다.

과거의 돼지독감과 달리 신종 인플루엔자는 인간과 인간 사이의 감염이 확인되었고, 재채기나 기침에 의한 다량의 호흡기 분비물에 의해서 감염된다. 또 설사에 의해서도 감염이 될 수 있다. 세계보건기구의 통계를 보면 일반 독감에 비해서 감염률이 더 높지만 미국 질병통제예방센터에서는 일반 독감과 감염률이 비슷할 것으로 보고 있다.

신종 인플루엔자의 잠복기는 1~4일 정도고 감염기간은 일반 독감과 유사하다. 대개 발생 후 일주일까지는 다른 사람에게 전염될 수 있고 어린이나 노인, 만성 질환을 앓는 경우에는 더 오랫동안 전염력이 지속된다. 멕시코에서 발생한 신종 인플루엔자로 인한 사망자는 대다수 젊은 환자였지만 미국에서 보고된 환자는 대부분 면역 기능이 약한 어린이들이 많았는데 이는 일반 독감과 유사하다.

신종 인플루엔자의 증상은 일반 계절성 독감과 유사하지만 장염 증상이 일반 독감에 비해서 조금 더 흔하다. 사망률을 비롯한 병의 중증도도 1918년 스페인 독감에 비해서 조금 약한 것처럼 보이지만 일반 독감에 비해서는 조금 더 심각하다.

신종 인플루엔자의 가장 흔한 증상은 발열, 기침, 인후통, 근육통, 두통 등 일반 독감 증상과 같고 설사나 구토와 같은 위장관 증상도 나타날 수 있다. 이런 위장관 증상은 일반 독감에서는 잘 볼 수 없는 증상이다.

신종 인플루엔자의 고위험군은 5세 이하의 영유아, 천식이나 만성 폐기종과 같은 호흡기 질환을 앓는 경우, 심장 질환을 앓고 있거나 암 환자, 당뇨병 환자, 임산부 등이고 비만도 고위험군에 속한다. 65세 이상의 노인들은 일반 독감의 고위험군으로 볼 수 있지만 신종 인플루엔자 감염 사례는 예상보다 적다. 아마도 1957년도에 유행한 신종 인플루엔자와 유사한 바이러스에 노출되어서 인체 내에 면역이 있기 때문일 것이라고 추측하고 있다.

미국 질병통제예방센터에서 나온 신종 인플루엔자 진단 및 치료는 다음과 같다.

신종 인플루엔자가 의심되는 환자라고 하더라도 증상이 심하지 않거나 신종 인플루엔자가 이미 유행하는 지역에 살고 있다면 진단적인 검사가 필요하지는 않다. 하지만 37.7도 이상의 고열과 급성 호흡기 증상(기침, 콧물, 인후통)을 호소하거나 패혈증 증상이 있을 때, 병원에 입원하는 경우는 진단 검사를 받아야 한다. 또 고위험군에 속하는 경우에도 검사를 받도록 한다. 진단 검사는 목 점막이나 비강 점막 등에서 채취한 샘플을 냉장보관해서 주에서 지정한 실험실에서 검사를 받도록 한다.

독감은 인플루엔자 바이러스에 의해서 감염되는데 요즘 전 세계적으로 유행하는 바이러스는 그동안 인간에게 감염된 사례가 없었기 때문에 더욱 긴장하고 있다. 중세에는 독감을 '군중병crowd disease'이라고 불렀고 사람들이 모여 있으면 전염된다고 해서 독감이 유행할 때는 집단적으로 모이는 것을 막았다.

현대 사회에서도 독감이 유행하는 경우는 많은 사람들이 모여 있을 때 위험이 크다고 볼 수 있다. 신종 인플루엔자에 대처하기 위해서 다음과 같은 상식을 알고 있으면 도움이 된다.

1. 지나치게 두려워하지 말 것. 신종 인플루엔자가 일반 독감보다 사망률이 더 높다는 증거는 확실하지 않다. 하지만 일반적으로 독감의 확산이 약한 여름에도 기세가 약해지지 않았던 것을 보면 조금 걱정스러운 면도 있다.

2. 신종 인플루엔자는 일반 독감과는 다르다. 일반 독감은 노인들에게 심한 합병증을 유발하지만 신종 인플루엔자는 임산부, 2세 이하의 영유아, 천식이나 심장 질환과 같은 만성 질환을 앓고 있는 환자에서 합

병증이 흔하다.

3. 손을 자주, 그리고 오래 씻도록 한다. 이는 일반 감기나 독감 등 바이러스 질환의 예방을 위한 기본 철칙이다.

4. 예방접종은 위험도가 높은 연령부터 한다. 먼저 6개월에서 24개월 유아나 임산부, 의사나 간호사 등 의료인들, 각종 질환을 앓고 있는 환자들 위주로 우선 예방접종을 하도록 한다.

5. 가급적 예방접종을 일찍 하도록 한다.

6. 예방접종을 하더라도 면역이 생기는 데는 시간이 걸린다. 왜냐하면 예방접종은 3주 간격으로 2회에 걸쳐서 시행되기 때문이다.

7. 예방접종을 받기 전에 신종 인플루엔자가 유행하게 되면 매우 주의해야 한다. 사람들이 많이 모인 장소는 가급적 피하도록 한다.

8. 만약 독감 증상(열이 나거나 근육통, 호흡기 증상)이 나타나면 속시 의사를 찾아가서 전문적인 치료를 받는다. 타미플루Tamiflu나 레렌자Relenza는 신종 인플루엔자에 내성이 적은 것으로 보고되고 있기 때문에 48시간 이내에 사용하면 효과가 있다.

9. 신종인플루엔자는 돼지고기와는 전혀 관계가 없다.

신종 인플루엔자H1N1 influenza A의 대유행이 처음 예고된 이후로 신종 인플루엔자는 전 세계로 매우 빠른 속도로 퍼지고 이로 인한 사망자도 크게 늘었다. 최근에 발표된 2009년 6개월간의 신종 인플루엔자에 대한 데이터를 보면 일반 독감과 비교해서 어떠한 차이가 있는지 잘 알 수 있다.

미국 질병통제예방센터의 분석으로는 2009년 4월부터 10월 말까지 미국에서 신종 인플루엔자에 의한 감염 환자는 2,200만 명으로 대다수는 가벼운 감기 몸살 증상을 앓고 지나갔고, 98,000명은 입원이 필요할 정도로 중증 환자였는데 이 중 사망자는 3,900명이었다. 계절성 독감의 경우 매년 20만 명 정도가 입원하고 36,000명이 사망한다고 볼 때 신종 인플루엔자의 증상은 일반 독감에 비해서 전염력이 매우 강하고 증상이 심하지만 사망률은 높지 않은 것으로 분석된다.

일반 독감과 또 다른 차이는 독감은 사망자의 대부분이 65세 이상의 노인인데 신종 인플루엔자는 젊은 층의 사망률이 현저하게 높다는 것이다. 신종 인플루엔자로 인한 사망자 3,900명을 분석해보면 540명은 18세 이하고, 대다수의 사망자는 18~64세의 젊은 층으로 2,900명으로 집계되었다. 젊은 층은 2009년 10월까지 1,200만 명이 감염되었고 53,000명이 입원했다. 65세 이상의 노년층은 440명만 사망했고 9,000명이 병원에 입원했다. 이는 사망자의 대부분이 65세 이상의 노년층에 집중된 일반 독감과는 매우 다른 결과를 보여주고 있다.

65세 이상의 노년층은 과거에 신종 인플루엔자 유사 바이러스의 유행에 노출되었으며 이 때문에 신종 인플루엔자에 대한 면역을 가지고 있기 때문에 이로 인한 사망 가능성은 매우 낮은 것으로 보인다. 18~64세의 젊은 층은 신종 인플루엔자로 인한 사망의 대다수를 차지하고 있고 입원이 필요할 정도의 중증 증상을 보이는 경우가 많다. 젊은 층에서 중증 환자가 많지만 사망률이 일반 독감에 비해서는 적은 이유는 신종 인플루엔자에 대한 사회적인 인식이 높고 치료제인 타미플루가 바이러스에 대해서 효과가 있기 때문으로 보인다.

신종 인플루엔자에 걸리지 않기 위해서는 예방접종을 받는 것이 중요하다. 현재까지 예방접종으로 인한 심각한 부작용은 보고되지 않았다.

폐결핵

쉽게 피곤하고 식은땀에 기침과 가래

미국에서 결핵은 효과적인 항결핵제가 널리 보급된 1950년대 이후로 1980년대 중반까지 발병률이 꾸준하게 줄어왔으나 1980년대 이후부터 발병률이 계속 늘고 있다. 원인은 후천성면역결핍성 질환인 에이즈 환자의 증가와 외국 이민자의 증가 때문이라고 한다. 따라서 미국 의학계에서는 한동안 잊혔던 질환인 결핵, 특히 현재의 항결핵제에 내성이 있는 결핵 퇴치에 대한 많은 연구가 이루어지고 있다.

로스앤젤레스에 이민 온 지 15년째 되는 박 모 씨는 올해 60세로 현재는 다운타운에서 주류 판매업을 하고 있다. 박 씨는 3개월 전부터 몸이 쉽게 피곤하고 식욕을 잃었다. 최근에는 잠을 잘 때 온몸이 땀에 흥건히 젖기도 했다. 또 기침이 자주 나고 기침을 할 때마다 누런 가래가 묻어 나왔다. 몸무게도 3킬로그램 정도 줄었다. 열이 나거나 숨이 찬 증상은 느끼지 못했다.

박 씨는 집 주위 병원에서 항생제를 처방받아 일주일간 복용했지만 차도가 없었다. 병원에 가는 것을 싫어하는 박 씨지만 몸이 너무 불편해서 다시 병원을 찾아왔다. 박 씨는 10대 후반에 폐결핵에 걸린 적이 있지만 장기간 약물치료로 완치되었다. 가족력으로 아버지가 젊을 때 폐결핵을 앓다가 죽었고 형도 폐결핵을 앓았다. 박 씨는 담배는 전혀 피우지 않고 술은 가끔 마시는 편이다.

박 씨를 검진했다. 혈압은 수축기 150mmHg, 이완기 100mmHg이고, 맥박은 분당 80회, 체온은 37.4도였다. 이학적 검사는 정상이었고 흉부 엑스레이 검사상 폐 좌측 상엽에 침윤浸潤, infiltrate이 보였다. 객담 검사를 한 결과 결핵균이 발견되었다.

박 씨는 폐결핵 진단을 받고 네 가지 종류의 항결핵 약물치료를 시작했다. 또 약물치료 시작 후 2주 동안은 주위 사람들에게 감염될 수 있는 시기이므로 외출을 삼가도록 하고 가족들은 결핵 감염검사를 받도록 했다.

박 씨의 경우는 처음으로 결핵균에 노출된 것이 아니라 과거에 앓았던 결핵균이 재발한 경우로 보아야 한다. 이는 노인 결핵 환자의 90퍼센트 이상을 차지하고, 증상도 젊은 사람들이 앓는 결핵과는 조금 다르기 때문에 놓치고 지나가는 경우가 많다.

결핵은 서서히 진행하는 질환이기 때문에 치료에도 많은 시간이 걸리지만 항결핵제의 개발로 완치할 수 있는 질환이다. 그러나 아직도 많은 사람은 결핵에 대해 오해를 하고 조기에 약물치료를 중단하거나 때로는 민간요법에 의존해 결핵을 치료하려는 경우가 있다. 이는 매우 위험한 일로 약물에 내성이 있는 결핵이 나타나거나, 치료 시기를 놓쳐 사망으로 이어지거나, 평생 결핵으로 인한 합병증에 시달릴 수 있다. 따라서 결핵에 대한 이해와 적극적인 치료는 매우 중요하다.

초내성 결핵

치료 어렵고 완치 힘들어

전염성이 강한 결핵에 걸린 미국인 환자가 비행기를 타고 대서양을 두 번이나 건너고 파리 등 유럽 각지를 여행한 것이 언론에 보도돼 큰 화제가 된 적이 있다. 이 사건이 미국 내의 검역체계에 문제를 드러낸 것으로 보는 시각도 있다. 문제는 이 남성이 가진 결핵균은 일반 결핵약으로 치료되지 않는 내성 결핵MDR: multidrug resistance 중에서도 내성이 더 심한 초내성 결핵XDR: extensively drug resistance이라는 점이다. 초내성 결핵은 일단 감염이 되면 완치가 힘들고 치료 기간도 일반 결핵보다 훨씬 길고 약으로 인한 부작용도 많다.

초내성 결핵균이 가장 많이 보고되는 지역은 한국으로 2000년~2004년 동안 보고된 자료를 보면 전 세계적으로 약 17,700건의 초내성 결핵균이 발견되었는데 이중 12,000건이 한국에서 보고되었다.

결핵균은 1882년 로베르트 코흐 박사Dr. Robert Koch가 처음 발견했다. 결핵균은 균 자체가 천천히 번식되는 특성 때문에 치료도 일반 폐렴에 비해서 길고 여러 가지 항균제를 써야 하는 번거로움이 있다. 또 결핵균은 매우 전염성이 강하기 때문에 초기 치료에는 격리가 필요하다.

미국에서는 지난 10년간 철저한 병원 내 결핵 관리와 완벽한 격리, 투약 방법의 발달(최근에 흔히 사용하는 방법은 DOTdirect observed therapy라고 하는데 아침마다 환자의 집에 약을 직접 배달해서 복용하는 것을 확인한다)로 인해서 결핵 환자의 수는 해마다 감소하는 추세지만 이민자의 증가로 인해서 내성 결핵 환자의 수는 지속적으로 늘고 있다. 특히 미국 내 한인들의 결핵 발생은 멕시칸, 필리핀계, 베트남계에 이어서 네 번째로 많다. 전 세계적으로 볼 때는 7~8백만 명의 새로운 결핵 환자가 진단되고 2~3백만 명은 이로 인해서 사망한다.

초내성 결핵 질환의 감염도 일반 결핵과 마찬가지로 대기 중의 결핵균에 노출된 경우 감염이 일어나지만 여러 약물에 내성을 가진 균이기 때문에 현재 사용하고 있는 결핵약으로는 듣지 않는다. 내성 결핵이 발생하는 원인은 초기에 결핵약을 제대로 복용하지 않은 경우가 가장 흔하기 때문에 일단 결핵 진단이 나오면 철저히 격리해 약물치료로 완치시키는 것이 중요하다.

결핵의 조기 진단은 환자 자신뿐만 아니라 가족과 공공의 안전에도 매우 중요하다. 따라서 다음과 같은 증상이 나타나면 반드시 검사를 받아야 한다. 3주 이상 기침이 계속되고 좋아지지 않거나, 전신이 매우 피곤하고, 입맛이 없고 몸무게가 빠지고, 열이나 오한이 나고 밤에 땀이 나거나, 숨이 차고 가슴이 아프거나, 기침할 때 피가 나오거나, 결핵반응 검사에서 양성이 나타나거나, 흉부 엑스선 검사에서 결핵의 소견이 보일 때에는 객담 검사를 통해서 결핵 여부를 알아보아야 한다.

결핵 배양 검사는 길면 8주까지 걸릴 수 있기 때문에 결핵이 강하게 의심이 되면 결핵이 진단되기 전에도 치료를 시작할 수 있다.

B형 간염

주삿바늘, 성적 접촉, 수혈 등에 의해 감염

40대 중반의 J 씨는 다운타운에서 의류업을 하고 있다. 슬하에 두 아이를 두고 있다. 그는 두 달 전부터 쉽게 피로하고 가끔 속이 메스꺼움을 느끼고 입맛이 없었다. 평소 특별한 지병 없이 건강했고 건강검진은 4년 전에 혈액검사를 해서 정상이라는 이야기를 들었다. 또 과거에 수술을 받은 적이 없었다.

그는 주위의 권유로 검진하고자 병원에 왔다. 혈압도 정상이고 당뇨나 콜레스테롤도 없었다. 혈액검사를 했는데 간 수치가 높아져 있다는 이야기를 들었고 B형 간염이 있다는 소견을 들었다. J 씨는 고민에 빠졌다. 수혈을 받은 적도 없고 주위에 간염 환자도 없는데 자신이 간염에 걸렸다는 말을 믿기 어려웠다.

그는 의사로부터 B형 간염에 대해 간단하게 설명을 듣고 웹사이트에서 간염에 관한 기사들을 읽고 정리하기 시작했다. J 씨는 사업상 술을 자주 마시는데 가끔 술잔을 돌렸던 것이 기억났고 스스로 생각할 때 이것이 간염에 걸린 주된 원인이라는 생각이 들었다. 의사의 권유대로 J 씨의 가족들 모두 간염 검사를 했고 간염 백신을 맞았다. J 씨는 간염 바이러스 수치viral DNA가 높아 간염 치료를 시작했다.

B형 간염은 한국인의 약 8퍼센트에서 진단되며 사회적으로도 예방 노력이 절실한 질병이다. B형 간염은 감염된 혈액이나 체액에 의해 전파

되는데 대표적인 예가 소독되지 않은 주삿바늘이나 성적인 접촉, 수혈 등에 의한 것이다. 출산할 때 환자인 산모에서 아기로 전염되는 경우도 흔한데 이런 경우 아기의 90퍼센트에서 만성 간염으로 진행된다는 보고가 있다.

B형 간염은 급성 간염과 만성 간염으로 구분되는데 급성 간염인 경우는 잠복기가 1~4개월 정도고, 잠복기 후에 피로감이나 오심, 황달과 같은 A형 간염과 유사한 증상이 나타난다. A형 간염과의 차이점은 B형은 5퍼센트가 만성 간염으로 진행한다는 것이다. 즉 B형 간염의 경우 간의 염증은 회복되더라도 바이러스는 죽지 않고 간에 그대로 머물면서 간조직을 만성적으로 파괴해 나간다. 일단 급성 B형 간염이 만성으로 진행하게 되면 계속적인 간세포의 파괴가 이루어지는데 파괴 속도는 개인마다 다르며 그 차이는 간세포 재생에 달렸다고 한다. 만성 간염은 대부분 별다른 증상이 없지만 후에 간경화증이나 간암으로 진행하게 된다.

한국인은 B형 간염 보유율이 아주 높기 때문에 술자리에서 술잔을 돌리는 일은 삼가는 것이 좋고 음식도 자기 그릇에 담아 먹는 습관을 갖는 것이 좋다.

에이즈

20세기의 흑사병

12월 1일은 세계보건기구WHO가 정한 에이즈AIDS의 날이다. 에이즈, 즉 후천성면역결핍증후군AIDS: acquired immunodeficiency syndrome은 전 세계적으로 6,500만 명 이상 감염되었다고 보고되고 있다. 하지만 실제로는 이보다 훨씬 많은 사람이 감염되어 있으며 감염에 무방비 상태로 노출되어 있다.

의류 도매상에 종사하는 40대 초반의 남성 문 씨는 6개월 동안 10킬로그램 이상 몸무게가 줄었고 최근에는 심한 피로감을 느껴서 병원을 찾아왔다. 식욕도 없어서 거의 식사를 하지 못했고 피로감으로 일을 지속할 수 없었다. 또 잘 때는 온몸이 땀에 흠뻑 젖곤 했다.

10대 중반에 미국으로 온 문 씨는 과거에 특별한 질병을 앓은 적이 없었고, 20대 초반에 동성과 성관계를 맺은 적은 있었지만 지금은 부인과 두 아이를 가진 가장이다. 담배나 술은 전혀 하지 않고 약물복용 경력도 없었다. 문 씨의 검진상 특이한 점은 혓바닥에 심한 백태가 끼어 있었고 온몸이 심하게 말랐다는 것이다. 혈액검사 결과 문 씨는 에이즈로 진단받고 치료에 들어갔다.

1980년대 초반 샌프란시스코의 병원에서 동성애자들 사이에 생기는 질병으로 처음 발견된 이후 진단 및 치료약이 개발될 때까지 에이즈는 20세기의 흑사병이라고 불릴 정도로 '불치병lethal disease'으로 인식되었다. 하지만 지난 20년간 에이즈에 대한 꾸준한 연구의 성과로 불치병에서 이제는 '만성 질환chronic debilitating disease'으로 생각할 정도로 치료에 눈부신 발전을 가져왔다. 즉, 아직 완치되지는 않더라도 심장병이나 당뇨병처럼 잘 치료하면 에이즈를 진단받고도 일상생활을 하며 살 수 있는 시대가 된 것이다. 따라서 더 이상 병을 비관하고 숨어 살 필요는 없다. 이는 인기 영화배우였던 록 허드슨이나 농구선수 매직 존슨과 같은 미국 사회의 유명 인사들이 자신이 에이즈 환자라는 것을 숨기지 않고 적극적으로 병에 대해서 홍보했고, 많은 자선단체와 미국 정부의 예방 및 치료를 위한 지원이 있었기에 가능했다.

에이즈는 에이즈 바이러스HIV: human immunodeficiency virus에 의해서 혈액을 통해서 감염된다. 잠복기를 지나서 병이 진행되면 인체에서 면역기능을 담당하는 림프구의 감소로 각종 감염 등 면역 결핍으로 인한 증상이 나타나게 된다. 에이즈 바이러스는 악수나 가벼운 포옹 등의 일상적 접촉에 의해서는 전염되지 않고 성관계나 수혈 등으로 감염된다. 특히 과거에 에이즈 검사가 개발되기 이전인 1985년 이전에는 수혈로 인해서 많은 사람들이 감염되었지만 현재는 수혈로 인한 에이즈 감염은 거의 일어나지 않는다. 개발도상국에서 가장 흔한 감염 경로 중 하나는 출산 중 감염이다. 특히 아프리카 일부 지역에서처럼 임산부의 20퍼센트가 에이즈 감염 환자인 경우는 그 문제가 심각하다고 할 수 있다.

에이즈는 간단한 혈액검사로 진단할 수 있기 때문에 에이즈 감염의 위험이 있다고 생각되는 경우는 검사를 받아야 하고 경각심을 갖는 것이 중요하다.

헤르페스

전염성 있는 흔한 성병

결혼을 앞둔 30대 초반의 여성 박 모 씨는 성기 부위에 가려움증을 느꼈다. 평소 직장일로 심리적, 육체적 스트레스를 많이 받는 편인데 이틀 전부터 가렵기 시작하다가 심한 통증까지 느꼈다. 통증이 너무 심해서 소변을 보기가 어려울 정도였다. 처음에는 방광염이라고 짐작하고 항생제도 먹어 보았지만 도움이 되지 않았다. 통증은 가라앉지 않았고 며칠 후에는 작은 물집들이 생겨 건드리면 몹시 아팠다. 병원을 찾아간 박 씨는 성기 주위에 생기는 헤르페스라고 진단받았다. 박 씨는 헤르페스가 전염성을 가진 성병의 일종이라는 사실을 알았고, 이 사실을 어떻게 배우자에게 알려야 할지 고민했다.

헤르페스는 바이러스 감염의 일종으로 제1형과 제2형으로 나뉘는데 제1형인 구강 헤르페스는 구강성교를 통해서 전염되며 입 주위가 화끈거리거나 따가운 증상으로 나타날 수 있다. 제2형인 성기 헤르페스는 성관계를 통해서 감염된다. 헤르페스 바이러스는 피부를 통해서 전염되기 어렵기 때문에 구강 점막 또는 요도나 성기의 점막을 통해서 감염된다.

성기 헤르페스(제2형)는 미국인의 20퍼센트(5명 중 1명)에서 볼 수 있는 매우 흔한 질병이다. 대부분은 그 증상이 약해서 자신이 감염되었는지 모르는 경우가 많다. 헤르페스는 증상이 있을 때 전염이 잘되고 아무런 증상이 없을 때는 전염이 되지 않으며, 1년에 평균 4~5회 정도 증상이 재발하고 치료하지 않으면 약 2주 정도 지속된다.

헤르페스는 임상적으로 진단할 수 있으며 증상이 있을 때 바이러스 배양검사나 혈액검사 등을 통해서 진단할 수 있다. 구강 헤르페스는 성적인 접촉에 의해서 전염되며, 균을 보균하고 있는 남성에서 여성에게 전염되는 비율이 보균 여성에서 남성으로 전염되는 경우보다 더 흔하다.

헤르페스 보균자와 성관계를 하면 전염될 위험이 있기 때문에 부부 중 한 명이 보균자면 증상이 있을 때는 성관계를 피하고 콘돔을 사용하면 헤르페스 감염을 예방할 수 있다. 증상이 없을 때는 전염되지 않기 때문에 부부가 합의해서 콘돔을 사용하지 않을 수도 있다.

성기 헤르페스 보균자는 자신이 헤르페스에 감염된 사실을 알게 되면 육체적 고통보다 정신적 충격을 겪게 되고 이를 배우자에게 숨기는 경우가 있다. 하지만 헤르페스 감염 사실을 반드시 배우자에게 알리고 이 병에 대한 정확한 지식을 갖는 것이 중요하다. 헤르페스는 불편하지만 건강상 치명적으로 위험한 바이러스는 아니기 때문에 면역기능에 영향을 미치지 않는다. 헤르페스는 다른 성병에 비하면 심한 후유증도 남기지 않고 솔직히 알림으로써 불필요한 오해를 피할 수 있다.

패혈증

세균이 혈중에 침입해서 합병증 유발

내과 질환으로 병원에 입원하는 흔한 원인 중 하나가 바로 패혈증sepsis이다. 간단히 수액과 항생제로 쉽게 치료될 수도 있지만 때로는 심한 합병증으로 사망에 이르게 할 수도 있는 매우 무서운 질병이다. 여기에는 어떠한 균에 의해서 감염이 되었는지, 환자의 면역기능이 얼마나 건강한지 등이 회복에 중요한 역할을 한다.

예를 들면, 40대 여성이 소변 감염 후에 오는 합병증의 하나인 요로 패혈증으로 치료를 받는 경우에는 사망하는 일이 거의 없지만 당뇨 등의 합병증을 앓고 있는 80대 노인이 폐렴 합병증으로 패혈증을 앓는다면 이로 인한 사망률은 무척 높다.

패혈증은 세균이 혈중에 침입해서 각종 합병증을 만드는 것으로 여러 가지 원인에 의해서 유발될 수 있다. 노인이나 당뇨병 환자와 같이 면역기능이 저하된 경우는 가벼운 소변 감염이나 폐렴인 경우에도 패혈증에 이르는 것을 볼 수 있다.

일반적으로 세균이 우리 체내에 침입하면 백혈구 등에 의해서 공격을 받는다. 이 와중에 백혈구는 세균을 죽이는 물질들을 분비하기도 하지만 인체에 해로운 물질을 동시에 분비하는데 이로 인해서 우리 인체는 각종 손상을 받게 된다. 이처럼 백혈구에서 분비되는 각종 물질은 혈압을 떨어뜨리고 이로 인해서 우리 몸의 장기들이 충분한 혈액을 공급받지 못하기 때문에 인체는 쇼크 상태에 빠지게 된다. 이때 우리 인체는 뇌나 심장과 같이 중요한 기관으로 가는 혈류가 증가하는 대신 위급성이 상대적으로 적은 신장이나 대장으로 가는 혈류를 감소시키게 된다. 이 때문에 신장 기능의 감소 정도는 패혈증의 정도를 알 수 있는 척도가 되고 있다.

일단 패혈증 진단을 받으면 중환자실 치료를 필요로 하는 경우가 많다. 또 혈압을 올리기 위해서 혈압상승제를 투여하고 소변량을 증가시키기 위해서 수액을 대량으로 주입한다.

패혈증으로 인한 전신의 염증 반응으로 호흡 기능이 저하될 수 있으며 이때는 호흡 보조를 위해서 인공호흡을 시작하기도 한다. 이처럼 패혈증 회복 여부는 급격한 호흡기 및 심혈관계의 기능 저하를 막는 데 달려 있으므로 합병증을 줄이면서 우리 인체 내의 면역기능이 정상화되기를 기다려야 한다. 건강한 사람은 면역기능이 빨리 회복되지만 노인이나 면역기능이 약한 사람은 회복이 느리므로 패혈증으로 인한 사망률이 높다고 볼 수 있다. 또 요로 감염으로 인한 패혈증은 폐렴이나 장염으로 인한 경우보다 사망률이 낮다.

패혈증을 예방하는 방법은 특별히 없다. 원인 질환의 정확한 조기 진단이 중요하고 일단 패혈증에 걸렸을 때는 초기에 중환자실에서 집중적인 치료를 받는 것이 중요하다.

연조직염

슈퍼 박테리아 감염 때 초기 항생제 치료 중요

인류의 문명이 진화하고 의학이 발전하면서 치료약도 빠른 속도로 발전을 보이지만 동시에 병원균도 이에 맞추어서 기존의 치료로 듣지 않는 변형된 균들을 만들어낸다. 페니실린이 처음 만들어져서 임상에 쓰일 때는 균에 대한 내성resistance이란 용어 자체가 생소했지만 다양한 내성균의 출현으로 지금은 페니실린을 과거의 용도로는 거의 쓰지 않고 있다. 슈퍼 박테리아로 일반인들에게 알려진 균들도 요즘에는 임상에서 흔히 발견되고 심지어 과거에 항생제를 한 번도 사용하지 않은 사람에게서도 검출되고 있기 때문에 이에 대한 의료인들과 일반인들의 인식이 필요하다.

건축업에 종사하는 50대 후반의 박 모 씨는 1주일 전부터 심한 오른쪽 발 통증으로 시달렸다. 평소에 발가락 무좀을 앓던 박 씨는 직업상 크고 작은 물건이 발등에 떨어지는 경우가 있었지만 최근에는 외상이나 발에 상처가 난 기억이 없었다. 처음에는 발을 삐었다고 생각해서 한의원에서 침도 맞아보았지만 효과가 없었고 통증과 부기는 더욱 심해졌다. 통증은 서 있을 때 심했고 의자에 앉아서 다리를 올려놓으면 통증이 덜했다. 박 씨는 통증이 너무 심해서 병원을 찾아왔다.

박 씨는 당뇨를 앓고 있지만 약물로 잘 조절되는 편이고 족부 무좀이 있지만 치료하지 않고 있었다. 검진상 혈압이나 맥박은 모두 정상이었고, 체온도 정상이었다. 오른쪽 발등이 빨갛게 부어 있었고 열감이 있었으며 누를 때 통증이 심했다. 혈액검사상 백혈구 수치가 증가해 있었고 방사선검사상 뼈에는 이상이 없었다.

박 씨는 연조직염cellulites으로 진단을 받고 항생제 치료를 위해서 병원에 입원했다. 혈관 항생제 치료를 4~5일 정도 받은 박 씨는 통증이 조금 나아지기는 했지만 큰 호전이 없었다. 상처 부위의 균 배양 검사를 한 결과 놀랍게도 슈퍼 박테리아로 일반인들에게 알려진 메티실린 내성 포도상구균MRSA: methicillin-resistant staphylococcus aureus(일반 항생제에 내성을 가진 포도상구균)이 검출되었다. 항생제를 바꾸고 난 후 박 씨의 질환은 완치되었다.

슈퍼 박테리아란 일반적인 항생제로 듣지 않는 균을 말하는데 위에서 언급한 메티실린 내성 포도상구균(MRSA)과 최근에 발견되기 시작한 반코마이신 내성 장구균VRE: vancomycin resistance enterococcus 등이 대표적이다. MRSA는 1959년에 처음 보고되었고 최근에 미국 전역에서 큰 사회문제가 된 균이다.

이 균은 항생제에 노출되지 않은 일반인들에게서도 많이 발견되기 때문에 다음과 같은 주의가 필요하다. 손을 비누로 씻거나 알코올로 자주 소독하고, 상처가 난 부위는 깨끗이 하고 상처 부위를 밴드 등으로 덮고, 타인의 상처나 상처를 덮은 밴드에 접촉하지 않도록 하고, 다른 사람의 면도기나 수건은 물론 옷이나 유니폼 등을 쓰지 말아야 한다.

수두

온몸에 심한 반점과 고열

20대 초반의 대학생 김 씨는 온몸에 발생한 심한 반점과 고열 때문에 병원을 찾아왔다. 일주일 전부터 목이 아프고, 근육통과 발열감 등 몸살 증상을 호소했던 김 씨는 이틀 전부터 온몸에 발생한 반점 때문에 가려워서 잠을 잘 수가 없었다. 반점은 얼굴과 머리, 목, 몸통과 사지에 골고루 퍼져 있었고 몇 군데는 물집이 잡히기 시작했다. 병력과 이학적 검사 소견상 김 씨는 수두로 진단을 받고 항바이러스 약물로 치료를 시작했다.

수두chicken pox는 소아들에게는 감기와 같이 가볍게 앓고 지나가며 합병증도 거의 없이 치료가 되지만 성인이 감염되면 심한 폐렴을 앓을 수도 있고 폐렴으로 인해서 사망에 이를 수도 있는 조심해야 할 질환이다.

수두는 수두-대상포진 바이러스varicella-zoster virus에 의해서 감염되는데 수두 바이러스에 감염된 환자의 코나 목의 분비물이 대기 중으로 퍼져서 타인에게 전염될 수 있으며, 감기 바이러스에 의한 전염경로와 동일하다(비말감염). 그 외에도 피부에 생긴 수포가 터지면서 타인과 접촉할 때도 전염될 수 있다. 이처럼 수두는 매우 전염성이 강하며 피부에 발진이 생기기 48시간 전부터 딱지가 생길 때까지는 전염될 수 있다고 보기 때문에 이 기간에는 다른 사람과의 접촉을 피해야 한다.

일단 수두에 걸리면 수두로 인한 합병증을 막는 것이 중요하다. 합병증은 피부 발진으로 인한 세균 감염과 성인 수두에서 나타날 수 있는 폐렴이 대표적이고, 뇌염이나 간염 등도 생길 수 있다. 임산부는 기형아를 출산할 위험이 있다. 또 라이증후군Reye syndrome은 소아가 수두나 독감에 걸렸을 때 해열제로 아스피린을 사용할 경우 생길 수 있는 합병증으로 구토, 두통과 함께 의식을 잃고 사망할 수도 있다. 이 합병증은 소아 감기나 수두에서 아스피린 사용의 위험을 경고한 후부터는 거의 보고되지 않고 있다.

수두에 걸려서 물집이 생긴 후 24시간 이내에 항바이러스제를 복용하게 되면 수두를 앓는 기간을 줄여주는 효과가 있다. 그 외에도 심한 가려움증을 치료하기 위해서 항히스타민제를 사용하고 발열이 있을 때는 아스피린 대신에 타이레놀이나 소염제 등을 적절히 쓸 수 있다.

예방접종은 소아 때 2회(12~15개월 사이와 4~6세 사이에 각각 접종), 성인은 수두 바이러스에 면역이 없는 경우 4~8주 간격으로 2회 접종하는 것을 권장하고 있다. 수두에 한번 감염이 된 후에도 다시 감염될 수 있는데 일반적으로 약하게 앓고 지나가는 경우가 많다.

대상포진

발병 후 72시간 이내 치료 시작해야

할리우드 영화사에 근무하는 H 씨는 일주일 전부터 오른쪽 아랫배에 통증을 느끼기 시작했다. 평소에 변비로 고생을 해왔기 때문에 처음에는 변비통인가 하고 생각을 했는데 통증은 가라앉지 않았고 점점 더 심해져 오는 것을 느꼈다. 또 통증 부위가 점점 넓어져서 아랫배에서 오른쪽 등 뒤까지 퍼졌고 지난 이틀 동안은 통증이 너무 심했다. 결국 직장을 쉬고 주위 병원을 찾았다. 개인병원에서 간단한 검사를 했지만 별다른 이상이 없다는 이야기만 듣고 진통제를 처방받고 집으로 왔다. 하지만 통증은 더 심해졌고 진통제 없이는 잠을 잘 수 없었다.

일주일째 되는 날 H 씨는 아랫배에 작은 물집들이 잡힌 것을 보고 병원을 다시 찾아왔다. 검진상 H 씨의 아랫배에 물집들이 보였고 건드릴 때마다 심한 통증을 호소했다. 일단 H 씨는 대상포진으로 진단을 받고 항바이러스제와 바르는 연고, 진통제를 처방받았다. 하지만 통증은 가라앉지 않았고 물집은 우측 등으로 번졌다. 2주 후부터 통증이 조금씩 가라앉았고 상처 부위가 아물기 시작했다.

대상포진herpes zoster은 수두를 유발하는 대상포진 바이러스varicella-zoster virus에 의해서 일차 감염이 된 후에 그 바이러스가 척수에 숨어 있다가 인체의 면역기능이 떨어질 때 국부적으로 재발해서 몸통에 띠 모양의 피부 질환을 유발하는 것을 말한다. 노인에서 흔하지만 젊고 건강한 사람도 걸릴 수 있고, 인구의 약 20퍼센트 정도가 일생에 한번은 대상포진에 걸린다고 한다.

증상은 피부 질환의 전구증세로 발열과 근육통의 증상이 나타날 수도 있지만 전구증상 없이 가슴 통증이나 복통 등을 호소하며 피부 증상 없이 오는 경우가 많다. 일단 피부에 물집이 생기면 크기가 커지고 주위로 번지지만 신경을 따라 퍼지기 때문에 띠 모양을 형성한다. 주로 몸통에 생기지만 다리나 얼굴에도 생길 수 있고 눈에 생기면 실명 위험이 있기 때문에 주의가 필요하다.

치료는 항바이러스제가 주된 치료로 발생 72시간 이내에 약을 복용하는 것이 중요하지만 72시간 이후라 하더라도 계속 수포가 형성되고 퍼지고 있다면 약물치료로 효과를 볼 수 있다. 대상포진을 앓은 후 생길 수 있는 포진 후 통증은 주로 노인이나 대상포진을 심하게 앓은 경우에 많이 나타나는데 통증이 심하기 때문에 진통제 치료를 받는 것이 좋다.

대상포진은 호흡기계로 감염되는 것이 아니라 직접 접촉에 의해서만 감염될 수 있지만 암 환자와 같이 인체 면역기능이 낮은 경우나 대상포진이 전신에 퍼진 경우는 공기 중 감염이 가능하기 때문에 병원에 입원해서 격리 치료를 받아야 한다.

전염성 장염

설사와 복통, 구토 증상 호소

날씨가 더워지면서 상한 음식을 먹거나 요리하는 과정에서 균의 감염으로 인한 식중독이 증가하고 있다. 위생 관리가 엄격한 미국에서도 전염성 장염이 집단적으로 발생하는 것을 자주 보게 된다.

시내에서 자동차 정비업을 하는 40대 후반의 김 모 씨는 월요일 아침에 출근한 후 복부에 심한 통증을 느끼기 시작했다. 통증이 너무 심해서 일을 하지 못하고 사무실로 들어와서 쉬고 있는데 설사가 나기 시작했다. 설사는 끈적끈적한 점액이 변에 묻어 있었다. 김 씨는 복통이 너무 심해서 집에 일찍 들어와서 누웠다. 하지만 통증은 멎지 않았고 설사는 쉬지 않고 계속되었다. 오후부터 열이 나기 시작했고 너무 통증이 심해서 병원을 찾아왔다.

병력 청취상 김 씨는 전날 저녁 고향 친구들과 어울려 외식을 했는데 육회에 익히지 않은 계란을 소주와 함께 먹었고 새벽부터 뱃속이 편치 않은 것을 느꼈다.

김 씨를 검진하자 혈압은 100/60mmHg, 맥박은 분당 95회, 체온은 38.2도였다. 복부 촉진상 심한 통증이 느껴졌지만 수술이 요구되는 외과적인 소견은 없어 보였다.

아침부터 먹지 못하고 설사를 했기 때문에 탈수 증세가 심했다. 대변을 채취해서 검사실로 보내고 진통제와 수액을 맞고 항생제 치료를 시작했다. 병원에서 임시 치료를 받은 후 주의사항을 전달받고 김 씨는 집으로 갔다.

하지만 통증이 재발해 어쩔 수 없이 김 씨는 그날 밤 응급실 신세를 질 수밖에 없었다. 그 후 이틀을 심하게 앓은 후 차츰 회복되었다. 며칠 후 대변검사 결과는 살모넬라균의 감염으로 판명되었다.

엄격한 위생 관리 덕분에 미국에서 전염성 장염의 빈도는 차츰 줄어들고 있다. 미국 질병통제예방센터의 통계를 보면 2000년 이후에 보고된 전염성 장염은 약 30~40퍼센트 줄어들었다. 하지만 아직도 미국에서는 5,000명 이상이 전염성 장염으로 사망하고 있다. 원인은 썩은 음식이나 감염된 음식을 먹어서 발생한 것이다.

장염이 시작될 때 그 원인 균을 알아내는 데는 대변검사가 가장 중요하지만 결과가 나오기까지 시간이 걸리므로 몇 가지 중요한 상식을 알아두면 도움이 된다. 먼저 주된 증상이 무엇인지가 중요하다. 즉, 구토가 주된 증상인 경우는 포도상구균이나 바실루스균종을 의심하고, 물 같은 설사가 심한 경우는 대장균이나 바이러스성 장염을 의심할 수 있다. 대변에 점액이나 피가 묻어 나오는 염증성 설사는 살모넬라나 캄피로박터, 세균성 이질 등으로 유발될 수 있다.

또한 장염이 있기 전에 어떤 음식을 먹었는지와 언제 먹었는지도 원인 균을 예측해내는 중요한 단서가 될 수 있기 때문에 장염이 심한 경우는 위와 같은 정보를 갖고 전문의를 찾는 것이 중요하다.

살모넬라 장염

장염의 가장 흔한 원인

미국 전역에서 토마토의 살모넬라 감염으로 인해서 가게나 식당에서 토마토를 구경할 수 없게 된 사건이 있었다. 토마토 재배 농가들의 막대한 경제적인 손실은 물론이고 이로 인한 경제적인 파장도 만만치 않았다.

살모넬라는 현재 미국에서 발생하는 장염의 원인 중 가장 흔한 원인균으로 알려져 있다. 주로 장염으로 인한 설사나 구토, 혈변을 유발하고 고열과 함께 복통을 유발한다. 또 세균이 혈중으로 들어가게 되면 혈액을 따라가면서 골수염이나 농양을 유발할 수 있다. 때로는 만성 보균자 상태로 되면서 잠재적인 감염의 원인을 제공하기도 한다.

살모넬라라고 하면 한국에서는 '장티푸스'로 잘 알려져 있는데 이는 살모넬라 감염의 한 종류다(티푸스성 살모넬라typhoidal salmonella). 장티푸스는 오염된 음식이나 식수를 마시거나 음식을 요리할 때 감염되며 고열과 함께 심한 식중독 증상을 일으킨다. 주로 동남아시아나 인도, 아프리카와 같은 개발도상국에서 흔하고 미국에서는 드물다.

미국에서 발생하는 살모넬라 감염은 주로 비티푸스성nontyphoidal salmonella에 의해서 감염되는데 위의 토마토 감염에서 보듯이 매년 사회문제가 되고 그 빈도도 증가하는 추세다. 비티푸스성 살모넬라 감염은 흔히 살모넬라균에 감염된 계란으로 만든 아이스크림에 의해서 발생하기도 하고 육류나 우유, 심지어 망고나 오렌지 주스에 의해서 전염되기도 한다.

최근에 살모넬라 감염 경로로 자세히 밝혀진 망고를 예로 들면, 망고를 딴 후 판매하기 전에 지중해성 과일파리로부터 망고를 보호하기 위해서 더운물로 씻는데 이때 수압에 의해서 살모넬라균이 망고 껍질을 통과해서 감염되는 것으로 밝혀졌다. 따라서 살모넬라 감염이 된 과일은 껍질을 벗긴다 하더라도 여전히 감염될 위험이 있다.

살모넬라 감염은 5월에서 10월 사이에 가장 흔하다. 살모넬라에 의한 감염은 균에 감염된 후 8~72시간 후에 구토 증상을 동반한 설사, 복통과 함께 발열 증상을 나타내는데 이는 다른 장염과 임상증상으로 구별할 수 없기 때문에 대변의 균 배양을 통해서만 진단할 수 있다.

비티푸스성 살모넬라 장염은 대부분 저절로 낫지만 면역기능이 약한 소아나 노인은 이로 인해서 사망할 수도 있기 때문에 주의가 필요하다. 따라서 설사가 발열과 함께 10일 이상 지속될 때는 다른 원인을 살펴보아야 하고 항생제 치료가 필요하다.

기생충 감염

수년 잠복기를 거쳐 발병할 수도

기생충 질환은 개발도상국들에서는 흔하지만 미국처럼 위생 시설이 발달한 사회에서는 드물다. 하지만 로스앤젤레스나 휴스턴과 같이 이민자가 많이 모여 사는 지역에서는 기생충 감염으로 병원을 찾는 경우가 드물지 않다. 이민 오기 전에 감염되었다가 수년이나 수십 년 후에 증상이 나타나는 경우가 대부분이다.

40대 중반의 선교사인 서 모 씨는 갑작스러운 경련으로 종합병원 응급실에 실려왔다. 가족들이 말한 바로는 이날 가족들과 함께 저녁 식사를 하던 중 갑자기 오른손에 힘이 빠지면서 의식을 잃고 쓰러진 후 오른쪽 손발을 심하게 떨었다는 것이다. 가족들은 급히 구급차를 불렀고 병원에 도착한 서 씨는 의료진에 의해서 응급처치를 받은 후에야 경련을 멈추었다.

서 씨는 지금까지 일 년에 한두 번 감기 걸리는 것 말고는 몸이 아프지 않아서 병원에 간 적이 없었지만 지난 두 달 동안 두통 때문에 타이레놀과 같은 두통약을 자주 복용했다. 서 씨는 멕시코와 남미에서 오랫동안 선교 생활을 했고 6개월 전부터 미국에서 사역을 시작했다.

응급실 의사의 검진상 서 씨의 우측 운동신경이 약간 마비되어 보였고 응급실에서 투여한 약물 효과로 의식은 조금 감소해 있었다. 일단 중풍으로 진단받고 뇌 단층촬영을 했다. 결과는 놀랍게도 기생충 질환의 일종인 뇌 낭미충증neurocysticercosis으로 진단을 받았다. 여러 가지를 고려한 후 약물치료를 시작한 뒤 서 씨의 증상은 호전되었고 정상 생활을 다시 할 수 있었다.

낭미충증cysticercosis 감염은 완전히 익히지 않은 돼지고기를 먹을 때 돼지촌충taenia solium에 의해서 감염될 수 있다. 첫째는 성충에 의해 사람의 장관에 감염이 되고, 둘째는 유충의 형태로 조직에 감염되는 경우다cysticercosis. 성충에 의한 장관 감염은 공복감이나 복부가 불편하거나 오심, 체중 감소 등의 증상이 있을 수 있지만 대개는 증상이 없다. 하지만 유낭충에 의한 감염의 경우는 증상이 좀 더 심각할 수 있다. 장관계를 통해서 혈액으로 전신에 전파되는 유낭충은 신체 어느 부위에서나 발견될 수 있으며 위치에 따라 증상이 다르게 나타난다. 서 씨처럼 뇌에 발생하는 경우는 경련과 같은 뇌신경 증상으로 나타날 수 있다.

낭미충증 환자는 전 세계적으로 5,000만 명 이상으로 추산된다. 미국에 살더라도 오랫동안 외국에서 거주했거나 로스앤젤레스와 같이 이민자가 많은 지역에서는 낭미충증의 위험이 높아서 이를 예방하기 위한 상식을 알아둘 필요가 있다. 첫째, 돼지고기는 익히거나 냉동해서 보관하면 낭미충을 파괴할 수 있다. 소금에 절이는 것만으로는 충분하지 않다. 또한 요리하기 전에 손을 씻고 수세식 화장실이 없는 지역에서는 적절하게 대변을 처리하는 등 개인 위생에 유의해야 한다. 현재까지 낭미충증에 관한 인간 백신은 없다.

말라리아

모기에 의해서 감염되는 풍토병

세계가 하나로 되면서 많은 사람들이 외국으로 여행을 떠나거나 휴가를 즐기는 일이 흔해졌다. 동남아시아나 유럽은 물론 멀리 아프리카 오지까지 발길이 닿지 않는 곳이 없다. 이런 여행의 자유를 즐기기 위해 주의할 점 중 하나가 현지 풍토병이다. 동남아시아를 비롯한 아프리카 등지로 관광이나 선교여행을 떠날 때 발생할 수 있는 풍토병의 하나인 말라리아는 예방약을 잘 복용하면 효과적으로 예방할 수 있다.

말라리아는 지금도 세계적으로 해마다 3~5억 명이 감염되고 그중 100만 명 이상이 사망하는 매우 흔한 전염병이다. 최근에는 지구 온난화로 인해서 말라리아를 옮기는 모기의 서식지도 넓어져서 그 피해가 증가하고 있다.

말라리아가 흔한 나라에서도 시골지역으로 갈수록 감염의 위험이 더 크고 우기가 끝난 직후에 발병 빈도가 가장 높다. 이는 말라리아를 보균한 모기의 증식이 가장 많이 이루어지는 기간이 열대지방의 우기이기 때문이다. 또 해발 2,000미터 이상에서는 말라리아 감염이 감소한다.

지역적으로 흔한 감염 위험지역은 남태평양군도, 아프리카의 사하라 사막 이남 지역, 인도, 동남아시아, 멕시코 일부와 중·남 아메리카 지역이다. 미국의 통계를 보면 말라리아 환자의 20퍼센트만이 예방치료를 받았다는 질병통제예방센터의 보고가 있다.

말라리아는 모기에 의해서 전파되고 동물 중에는 인간에게만 질병을 일으킨다. 과거 위생상태가 좋지 않았던 한국에서도 유행해서 학질, 또는 '삼일열三日熱'이라고 불리던 병이다. 주로 말라리아 병원충을 가진 모기에 물릴 때 말라리아가 인체 내에 주입되면서 일어나는 경우가 대부분이고, 드물게 수혈이나 태어날 때 선천성으로 감염되는 경우도 있다. 대부분 1~3주의 잠복기를 거쳐서 증상이 나타나게 된다.

증상은 두통이나 구토증, 식욕부진, 근육통과 같은 전신 증상을 거친 후에 심한 열과 오한을 반복해서 나타내게 된다. 이런 발열 주기는 병원충이 분열과 증식하는 기간과 일치한다. 말라리아는 종류에 따라서 치료가 늦어지면 뇌, 신장, 간 등의 장기에 심한 합병증이 나타나서 사망할 수 있기 때문에 예방 및 조기 치료가 중요하다.

말라리아 위험지역을 여행하는 여행객이 말라리아에 걸리지 않기 위해서는 모기에 물리지 않도록 노력해야 한다. 긴 옷으로 피부를 가리고 모기가 집중적으로 활동하는 새벽이나 해질 무렵에는 활동을 자제하는 것이 좋다. 또 방충망이 있는 곳에서 잠을 자도록 하며 방충제를 자주 사용하도록 한다. 현재 질병통제예방센터에서 권고하는 방충제는 디트deet와 피카리딘picaridin이 포함된 제품이다.

예방약은 말라리아 위험지역을 여행하는 모든 사람은 반드시 복용하도록 권하고 있다. 과거에 예방약으로 주로 쓰이던 클로로퀸chloroquine은 내성균으로 인해서 사용이 제한적이고 그 대신 메프로퀸mefloquine이 많이 사용된다. 복용방법은 출발 일주일 전부터 복용하기 시작해서 말라리아 위험지역을 벗어난 후 4주까지 일주일에 한 번 복용하는 것을 원칙으로 한다. 예방약을 제대로 복용할 경우 말라리아 예방 효과는 92퍼센트 정도다.

풍토병

특정 지역에서 발병하는 전염병

풍토병이라는 말은 질환이 어느 특정 지역에서만 발병하는 것을 말한다. 예를 들면 말라리아나 황열yellow fever은 모기에 의해서 옮기므로 아프리카나 동남아시아 같은 더운 지역에서 흔하고, 피부병에서 시작해서 심한 신경계 후유증을 남길 수도 있는 라임 질환lime disease은 진드기에 의해서 병이 퍼지며 동북부의 매사추세츠 지역에서만 볼 수 있다. 곰팡이에 의해서 호흡기를 통해 전염되는 콕시디오이데스증coccidioidomycosis은 캘리포니아 중부나 애리조나, 텍사스, 멕시코 일부 지역과 같이 건조한 지역에서 볼 수 있다.

30대 후반의 가정주부 정 모 씨는 한 달 전부터 마른기침과 심한 피로감을 느꼈다. 처음에는 감기 몸살인 줄 알고 약국에서 기침약을 사 먹었으나 증상이 호전되지 않았고, 2주 전부터는 숨이 차기 시작하고 발열이 있어서 인근 병원을 방문했다. 폐렴 진단을 받고 일주일간의 경구용 항생제 처방을 받은 정 씨는 항생제를 다 복용했지만 증상의 호전이 전혀 없었고 피로감과 기침은 점점 더 심해졌다.

다시 병원을 찾은 정 씨는 폐 사진을 찍었는데 좌측 하엽에 심한 폐렴이 있었다. 정밀 검사를 위해서 흉부 CT 촬영을 했는데 좌측 하엽에 폐렴과 늑막에 물이 차 있는 것이 보였다.

정 씨는 과거에 별다른 질병이 없었고 담배나 술은 전혀 하지 않았다. 또 최근에 폐결핵 환자와 접촉한 적도 전혀 없었다. 정 씨는 약 2개월여 전에 라스베이거스를 거쳐서 애리조나를 남편과 여행한 적이 있었고 현재 남편과 함께 리버사이드에 살고 있다.

검진상 혈압은 정상, 맥박은 분당 100회 정도로 빨랐고, 호흡수는 분당 18회, 혈중 산소 농도는 94퍼센트로 낮았다. 체온은 37.7로 미열이 있었고, 체중은 50킬로그램으로 한 달 전에 비해서 7킬로그램 이상 줄었다. 정 씨는 육안으로 보기에도 매우 창백하고 피곤해 보였다. 손톱이 곤봉지clubbing(손가락 끝이 곤봉처럼 뭉툭해지는 것으로 만성 폐 질환 환자에서 나타나는 소견)로 변해 있었으며 폐음이 매우 감소해 있었고 좌측 폐하엽에 천명이 심했다. 확실한 진단을 위해서 혈액검사와 기관지내시경을 실시했는데 결과는 곰팡이의 일종인 콕시디오이데스증으로 판명이 났고 장기간의 항진균제 치료를 시작했다.

일반인들에게는 잘 알려지지 않은 콕시디오이데스증은 미국에서 일년에 15,000명 이상이 감염되는 것으로 알려진 흔한 질환이다. 하지만 감염된 모든 사람이 치료를 요하는 것은 아니고 일부에서 위와 같은 증상이 나타나면 치료를 필요로 한다. 초기에는 감기 몸살이나 천식과 유사하고 폐 사진이 폐암이나 폐결핵 등과 매우 비슷하기 때문에 증상이 오래갈 때는 전문의를 찾는 것이 중요하다.

✻✻✻

기타

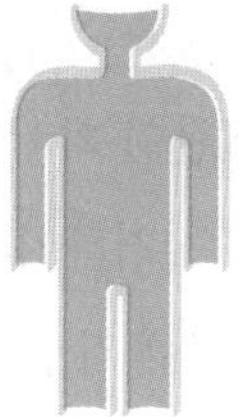

질병 중에는 생명이 오가는 심각한 질환은 아니지만 일상생활에 크게 불편을 주는 질병도 많다. 귀나 코, 눈, 피부 등에 생기는 질환은 생명을 위협하는 심각한 질환보다는 가볍고 널리 알려진 증상으로 일반인도 병명을 쉽게 예측할 수 있다. 대부분 응급 상황을 요구하는 질환은 아니지만 일상생활에 지장을 주거나 불편을 끼치는 경우가 많다. 하지만 때로는 심각한 질환의 초기 증상으로 나타나는 경우도 있기 때문에 주의가 필요하다. 또한 다른 질병과 마찬가지로 미리 초기에 발견해서 정확한 진단과 치료를 받는 것이 중요하다.

어지럼증은 주위가 빙글빙글 도는 느낌부터 눈앞이 캄캄해지는 현기증까지 증상이 다양하다. 앉았다 일어날 때 핑 도는 느낌이 들면 가장 먼저 빈혈을 떠올리기 쉬운데 70퍼센트 이상은 귀 안쪽의 평형기관 이상으로 발생한다. 어지럼증과 난청, 이명을 동반하는 메니에르병은 달팽이관의 림프액이 비정상적으로 증가할 때 나타난다. 그 밖에도 빈혈, 저혈압, 전립선약이나 항콜린성 약물 부작용, 당뇨병성 신경증도 어지럼증을 유발한다.

성인의 귓병 중 가장 흔한 질환인 외이도염은 주로 수영하고 나서 귀에 물을 빼려고 하거나 귀지를 제거하기 위해서 귀이개나 이물 등으로 외이도 점막을 손상했을 때 세균에 감염되어서 생기는 병이다.

감기나 독감에 걸렸을 때 흔하게 나타나는 코막힘이나 두통, 누런 콧물 등은 코 양쪽과 위쪽 빈 공간에 염증이 생기는 부비강염의 주요 증상인데 흔히 축농증이라고도 한다. 바이러스 감염이 원인인 경우가 많지만 알레르기 등에 의해서도 생길 수 있다.

알레르기성 비염은 알레르기를 일으키는 항원이라고 불리는 집 먼지나 꽃가루 등의 작은 입자가 인체 내에 면역세포들과 반응을 일으킴으로써 증상을 유발한다. 증상은 코가 가렵고 재채기를 하거나 콧물이 나오는데, 폐에 작용하면 기관지 천식을 유발하기도 한다.

대표적인 현대병으로 지적되는 아토피성 피부염은 유전적 요소나 면역 결핍과 관계가 있으며 감염이나 스트레스도 영향이 있다. 피부가 가렵고 발진, 피부건조증, 진물 등의 증상을 호소하는데 대부분 음식이나 알레르기를 유발하는 물질에 접촉했을 때 악화된다.

최근 심각한 사회문제로 등장하는 질환 중 하나가 우울증이다. 우울증의 원인은 확실하지 않지만 세로토닌 등과 같은 뇌신경 물질의 불균형으로 인해서 발생하는 것으로 알려져 있다. 우울증을 앓게 되면 심한 슬픔이 지속되면서 정상적인 일상생활을 할 수 없고 타인과의 관계를 정상적으로 유지할 수 없다. 아직까지 우울증 진단과 치료에 적극적이지 못한 경향이 있는데 우울증 증상이 나타날 경우 의사와 상담을 통해 적절한 카운셀링을 받고 약물치료로 적극적으로 치료해야 한다.

어지럼증

귀의 이상부터 먼저 의심해야

어지럼증은 주위에서 매우 흔히 보는 질환인데 일반인들은 이를 빈혈이나 중풍으로 먼저 생각하는 경우가 많다. 하지만 실제로 어지럼증의 70퍼센트는 귀 안쪽의 평형기관 이상으로 인한 것이다.

부동산업을 하는 50대 여성 박 모 씨는 아침에 전화를 받으려고 침대에서 일어나다가 갑자기 심한 어지럼증을 느꼈다. 고개를 조금만 움직여도 어지럽고 주위가 빙글빙글 도는 것 같아서 30분 정도 누워 있어야 했다. 또 어지러우면서 속이 메슥거리고 토할 것 같았다. 소리가 안 들리거나 귀에서 소리가 나는 이명耳鳴 증상은 없었다. 어지럼증은 좋아지지 않고 며칠 동안 계속되었고, 구토증은 2~3일이 지나면서 좋아졌다.

박 씨는 어지럼증이 나타나기 전에는 건강한 편이었고 정기 건강검진 이외에는 병원에 간 적이 없었다. 담배와 술은 전혀 하지 않고, 운동은 거의 하지 않고 있다.

검진상 박 씨의 혈압이나 맥박은 정상이었고, 심장 청진상 부정맥은 없었다. 신경검사상 사지 감각 이상이나 운동신경 이상은 없었다. 머리를 움직일 때 심한 어지럼증을 호소했지만 혈액검사상 빈혈은 없었다.

병력과 이학적 검사를 근거로 박 씨의 병명은 양성 체위성 현훈증benign positional vertigo으로 진단받고 머리를 이리저리 움직여서 세반고리관 속의 돌가루를 제 위치로 되돌려놓는 물리치료modified Epley maneuver를 시작했다.

어지럼증은 주위가 빙글빙글 도는 느낌부터 눈앞이 캄캄해지는 현기증에 이르기까지 증상이 다양하다. 흔히 아는 것처럼 빈혈이나 뇌신경 장애로 인한 것보다 귀의 이상으로 인한 경우가 훨씬 많다. 그중에서도 가장 흔한 원인은 위의 예처럼 양성 체위성 현훈증이다. 이는 귀 안쪽의 평형기관 내 돌가루가 제 위치를 벗어나 주위의 세반고리관으로 들어가 어지럼증을 유발하는 질환이다. 흔히 눕거나 일어날 때, 누워서 고개를 한쪽으로 돌릴 때, 위를 쳐다보거나 고개를 숙일 때 심한 어지럼증이 나타나고 구토 증상이 나타난다.

돌가루로 인한 어지럼증은 난청이나 이명 등의 청각 증상이 없고, 머리를 움직이지 않으면 어지러운 증상이 발생하지 않기 때문에 일반인들도 조금만 관심을 기울이면 다른 병과 구별할 수 있다. 이 질환은 머리를 이리저리 돌려 돌가루를 제 위치로 되돌려놓는 물리치료로 치료할 수 있다.

그 밖에도 달팽이관의 림프액이 비정상적으로 증가해서 어지럼증과 난청, 이명을 동반하는 메니에르병Menier's disease이나 심한 감기나 바이러스 질환을 앓고 난 후 어지럼증이 수개월간 계속되는 전정신경염vestibular neuronitis도 귀의 원인으로 인해 생기는 어지럼증이다. 이처럼 병력이 진단에 가장 중요한 역할을 한다.

메니에르병

심각한 어지럼증과 구토 증상

어지럼증은 다양한 원인에 의해서 유발될 수 있다. 갑자기 일어설 때 발생하는 체위성 어지럼증부터 메니에르병과 같은 심각한 어지럼증과 동반한 구토증에 이르기까지 그 원인도 많다. 또 위출혈 등으로 인해 심한 빈혈, 저혈압 등도 어지럼증의 원인이다. 노인층에서 많이 사용하는 전립선약이나 항콜린성 약물 등도 어지럼증을 유발하는 흔한 원인이고, 당뇨병을 오래 앓은 후에 발생하는 당뇨병성 신경증도 어지럼증을 유발한다.

30대 중반의 물리치료사 김 모 씨가 병원을 찾아왔다. 그녀는 지난 6개월 동안 심한 어지럼증과 동반한 구토 증상으로 일을 계속할 수 없었고, 3개월 전에는 청력 이상도 함께 와서 이를 전문적으로 치료하는 클리닉에 가서 검진을 받고 메니에르병이라는 진단을 받아서 약물치료를 시작했지만 증상에는 차도가 없었다. 치료 후 몇 주 동안은 일시적인 호전이 있었지만 지난주부터 다시 심한 어지럼증과 구토증으로 아무런 일도 할 수 없었다.

메니에르병은 평형기관을 담당하는 내이內耳, inner ear의 이상으로 발생하는데 19세기에 프랑스 의사인 메니에르가 처음 발견했기 때문에 그의 이름이 병명으로 붙었다. 그는 내이에 있는 세반고리관에 이상이 생기면 어지럼증이 생긴다고 했다.

메니에르병은 나이에 관계없이 발생하는데 20~30대에서 흔하다. 또 선천적으로 내이에 장애를 가지고 태어난 소아에게서도 발생할 수 있다. 진단은 대개 병력과 청력검사 등으로 하게 되는데 대표적인 증상은 다음과 같다.

어지럼증이 특히 벽이나 천장이 빙글빙글 도는 느낌으로 시작해서 몇 분에서 몇 시간 이상 지속된다. 이때 속이 메슥거리거나 구토 증상이 함께 동반된다. 또 청력에 장애가 생길 수 있는데 처음에는 저음에서 시작해서 고음으로 진행하면 양쪽 귀가 모두 영향을 받을 수 있다. 이와 함께 이명이 올 수 있는데 저음인 경우가 많고 영향을 받은 귀에 압력감을 느낄 수 있다. 개인마다 메니에르병의 증상은 다를 수 있는데 청력에 이상이 심한 경우도 있지만 균형감각에 더 심한 이상 증상을 보이는 환자도 있다.

어지럼증을 호소하는 경우 전정기관 주위에 발생하는 종양은 한쪽 귀의 청각 이상이나 어지럼증을 유발할 수 있다. 또 이명이나 평형감각 이상의 원인이 될 수도 있다. 또 소뇌의 종양이나 소뇌나 전정기관을 지배하는 부위의 뇌졸중인 경우에도 메니에르병과 유사한 증상을 나타낼 수 있다. 심한 편두통도 두통과 함께 어지럼증이 나타날 수 있다. 흔히 양성 체위성 현훈증도 어지럼증 양상이 메니에르병과 유사하지만 일반적으로 청각에는 이상을 유발하지 않고 메니에르병보다 과정이 훨씬 가볍다.

어지럼증 치료는 그 원인에 따라 달라지는데 빈혈 때문에 어지럼증을 호소하는 경우는 빈혈의 원인을 찾아서 치료하고 철분이나 수혈로 교정할 수 있다. 약물로 인한 어지럼증은 약물을 바꾸거나 용량을 줄이면 증상을 완화할 수 있다. 양성 체위성 현훈 어지럼증은 전정기관의 적절한 운동으로 치료할 수 있다.

메니에르병으로 인한 어지럼증은 완치가 힘들지만 적절한 약물치료를 통해서 90퍼센트에서는 정상적인 일상생활을 유지할 수 있다. 하지만 메니에르병을 앓는 소수의 환자는 증상의 잦은 악화로 정상적인 직장생활을 할 수 없는 경우도 있다. 따라서 이런 경우는 적극적인 치료가 중요하다. 메니에르병의 치료는 소금을 줄이고 카페인과 담배를 끊는 생활습관의 변화부터 시작한다. 카페인과 니코틴은 혈관을 수축시키고 전정기관으로 가는 혈류를 감소시켜서 증상을 악화시킬 수 있다. 염분 섭취는 하루 1그램 이하로 줄이도록 한다.

약물치료는 이뇨제와 베타히스틴 두 가지만이 현재 메니에르병에 효과가 있는 것으로 알려져 있다. 둘 다 내이의 전정기관 내의 압력을 감소시켜서 증상을 완화해준다. 약물치료는 식이요법으로 효과가 없고 증상이 악화하는 경우에 시작한다. 그 외에도 각종 비타민 등도 효과가 있다는 보고가 있지만 체계적인 연구는 없는 상태다.

약물치료로도 효과가 없고 환자가 지속적인 어지럼증으로 정상 생활을 할 수 없을 때는 수술이나 내이에 약물을 주입할 수 있다. 내이에 주입하는 약물은 항생제의 일종인 겐타마이신gentamycin인데 이 약물은 귀에 독성을 유발하는 부작용을 이용해서 어지러운 증상을 호전시킨다. 단점은 약 30퍼센트에서 부작용으로 청력 장애가 나타날 수 있다. 수술은 내이에 있는 림프액을 외부로 배출시키는 방법으로 약물 주입법보다 조금 더 효과가 있다는 연구가 있다.

외이도염

귀 청소 후 귓속이 아프면 외이도염 가능성

우리 귀는 외이와 중이, 내이로 구분되는데 고막을 중심으로 바깥쪽은 외이external ear와 중이middle ear로 나누어진다. 염증이 어디에 생기느냐에 따라서 중이염otitis media이 될 수도 있고 외이도염otitis externa도 되는데 중이염은 상기도 감염이 잦은 소아에서 흔하지만 외이도염은 성인에서 자주 발생한다.

40대 중반의 주부 임 모 씨는 이틀 전부터 오른쪽 귀 안쪽에 심한 통증을 경험했다. 처음에는 귀가 간질거려서 귀지가 많아서 그런 줄 알고 귀 청소를 심하게 했는데 그다음 날은 귓속이 너무 아파서 잠을 잘 수가 없었다. 통증은 음식을 씹을 때나 귀바퀴를 잡아당길 때 더욱 심했다. 귀에 이물질이 들어간 줄 알고 귀이개를 집어넣었지만 귀 외이도가 너무 부어서 들어가지 않았다. 심한 통증에도 청력에는 이상이 없었고 귀에서 물도 나오지 않았다. 어릴 때 중이염을 앓았던 임 씨는 중이염이 재발한 줄 알고 병원을 찾아왔다.

임 씨는 과거에 특별한 질병을 앓거나 수술을 한 적은 없었다. 이학적 검사상 외이도가 심하게 부어 있어서 고막이 보이지 않았고 귓바퀴가 부어 있거나 염증 소견은 보이지 않았다. 주위의 림프 조직도 부어 있지 않았다. 그 외의 검진은 특이 사항이 없었다. 임 씨는 급성 외이도염으로 진단받고 치료에 들어갔다.

외이도염은 성인의 귓병 중 가장 흔한 질환이다. 주로 수영장에서 수영하고 나서 귀에 들어간 물을 빼려고 귀를 만지고 난 뒤에 발병하기도 하고swimmer's ear 귀지를 제거하기 위해서 더러운 귀이개나 이물 등으로 외이도 점막을 손상했을 때 세균에 감염되어서도 생긴다.

귀는 외부의 균이나 이물질로부터 보호받기 위한 자연적 장치가 있다. 먼저 귓바퀴와 외이도의 연골은 외부의 이물질이 들어오지 못하도록 덮여 있고 외이도 점막의 모근도 외이도 감염을 예방한다. 또 귀지는 외이도 내를 산성으로 만들어서 세균이나 곰팡이가 자라는 것을 막고 습해지는 것을 막아서 세균이 번식하지 못하게 만든다. 따라서 귀지를 너무 깨끗하게 청소하면 외이도 내의 산성도가 떨어질 수 있고, 수영 후에 귓속을 자주 씻는 것 역시 똑같은 이유 때문에 쉽게 세균 감염에 노출될 수 있다. 지나치게 오랜 시간 헤드폰이나 보청기를 사용해서 귓구멍을 막는 경우도 습기가 차서 세균이 자랄 수 있는 배양이 된다.

외이도염은 우선 위와 같은 원인인자들을 잘 파악해서 예방하는 것이 중요하지만 일단 감염되면 조심스럽게 씻고 귓속을 건조하게 해야 한다. 또 소염제와 진통제를 적절히 사용하고 심하지 않으면 국소적인 항생제로 치료되지만 심한 경우는 전신 항생제를 사용해야 한다.

부비강염

감기나 독감 환자의 2퍼센트에서 동반되는 축농증

평균적으로 성인은 1년에 2~3회 감기나 독감을 경험하고 소아는 1년에 10번 정도 감기나 독감을 겪는다고 한다. 이중 약 2퍼센트의 환자가 합병증으로 비염-축농증rhinosinusitis을 앓는다. 대부분은 바이러스로 인한 것으로 저절로 좋아지지만 세균 감염이 생기면 흔히 말하는 축농증(부비강염)으로 진행되어 치료가 필요하다.

인쇄업을 하는 50대 중반의 남성 이 모 씨는 1년 전부터 항상 목 뒤가 간질간질하고 목에서 누런 가래가 나와서 병원을 찾아왔다. 한 달 전부터는 목이 자주 쉬고 기침이 나서 교회 성가대 활동을 못하게 되었다. 또 항상 앞머리가 무거웠고 눈이 쉽게 피로한 것도 느꼈다. 코는 항상 막혀 있었고 숨을 쉴 때는 입으로 쉬어야 했다. 콧물이 많이 나올 때는 코로 냄새를 거의 맡을 수가 없었다. 이 씨는 고혈압으로 약을 복용하고 있지만 현재 잘 조절되고 있고 다른 성인병은 없었다. 담배나 술은 하지 않고, 지난 20년 동안 인쇄업에 종사하고 있었다.

검진상 목 뒤에 노란 가래가 고여 있는 것이 보였고 코 점막이 부어 있었다. 눈 아래 부위를 누를 때 통증이 유발되었고 고개를 앞으로 숙일 때는 두통을 느꼈다. 심장이나 폐 검진은 정상이었다. 이 씨는 병력과 이학적 검진을 바탕으로 세균성 축농증(부비강염)으로 진단받고 항생제 치료를 시작했다.

코 주위에는 빈 공간(부비강)들이 코 양쪽과 위쪽으로 있고 이 빈 공간들은 코와 통해 있어서 환기와 분비물의 배설이 이루어진다. 축농증이란 이 빈 공간에 염증이 생겨서 코막힘이나 두통, 누런 콧물, 목 뒤로 넘어가는 콧물postnasal drip의 원인이 되기도 하고, 심하면 목이 쉬거나 만성 기침의 원인이 된다. 축농증의 정확한 병명은 부비강염sinusitis이며 흔히 사이너스 질환이라고 말하기도 한다. 질병의 기간에 따라서 급성과 만성 부비강염으로 나뉘게 된다.

원인은 바이러스 감염에 의한 경우가 가장 흔하지만 알레르기나 구조적으로 좁아져 있어서 환기가 잘되지 않을 때도 축농증이 올 수 있다. 이론적으로 우리가 코를 풀 때 콧속의 압력이 80mmHg 이상 된다고 보는데 이때 콧물이 부비강 내로 들어가고 시간이 흐르면 세균 감염이 이루어지면서 부비강염이 된다.

진단은 병력과 이학적 검사로 충분할 수 있지만 좀 더 정확한 진단을 위해서 CT 촬영이 필요할 수도 있다. 항생제 치료가 주된 치료지만 실패하면 기간을 좀 더 길게 해서 치료하거나 광범위 항생제를 사용할 수 있고, 드물게는 균 배양 검사가 필요할 수도 있다. 내과적인 치료로 완치가 안 되고 CT 촬영상 비강 내에 구조적인 이상이 있을 때는 수술적인 방법도 고려해야 한다.

타액선염

돌이 침샘을 막아 염증 유발

50세 중년 남성 박 모 씨는 아침에 일어나서 거울을 보다가 오른쪽 턱이 몹시 부어 있는 것을 발견했다. 만질 때 통증이 있었고 열감도 있었다. 이틀 동안 해열제 등을 복용하고 지켜보았지만 호전되지 않아서 병원을 찾아왔다. 박 씨는 과거에 특별한 질병을 앓거나 수술을 한 적은 없었고 담배를 하루에 반 갑씩 피우다가 6개월 전에 완전히 끊었다. 술은 전혀 마시지 않았다.

검진상 오른쪽 턱이 많이 부어 있었고 만질 때 통증을 호소했다. 턱 아래쪽을 만질 때는 작은 덩어리가 만져졌다. CT 검사상 2밀리미디 크기의 돌이 악하선submandibular gland에 보였다. 돌의 크기가 상대적으로 작고 급성으로 시작한 점으로 봐서 타액선(침샘)염으로 진단하고 항생제 치료를 시작했다. 일주일 후 박 씨의 얼굴은 부기가 거의 빠지고 통증도 호전되었다.

타액선염sialadenitis은 돌이 침샘을 막아서 생기기도 하고 바이러스(멈프스나 콕사키 바이러스 등)나 세균 감염에 의해서 염증이 생기기도 한다. 그 외에도 자가면역 질환이나 심한 영양 부족에 의해서도 타액선에 염증이 발생할 수 있다. 드물지만 타액선에 생기는 종양 때문에도 생길 수 있다.

침샘에 돌이 생기는 원인은 타액의 칼슘이 침착되면서 돌이 만들어지는 것으로 추정된다. 돌의 크기가 커지면서 침샘 일부분을 막아서 염증을 유발하는 것이 타액선염이다. 일반적으로 남성에서 여성보다 더 많이 발생하고 탈수나 항콜린성 약물의 사용, 외상으로 인해서 발생하기도 하고 통풍이나 신장 결석도 관계가 있다.

턱이 붓는 원인이 돌에 의한 원인이든 감염 때문이든 다음과 같은 일반적인 원칙을 가지고 치료한다. 첫째, 물을 많이 마시고 부어 있는 부위에 따뜻하고 습한 마사지를 해주고 사탕 등을 입에 넣고 있으면서 침 생성을 증가시키며 돌의 배출을 촉진한다. 둘째, 침 생산을 감소시키는 항콜린성 약물의 복용을 자제한다. 셋째, 통증은 소염제로 다스리고, 통증이 있거나 발열과 고름이 나오는 경우는 적절한 항생제 치료를 시작한다. 항생제는 포도상구균에 듣는 페니실린 계열이나 세팔로스포린Cephalosporin 계열이 효과적이다.

타액선의 돌이 손으로 만져지거나 CT 상에서 진단된 후에도 항생제 치료가 효과 없거나 증상이 완화되지 않는 경우에는 외과적으로 돌을 제거해야 한다.

알레르기성 비염

코감기와 증상 비슷해

평균적으로 미국인이 45세가 될 때까지 약 40퍼센트에서 알레르기 질환을 한 번쯤 앓는다고 한다. 이처럼 알레르기 질환은 감기와 같이 일상적으로 겪는 매우 흔한 질환이다. 알레르기 질환은 감기와는 달리 그 원인과 증상을 잘 알고 있으면 예방과 치료를 할 수 있다.

시내에서 제과점을 하고 있는 40대 중반 여성인 박 모 씨는 두 달 전부터 코가 막히고 재채기가 심했다. 가끔은 눈도 가렵고 눈물이 많이 흘러내리는 때도 있었다. 가장 괴로운 일은 냄새를 맡지 못하는 것이고, 끊임없이 흘러내리는 콧물 때문에 잠을 설치는 경우도 많았다. 처음에는 콧물감기라고 생각했는데 주위에서 알레르기일 수 있다고 해서 병원을 찾아왔다. 기침을 하거나 위산이 역류하는 증상은 없었다.

박 씨는 과거에 특별한 질병을 앓은 적이 없었고, 담배나 술은 입에도 대지 않는 독실한 크리스천으로 한국에서 캘리포니아주로 가족 이민을 온 지 3년째 되었다. 현재 한인 타운에서 지은 지 5년 된 콘도에 살고 집안에 애완동물은 없다. 또 가족 중에 박 씨와 같은 증상을 가진 사람은 없었다.

박 씨는 검진상 눈이 약간 충혈되어 있고 코 점막은 부어 있었으며 콧물이 가득 차 있었다. 다른 이학적 검사는 정상이었다. 박 씨는 알레르기성 비염으로 진단을 받고 코에 뿌리는 스테로이드성 분무액의 사용과 항히스타민제를 복용하기 시작했다.

알레르기성 비염은 인구의 약 20퍼센트에서 발생한다고 하는데 캘리포니아주와 같이 건조한 날씨에서는 그 빈도가 더 높다. 알레르기성 비염은 알레르기를 일으키는 항원이라고 불리는 작은 입자(집 먼지나 꽃가루 등)가 인체 내에 면역세포들과 반응을 일으킴으로써 증상을 유발한다. 이때 히스타민이라는 물질이 분비되면서 코가 가렵고 재채기를 하거나 콧물이 나올 수 있다. 이 입자가 폐에 작용하면 기관지 천식을 유발할 수 있고, 눈에 작용하면 눈이 가렵고 눈물이 나는 알레르기성 안염을 유발한다. 즉, 알레르기 증상이 생기는 부위에 따라서 각각 나타나는 증상이 다르다고 보면 된다.

흔히 알려진 알레르기 유발인자는 집 먼지, 진드기, 동물의 털, 집안의 곰팡이, 바퀴벌레, 꽃가루, 담배 연기 등 다양하다. 알레르기 증상이 나타날 때는 유발인자가 무엇인지를 알고 피하는 것이 아주 중요하다. 예를 들면, 꽃가루가 심하게 날리는 봄철에는 창문을 닫고 실내에 공기 정화기를 켜두는 것이 좋고, 집안에 곰팡이가 핀 카펫이 있으면 교체해야 한다.

알레르기 질환의 약물치료는 다양하게 사용되고 있으며 의사의 처방 없이 약국에서 살 수 있는 항히스타민제도 있지만 증상이 심한 경우는 전문의의 도움을 받고 치료하는 것이 좋다.

아토피성 피부염

대표적인 만성 질환 현대병

아토피성 피부염atopic dermatitis은 전 세계 인구의 약 8~25퍼센트가 앓고 있으며 알레르기성 비염이나 결막염, 천식과 같은 알레르기성 질환을 함께 앓는 경우가 많다. 아토피성 피부염의 원인은 잘 알려져 있지 않지만 유전적 요소도 있고 면역결핍과도 관계가 있다. 그 외에도 감염이나 정서적인 스트레스도 관련이 있고 각종 알레르기를 유발하는 물질에 접촉했을 때도 악화될 수 있다. 습진 환자의 약 85퍼센트가 음식이나 대기 중 알레르기에 대한 항체를 가지고 있다. 어린 아이의 아토피성 피부염은 우유, 계란 흰자, 옥수수, 땅콩, 콩 종류, 호밀 등의 음식 알레르기와 관계가 많다.

첫 증상이 시작하는 나이는 대개 5세 이전으로 피부가 가렵고 발진, 피부건조증이 나타나며, 진물이 나고 피부에 비늘 같은 껍질이 생긴다. 피부가 가려워서 긁다가 보면 발진이 더 심해질 수도 있다.

어린 아이는 증상이 얼굴이나 두피, 사지나 몸통에 주로 생기고 기저귀 주위에는 발생하지 않는 것이 특징인데 50퍼센트 정도는 저절로 좋아진다. 사춘기에 발생할 때는 피부가 두꺼워지고 검게 변하며 반복해서 긁으면서 상처가 점점 심해진다. 성인은 목의 뒷부위, 무릎이나 팔꿈치 뒷부위에 주로 발생한다. 얼굴이나 손목 등에 생기기도 한다.

아토피성 피부염은 만성 질환으로 대개 일시적으로 호전되다가 악화되는 과정을 반복하는 것이 특징이다. 따라서 완치하는 것은 힘들지

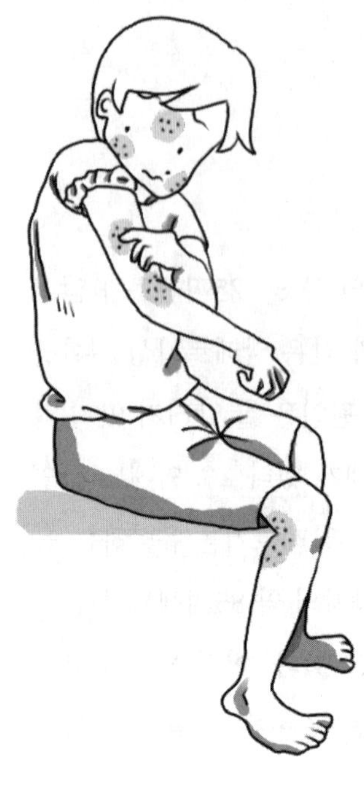

만 자기 관리와 약물치료로 어느 정도 조절할 수는 있다. 또 아토피 질환을 악화시키는 요소를 피하는 것이 중요하다. 목욕을 너무 자주 해서 피부가 너무 건조해지거나 정서적인 스트레스, 지나치게 신속한 온도 변화, 특정 화학약품 등은 피부 질환을 악화시킬 수 있다. 특히 비누나 세제, 향수나 화장품, 합성섬유, 먼지나 모래, 담배 연기 등은 피하는 것이 좋다.

치료를 위해서 도움이 되는 다섯 가지 사항을 보면 다음과 같다. 첫째, 집먼지 진드기가 증상을 악화시킬 수 있기 때문에 가능하면 집안을 깨끗하게 한다. 둘째, 음식 알레르기는 성인의 아토피 질환에서는 드물지만 소아에서 연관이 있을 수 있기 때문에 소아 아토피 환자는 알레르기 전문의사와 음식에 대해서 상담하는 것이 중요하다. 셋째, 목욕은 미지근한 물로 한다. 이는 일시적으로 피부의 가려움증을 완화해 줄 수 있다. 뜨거운 물에서 10분 이상 목욕하거나 샤워하는 것은 피부를 건조하게 만들어서 증상을 악화시키기 때문에 피해야 한다. 넷째, 비누는 최소한 사용해야 하고 목욕 후에는 바로 피부를 습하게 해주는 연고를 발라준다. 이런 연고들은 시중에서 쉽게 살 수 있다. 피부 로션은 피부를 건조하게 해서 증상을 악화시키기 때문에 피해야 한다. 다섯째, 스테로이드 연고는 아토피성 피부염의 증상을 조절하는 데 효과적이지만 장기간 사용할 때는 전문가와 상의해야 한다. 시중에서 흔히 살 수 있는 베나드릴benadryl과 같은 항히스타민제는 증상 완화에 도움을 줄 수 있다. 또, 스테로이드 연고 대신 사용되는 면역억제 연고나 경구용 스테로이드, 자외선 치료제, 경구용 면역억제제도 사용된다.

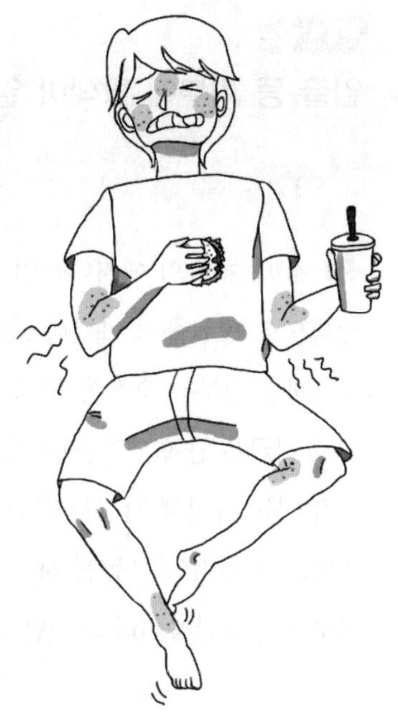

아토피성 피부염을 현대 의학으로 완치할 수 없다고 해서 치료를 포기하거나 의학적으로 검증되지 않은 민간요법을 쓰는 경우가 있는데 이에 대해서는 검증이 필요하다. 중요한 것은 질병에 대해서 자세히 알고자 하는 적극적인 자세를 가지는 것이다.

백반증

얼굴 등 피부에 탈색이 일어나는 질환

40대 초반의 엔지니어인 정 모 씨는 지난 2개월 동안의 안면 피부 탈색으로 병원을 찾아왔다. 정 씨는 특별한 질병을 앓은 적이 없는데 약 2개월 전부터 오른쪽 뺨의 피부에 탈색이 시작되었다가 점점 더 커져서 지금은 양쪽 뺨 전체에 탈색이 나타났다.

정 씨는 과거에 질병을 앓았거나 현재 복용하는 약도 없이 건강한 편이었고 규칙적인 운동을 하고 건강에 대한 관심도 많았다. 정 씨는 의사로부터 백반증이라고 진단을 받고 약물치료를 권유받았다.

백반증vitiligo은 후천적으로 피부가 탈색되는 질환으로 피부가 검을수록 눈으로 뚜렷하게 보인다. 현재 백반증의 정확한 원인은 알려져 있지 않지만 심리적인 스트레스, 정신적인 충격, 일광 화상이나 수술 등의 물리적인 외상, 혹은 내과적인 질환과 관계가 있다고 추정된다. 백반증을 앓는 환자의 20~30퍼센트는 가족력을 가지고 있다.

백반증은 자가면역 반응으로 인해서 피부의 멜라닌 세포가 사라짐으로써 발생하는데 이런 자가면역 반응 때문에 다른 자가면역 질환(예를 들면 제1형 당뇨병 등)이 동시에 발생할 수 있다.

백반증의 치료는 초기에 시작하는 것이 중요하다. 이는 심리적·육체적으로 고통받을 수 있기 때문이다. 얼굴처럼 미용상으로 민감한 부위에 백반이 있으면 외출 시 자외선차단제를 충분히 발라준다. 햇볕에 노출되었을 때 백반 부위가 정상 피부와 더욱 심하게 차이가 나타날 수 있기 때문이다. 또 외출할 때 메이크업을 해서 가리는 것도 하나의 방법이다.

스테로이드 연고는 병변 부위가 크지 않은 백반증(일반적으로 전체의 10퍼센트 이하)에 일차적으로 쓰이는데 스테로이드 제제는 피부의 위축을 가져오기 때문에 안면 백반증에는 쓰지 않도록 한다. 면역억제제의 일종인 타크로리무스tacrolimus-elidel 연고 등은 피부의 위축을 가져오지 않기 때문에 안면 백반증에도 쓸 수 있다. 백반증이 매우 광범위해서 내과적인 치료가 어려우면 광선 치료를 할 수도 있다.

백반증은 신체 어느 부위에나 생길 수 있지만 얼굴에 생기거나 팔다리나 서혜부 등 접히는 부위, 화상이나 외상을 입은 부위에 잘 생긴다. 미용상으로 민감한 부위에 생기게 되면 심리적인 스트레스로 고통받을 수 있다. 하지만 이는 꾸준히 치료하면 치료될 수 있고 백반 자체로는 다른 질환으로 진행하거나 자각 증상을 가지지 않기 때문에 일단 안심을 하고 적극적으로 치료에 임하는 자세가 중요하다.

흑색종

피부암 중 가장 악성

피부색은 멜라닌 색소의 양에 따라서 결정된다. 멜라닌 색소 세포가 가장 많은 인종이 흑인, 중간의 양을 가진 인종이 우리 한국인과 같은 동양인, 가장 적은 인종이 백인이다. 한국인들은 백인처럼 피부가 희게 보이고 싶어 하지만 백인들은 동양인처럼 나이가 들어도 탄력이 있는 피부를 부러워한다. 피부의 주름을 결정해주는 것은 표피인데 동양인의 피부가 백인들보다 탄력을 유지하는 이유는 동양인의 표피가 백인들에 비해서 훨씬 두껍기 때문이다. 이처럼 인종에 따라서 표피의 두께가 다르고 멜라닌 색소도 차이가 있어서 피부의 노화 속도나 흑색종melanoma과 같은 피부암의 발생 빈도도 다르게 나타난다.

영화 산업에 종사하는 40세 중반의 백인 P 씨가 병원을 찾아왔다. P 씨는 특별한 과거 병력이 없는 건강한 중년 남성이지만 가족 중 아버지와 누이동생이 젊은 나이에 흑색종으로 사망한 가족력 때문에 병원을 찾아왔다. 아버지는 P 씨가 어렸을 때 피부암의 일종인 흑색종으로 사망했고, 최근에 세 살 아래인 누이동생이 흑색종으로 진단을 받았는데 진단받았을 때는 이미 너무 늦었다는 것이다. P 씨는 현재 신체에 아무런 피부 질환이 없지만 앞으로 어떻게 예방하고 조기에 발견할 수 있는지 궁금해했다.

피부암 중 가장 악성으로 알려진 흑색종은 미국에서 여섯 번째로 흔한 암이고 그 빈도도 전 세계적으로 증가하고 있다. 예를 들면 1960년에는 흑색종에 걸릴 확률이 600명 중 1명이던 것이 1985년에는 150명 중 1명, 2001년 통계로는 71명 중 1명으로 그 빈도가 증가했다. 흑색종이 가장 흔한 호주에서는 그 빈도가 10년마다 두 배씩 증가한다고 한다. 피부암이 전 세계적으로 증가하는 원인은 자외선을 차단해주는 오존층의 파괴와 일광욕이나 야외 활동이 증가한 것이 주된 원인이라고 보고 있다.

흑색종은 누구나 걸릴 수 있지만 어린 아이들에서는 매우 드물고 발병 환자들의 평균 나이는 53세다. 또 흑색종 가족력이 있거나 태양에 민감한 피부, 면역기능이 낮은 경우, 피부에 여러 유형의 모반이나 점이 있는 경우도 위험인자가 될 수 있다. 인종적으로는 백인에서 흔하고, 과거에 피부에 자외선 치료를 받은 경우는 15년 이상 지난 후에 흑색종 발생이 증가한다는 보고도 있다.

흑색종을 조기 진단하기 위한 방법은 스스로 이상한 모양의 점이 자랄 때 주의 깊게 지켜보고 전문의와 상의하는 것이다. 피부에 있는 점이 혹시 악성 흑색종이 아닐까 걱정되는 경우는 다음 A, B, C, D, E와 같은 다섯 가지 사항을 알아두면 자가 진단에 도움이 된다. 흑색종의 다섯 가지 특징은 Asymmetry(비대칭 모양), Border irregularities(가장자리가 불규칙), Color variegation(다양한 종양 색깔), Diameter greater 6밀리미터(지름이 6밀리미터 이상), Enlargement(점점 확대)이다. 흑색종은 그 반점이 두껍거나 60세 이상 남성, 몸통에 생기는 경우 예후가 나쁘지만 치료방법이 발달해 조기에 수술할 경우는 생존율이 높다.

자외선

피부암 예방하려면 자외선 차단 꼭

창백하게 흰 피부가 아름다움을 대표한다고 생각하던 때가 있었다. 하지만 지금은 많은 사람이 태양 아래서 일광욕을 즐기고 태양이 부족한 지방에 사는 사람들도 인공 선탠센터에서 피부를 태우는 등 많은 사람이 갈색으로 그을린 피부가 아름답고 건강해 보인다고 주장한다. 하지만 환경오염으로 인한 오존층의 파괴로 자외선 증가 때문에 피부암이나 백내장의 빈도가 증가하고 있다.

잘 알려진 대로 햇빛은 칼슘의 신진대사 작용을 돕고 뼈 생성에 필요한 비타민 D를 생성시킨다. 북유럽과 같이 날씨가 흐리고 해가 짧은 날이 많은 지방에 사는 사람들에게 골다공증이 많은 이유도 햇빛 부족으로 인한 칼슘 대사에 문제가 있기 때문이다.

그러면 우리 인체에 필요한 적정 양의 햇빛은 얼마 정도일까? 결론부터 말하자면 캘리포니아주처럼 연중 햇빛이 많은 지역에 살면 일상적인 햇빛 노출로 충분하며 오히려 자외선 노출을 걱정해야 할 정도다.

태양 없이는 지구의 생물체가 살지 못한다. 생물체는 태양에서 나오는 열에너지를 바탕으로 살아가는데 태양은 열에너지 외에도 각각 다른 파장의 빛, 즉 적외선과 가시광선, 자외선을 발산한다. 지구의 성층권 위에서 태양빛을 분석해보면 53퍼센트는 지구의 열에너지를 가져다주는 적외선이고, 37퍼센트는 가시광선, 8퍼센트 정도가 자외선이다. 악성 피부암의 일종인 흑색종을 유발하는 것으로 알려진 자외선은 성층권의 오존층을 통과하면서 약화되는데 환경오염으로 인한 오존층의 지속적인 파괴로 과거보다 더 많은 자외선에 노출되고 있다.

자외선은 파장의 길이에 따라 파장이 긴 자외선 A와 파장이 짧은 자외선 B로 나뉜다. 자외선 A는 피부를 그을게 하고 화상의 원인이 되지만 심각한 화상을 일으키지는 않는다. 파장이 짧은 자외선 B는 더 강한 화상을 일으키며 피부암의 원인이 된다. 수십 년간 햇볕 아래 장시간 일을 하는 경우 일광 노화로 인해서 피부가 거칠고 단단해져서 나이에 비해서 더 늙어 보일 수 있다. 이것은 자외선에 의해서 생기며 햇빛에 노출된 후 서서히 노화가 진행된다.

흔히 선탠 로션과 선스크린 로션을 자외선 차단 목적으로 많이 사용한다. 선탠 로션은 자외선 B를 차단해서 심한 피부 화상을 예방하지만 자외선 A는 통과시켜 서서히 그을게 해준다. 반면 선스크린 로션은 자외선 A, B 모두 차단해준다. 자외선을 차단하기 위해서는 될 수 있으면 직사광선은 피하고 햇살이 강하거나 자외선 지수가 높을 때는 야외활동을 피하는 것이 좋다. 부득이하게 야외 활동을 해야 할 때는 선스크린이나 선탠 로션을 30분 전에 바르도록 한다.

부종

손이나 발이 붓는 일상 속 질환

아침에 일어날 때 얼굴이나 손발이 붓는 증상은 누구나 한 번씩 경험하는 일이다. 부종이 발생하면 일반인 입장에서는 큰 병이 아닌가 불안해하는데 일시적으로 붓는 현상은 생리적인 경우가 흔하기 때문에 크게 걱정할 필요는 없다. 하지만 하지혈전이나 심부전증과 같은 심각한 질환으로 인한 부종이 있을 수도 있으므로 주의가 필요하다.

우리 몸이 붓는 현상인 부종은 신체 어디에서나 나타날 수 있다. 질병으로 인해서 부종이 생기기도 하지만 특별한 병적 원인이 없이도 손발이 부을 수 있기 때문에 부종이 나타날 때는 병적인 부종인지 생리적인 부종인지를 구별하는 것이 매우 중요하다.

로스앤젤레스 근교에서 개인 사업을 하고 있는 60세 초반의 남성 전 모 씨는 두 달 전부터 다리가 부어오는 것을 느꼈다. 평소에 고혈압을 앓아왔기 때문에 전 씨는 갑작스러운 신체 변화에 매우 민감한 편이다. 특별한 이유 없이 저녁때는 양쪽 무릎 아래가 매우 부어올라서 신발을 제대로 신기가 어려웠다. 온종일 서서 일을 해야 하는 전 씨는 저녁때만 되면 다리가 부어서 몹시 불편했다. 결국 주위에서 콩팥에 이상이 생기면 몸이 붓는다는 말을 듣고 병원을 찾아왔다.

전 씨는 지난 10년간 고혈압을 앓았고 혈압약은 5년 동안 복용해왔다. 전 씨의 혈압은 그동안 잘 조절되지 않아서 3개월 전에 고혈압약을 바꿨다.

검진상 하지부종 이외에는 특별한 소견이 발견되지 않았고 최근에 실시한 혈액검사도 특이사항이 없었다. 전 씨는 고혈압약으로 칼슘 길항제를 복용하고 있는데 이 약의 부작용으로 다리가 붓는 경우가 종종 있다. 혈압약을 다른 종류의 약으로 바꾼 다음 전 씨의 하지부종은 사라졌다.

부종浮腫은 체내 조직이나 장기에 지나치게 수분이 축적되는 증상이다. 부종은 신체 어느 곳에도 생길 수 있지만 흔한 부위로는 하지下肢나 손, 복부(복수), 허파(폐부종) 등이다. 부종이 심하면 사타구니나 엉덩이 부위, 남성의 고환 등에도 발생할 수 있다.

생리적으로 우리 몸의 수분은 아래쪽으로 축적되기 때문에 오랫동안 서서 일을 하게 되면 발목이나 발등이 부을 수 있고 이는 정상이다. 이처럼 생리적으로 부종이 발생하는 경우는 다음과 같다.

첫째는 임신 때문에 생기는 부종이다. 임신부는 인체 내 과량의 수분을 가지고 있기 때문에 손이나 발, 얼굴 등이 붓게 되고 이는 임신 말기가 되면서 더욱 심해진다. 하지만 하지가 심하게 붓고 혈압이 높아지면 임신중독증과 구분을 하는 것이 필요하다.

둘째, 여성은 월경전 증후군premenstrual syndrome으로 손발이 붓는 부종이 생기기 쉽다. 이는 월경 주기에 따라 생기는 증상으로 비교적 흔하고 크게 걱정할 필요가 없다.

또 다른 부종은 약물 때문에 발생하기도 한다. 흔히 복용하는 혈압약(노바스크)은 하지부종을 유발할 수 있고, 당뇨약으로 많이 쓰는 아반디아와 같은 약도 부종을 유발한다. 또 처방 없이 살 수 있는 관절 소염제 등도 부종을 유발할 수 있다. 약물에 의한 부종은 약을 끊으면 후유증 없이 정상으로 돌아간다.

장거리 자동차 여행을 하거나 항공기 기내에서 오랫동안 앉아 있을 때 다리가 조금 붓는 것은 생리적인 부종으로 정상이다. 생리적인 부종은 다리를 높이거나 누워서 잠을 자고 나면 부기가 빠진다. 하지만 병적인 부종은 부기가 잘 빠지지 않는 것이 특징이다.

병적인 부종은 어느 부위에 부기가 발생하느냐에 따라서 증상이 다양하게 나타날 수 있다. 병적인 부종의 원인 역시 다양하다. 만성 심부전증(심장이 제대로 혈액을 뿜어내지 못하는 경우)의 경우 혈액이 하지로 몰리면서 부종이 발생할 수 있다. 또 하지혈전의 경우에도 하지정맥에 혈전이 생기면서 하지부종이 생기는데 한쪽 다리에만 부종이 생기는 것이 특징이다.

신장은 우리 몸에서 노폐물을 배설하는 기관인데 만성 신부전증이 발생하면 이런 노폐물이 인체에 축적되면서 눈 주위나 손발의 부종을 가져올 수 있다. 또 간경화증이 심해지면 간 자체가 굳어지면서 혈액 순환을 막아서 복수가 차고 부종이 생길 수 있다.

폐부종은 심장의 이상으로 인해서 폐에 물이 차는 것이다. 짧은 시간에 폐에 물이 차는 경우에는 하지의 부종 없이 호흡곤란, 가슴 통증의 증상으로 나타나고 이때는 응급 상황으로 신속한 처치가 필요하다. 폐부종의 경우 호흡곤란이 있고 침대에 바로 누워 있을 때 숨이 차거나 걸을 때 특히 숨이 찬 증상을 호소한다.

복부에 물이 차는 것(복수)은 간경화증이나 콩팥의 이상, 만성 심부전 등으로 인해서 생긴다. 복수 자체가 위험한 경우보다는 그 원인 질환을 치료하는 것이 중요하다.

하지부종은 약의 부작용이나 하지정맥 순환장애(흔히 하지정맥 밸브의 이상으로 생길 수 있고 드물지만 하지정맥의 피가 응고되어서 정맥혈의 순환장애가 될 수도 있다)로 생길 수 있다. 임신 때도 염분과 수분이 체내에 축적되어서 다리가 부을 수 있고, 복수와 마찬가지로 간, 신장, 심장의 이상으로 다리가 부을 수 있다. 하지부종의 경우 다리가 무겁고 걸음걸이가 힘들 수 있다.

관절염이 있어도 해당 관절이 붓게 되는데 퇴행성 관절은 손마디가 붓고 무릎에 물이 찰 수 있다. 류머티스성 관절염은 퇴행성 관절염과는 달리 여러 관절이 함께 붓고, 통풍으로 인한 관절염은 특정 관절이 심하게 붓고 관절에서 열이 나고 심한 염증 반응을 보이는 것이 특징이다.

부종의 치료는 원인 질환에 따른 치료를 하는 것이 중요하다. 예를 들면 심장이나 신장, 간경화증으로 인한 부종은 이뇨제를 사용하게 된다. 음식은 일반적으로 저염식을 섭취하고 하지부종이 심해서 보행이 불편하면 압력스타킹을 신도록 한다. 하지에 혈전이 발생해서 다리가 붓는 경우는 혈액응고제를 3개월 이상 복용하면 부기가 빠진다. 흔히 복용되는 혈압약이나 당뇨약도 부종의 원인이 될 수 있기 때문에 갑자기 몸이 붓는 현상이 생길 때는 부종의 원인이 무엇인지 찾기 위해서 의사와 상의하는 것이 중요하다.

빈혈

철분 결핍부터 암까지 원인 다양

전문적인 의학상식이 없는 일반인은 머리가 어지럽거나 눈앞이 핑 도는 느낌이 들면 '내가 빈혈이 있지 않은가?' 하고 철분제와 같은 빈혈약을 먹는 경우가 있는데 이는 매우 위험한 일이다. 또 빈혈이 주위에서 흔하다고 생각해 정확한 원인을 규명하지 않고 방치하는 경우도 많다. 빈혈의 원인은 젊은 여성에서 흔한 월경과 같이 경미한 원인에서부터 위암이나 대장암과 같은 심각한 원인에 이르기까지 다양하므로 빈혈 증세가 나타나면 그 원인을 규명하는 것이 매우 중요하다.

40대 중반의 여성 박 모 씨는 3개월 전부터 일어설 때 어지러운 증상을 느꼈다. 그 증상은 조금씩 더 심해졌고 한 달 전부터는 계단을 오를 때 숨이 차서 난간을 잡고 쉬어야 했고 두통을 호소했다. 또 가만히 앉아 있어도 가슴이 두근거리는 것을 느꼈다. 지난 몇 달 동안 대변 색깔이 검은 것을 발견했다. 2년 전 가족과 미국으로 이민을 온 박 씨는 남편과 함께 시내에서 음식점을 하고 있으며, 오랫동안 위장 장애로 고생을 해왔다. 속이 쓰릴 때마다 제산제를 복용했고 최근 의사에게 상담을 받은 적은 없었다.

검진상 수축기 혈압이 100mmHg, 이완기 혈압은 60mmHg이었고, 맥박은 분당 95회로 빠른 편이었다. 박 씨는 보기에도 창백해 보였고 청진상 심장 박동이 빨랐으며 상복부 촉진상 통증을 호소했다. 대변검사상 변에 혈색소가 보였다. 혈액검사상 혈색소 수치는 10.0g/dL였다.

일단 위궤양이나 위염으로 인한 위출혈로 진단하고 위 내시경검사를 한 결과 여러 부위에서 출혈성 궤양이 발견되었다. 박 씨는 이에 따른 적절한 치료를 받고 회복되었다.

빈혈이란 혈액 내에서 혈색소의 양이 적은 것을 의미한다. 혈색소는 산소를 폐에서 심장이나 뇌와 같은 말초기관으로 운반하는 역할을 하는데 빈혈이 되면 혈색소의 양이 적어서 산소의 운반이 부족해지므로 이에 따른 증상들이 나타난다. 혈색소를 만드는 데 필수적인 성분이 철분이고 출혈 등으로 인해서 혈액의 손실이 있으면 철분 결핍이 생긴다.

앞의 예와 같이 위장관 출혈이나 여성에서 월경으로 철분의 요구량이 많아져서 생기는 빈혈을 철분결핍성 빈혈이라고 한다. 이때는 철분을 보충하고 장출혈의 원인을 찾아서 치료하면 된다.

하지만 만성 출혈 없이 빈혈이 오는 경우도 있다. 재생 불량성 빈혈과 같이 골수에서 적혈구를 생산하지 못해서 생기는 경우나 만성 신장 질환이나 자가면역 질환(대표적으로 류머티스성 관절염) 등을 앓는 경우도 만성 빈혈의 원인이 될 수 있다. 이런 경우는 철분 치료가 전혀 도움되지 않는다. 따라서 빈혈이 있다고 항상 철분 치료가 필요한 것이 아니며, 빈혈의 원인을 파악하고 치료하는 것이 중요하다.

비행 피로증

항공 여행 후 호흡기 질환이 생길 때

비행기를 타고 장거리 여행을 한 후 피로감을 많이 느끼고 기침이나 콧물 등의 호흡기계통의 질환으로 고생하는 환자를 자주 보게 된다. 이렇게 장거리 비행 후 호흡기 질환을 호소하는 환자들이 많은 이유에 대해 비행기 내의 산소 농도가 충분하지 않아서 그럴 것이라고 말하기도 하고 좁은 공간 내에서 움직이지 않고 있는 데다가 환기가 제대로 되지 않기 때문이라고 추측해왔다.

하지만 최근에 장시간 비행기 여행 후에 오는 호흡기 질환이 성층권 내의 오존 때문이라는 연구가 발표되어서 관심을 끈다. 연구에 따르면 오존의 양이 많고 적음에 따라 개인이 느끼는 증상이 다르게 나타났는데 오존의 양이 많은 비행기 안에서 오래 있던 개인이 오존의 양이 적은 비행기 안에 있던 경우보다 두통이나 콧물, 호흡곤란 등의 상기도 증상이 더 심하게 나타났다.

오존은 대기 중의 산소분자가 강력한 자외선에 의해 광분해되면서 원자상태에서 다른 산소분자와 결합해서 생성되며, 자외선이 강한 바닷가나 고산지대에 많이 분포하고 있다. 오존은 대기 중에 0.05ppm 정도 포함되어 있는데 자외선이 강력한 여름철에는 오존량이 0.07ppm으로 겨울철의 0.02ppm보다 더 많다. 비행기 내 오존은 스쿠알렌이나 올레익산과 같은 피부 기름과 반응해서 두통이나 호흡기 증상을 유발하는 화학물질을 만드는 것으로 알려져 있다.

오존의 약 80퍼센트는 지상 약 10~35킬로미터 높이인 성층권에 분포해 오존층을 형성하고, 10퍼센트는 지상 35킬로미터 이상의 높이에 있고, 나머지는 10킬로미터 이하에 분포한다. 성층권에 주로 분포하는 오존층은 자외선이 막아주는 역할을 하지만 대기 중의 오존치가 높아지면 각종 질환을 유발할 수 있다. 오존치 0.1ppm에 3~6시간 노출되면 눈이 따끔거리고 침침해지며, 0.5ppm의 오존에 2시간 노출되면 두통과 함께 목이 따끔거리며 콧물이 나고 가슴이 답답한 증상을 느낄 수 있다. 오존치 1ppm에 노출되면 맥박이 빨라지고 폐부종이 생겨서 호흡곤란이 오고, 그 이상이 되면 건강에 심각한 위험을 가져올 수 있다.

비행기 밖 대기의 오존 농도는 0.5ppm을 넘는데 현재 미국 연방항공청FAA: federal aviation administration에서는 32,000피트(약 10킬로미터) 이상 비행하는 비행기에 한해서 어떤 경우에도 객석 내 오존량이 0.25ppm을 넘지 않도록 하고, 27,000피트(약 8킬로미터) 이상 고도로 4시간 이상 비행을 할 경우 0.01ppm 이상 넘지 않도록 권고하고 있다.

따라서 비행 중 오존이 인체에 끼치는 영향에 대한 연구가 정립되어서 기내 오존을 효과적으로 제거할 방법이 개발된다면 장시간 비행기 여행을 해도 피로하지 않은 시대가 올 것이다.

냉방병

여름철 냉방장치 청결로 예방 가능

1976년 필라델피아의 한 호텔에서 미국 재향군인모임American Legion Convention이 있었는데 이 호텔 투숙객 중 220명이 일주일 정도의 잠복기 후에 고열, 기침, 근육통 등의 증상을 호소했고 이중 34명은 사망하는 사건이 발생했다. 사망 원인을 규명하기 위해서 역학조사가 시행되었고 그 결과 사망 원인은 특정 세균 감염에 의한 폐렴으로 밝혀졌으며 그 균의 이름은 레지오넬라legionella로 명명됐다. 레지오넬라균은 호텔이나 백화점 등 대형 건물의 냉방장치에 사용되는 냉각수의 청결 상태가 불량할 때 서식하다가 나와서 호흡기를 통해서 인체에 치명적인 폐렴을 유발한다.

은행에 다니는 30대 후반의 조 모 씨는 일주일 전부터 일할 때 머리가 아프고 전신 근육통을 느꼈다. 오후에는 눈과 코가 쓰린 느낌이 심했고, 때로는 속이 메슥거릴 때도 있었다. 특히 저녁이면 다리가 무거워서 퇴근해서 집에 가서 바로 쉬어야 했다. 이런 증상은 아침에 일어나서 일하러 갈 때는 없었고 주말에 집에서 쉴 때도 느낄 수 없었다. 처음에는 한여름 감기에 걸린 줄 알고 증상이 심할 때 타이레놀 등을 복용했다. 조 씨는 우연히 잡지에서 냉방병에 관한 기사를 읽고 자신이 냉방병에 걸렸음을 알았다.

우리가 냉방병이라고 부르는 질병은 무더운 여름에 냉방장치가 잘되어 있는 건물 내에서 오래 일을 할 경우에 두통이나 근육통, 목구멍이나 눈, 코 등이 따갑거나 쉽게 피곤하고, 심하면 속이 메스껍고 어지러운 증상 등 신체적·심리적 불편함을 호소하는 것을 말한다. 이런 증상은 지나친 실내외 온도 차에 의해서 인체가 적응하지 못해서 생기기도 하지만 실내의 공기 내에 각종 바이러스, 곰팡이, 세균 등이 제대로 정화되지 않고 순환됨으로써 이에 장시간 노출돼 감염될 수 있다.

의학계에서는 이를 빌딩 증후군sick building syndrome이라고 하는데 여름이나 겨울에 밀폐된 건물 내 에어컨이나 히터의 필터나 냉각수 등을 제대로 청소하지 않아서 생기는 질환을 총칭해서 부른다. 이 때문에 감염된 냉난방 시설 내의 바이러스나 곰팡이에 의해서 가벼운 감기나 알레르기 증상으로 나타날 수도 있지만 서두에서 언급한 레지오넬라와 같은 인체에 치명적인 세균에 감염될 수도 있다.

냉방병을 예방하기 위해서는 우선 매년 에어컨을 사용하기 전에 점검하고 빌딩의 냉각탑을 정기적으로 청소해야 한다. 실내외 온도 차이는 되도록 5도 이하로 유지하고 찬 공기가 직접 와 닿는 것은 피해야 한다. 땀이 난 상태에서 실내의 찬 공기에 노출되면 체온이 급격히 떨어질 수 있기 때문에 스웨터 등을 항상 준비해서 체온을 일정하게 유지한다. 또 실내외 환기를 적당히 시켜주고 밤에 잘 때는 에어컨을 끄고 자는 것이 좋다.

열사병

체내의 열을 제대로 발산하지 못할 때

여름철이면 빠지지 않고 등장하는 뉴스 중 하나가 이상고온 현상으로 갑자기 닥친 무더운 날씨 때문에 수십 명이 목숨을 잃고 많은 사람이 심한 고통을 당했다는 보도다. 실제로 해마다 전 세계에서 고온으로 인한 사망사고가 발생하는 경우가 늘고 있다. 미국에서는 1995년 7월 시카고에서 고온으로 인한 열사병으로 475명의 사망자를 낸 것이 역사상 최악의 피해로 기록되고 있다.

인체는 항상 일정한 온도를 유지하도록 되어 있는데 이는 뇌 속의 뇌하수체라는 기관에서 온도를 조절하는 부위가 있어서 체내의 심부 온도가 올라가면 피부 혈관이 이완되고 땀을 흘려서 체온을 낮추게 되어 있다. 하지만 외부가 75퍼센트 이상으로 습도가 높아지면 이렇게 체온을 낮추는 방법이 효과적이지 않다. 체온을 낮출 수 있는 다른 방법은 방사radiation, 전도conduction(주위로 열이 직접 전달되는 것), 대류convection(온도 차에 의한 열의 전달) 등 세 가지 방법이 있지만 이 역시도 주위 온도가 피부 온도보다 높아지면 효과적으로 열을 전달할 수 없다.

열사병heat stroke이란 심부 온도가 섭씨 40도(화씨 105도) 이상 올라가면서 뇌하수체의 온도 조절 중추가 제대로 작동을 하지 못해서 체내의 열을 제대로 발산하지 못하는 것을 말한다. 이런 경우에 인위적으로 체온을 낮춰주지 않으면 심한 고온으로 콩팥이나 간에 영향을 미치고 호흡기계통에 심한 손상을 초래해서 사망에 이를 수 있다.

열사병을 분류하면 운동성 열사병exertional heat stroke과 비운동성 열사병nonexertional heat stroke으로 나눌 수 있다. 운동성 열사병은 젊고 건강한 사람이 덥고 습기가 많은 여름에 심한 운동을 하는 경우 발생한다. 주로 군대에서나 운동선수들에서 볼 수 있다.

비운동성 열사병은 더운 날씨가 일주일 이상 계속되는 경우에 냉방시설이나 환기가 잘되지 않는 실내에서 수분을 충분히 섭취하지 않고 지내는 경우에 발생한다. 노약자가 항콜린성 약물이나 항파킨슨 약과 같이 땀 분비를 억제하는 약물을 복용하거나 이뇨제를 복용하는 경우에 열사병에 걸릴 위험이 더 커진다. 또 중풍이나 심한 관절 질환 등으로 거동이 불편하거나 시력장애 등으로 더위를 피해서 외부로 쉽게 나갈 수 없는 경우에도 열사병으로 인한 피해가 커질 수 있다.

열사병의 증상은 초기에는 무력감과 두통, 식욕부진으로 나타나지만 병이 진행되면서 저체액성 쇼크hypovolemic shock와 유사한 증상을 보일 수 있기 때문에 초기에 발견해서 전문적인 처치를 받는 것이 중요하다.

열사병은 본인이나 주위에서 잘 알고 있으면 충분히 예방할 수 있다. 열사병에 노출될 위험이 높은 노인들은 날씨가 더울 때는 냉방시설이 있는 공공기관으로 피하거나 필요하면 주위에 도움을 적극적으로 요청하는 것이 좋다.

우울증

심한 슬픔이 지속되면서 정상적인 생활 어려워

우울증은 다양한 심리적, 육체적 증상을 동반한 질병으로 단순히 슬픈 증상을 의미하거나 우울하다고 느끼는 것을 의미하지는 않는다. 즉, 우울증을 앓게 되면 심한 슬픔이 지속되면서 정상적인 일상생활을 할 수 없고 타인과의 관계를 정상적으로 유지할 수 없게 된다. 과거에는 사회적으로 잘 이해되지 않았고 우울증 환자를 정신병 환자로 취급해서 사회와 격리시키거나 존재 자체를 무시하는 경향이 있었다.

은퇴한 60대 후반의 남성 김 모 씨는 지난 2년 동안 계속되는 우울증 증상을 경험했다. 오랫동안 건축회사에서 근무하면서 은퇴 전에는 왕성하게 사회활동을 해서 주위에서 인정을 받아왔지만 은퇴 후에는 인생이 허무하게 느껴졌고 온종일, 특히 아침에는 매우 마음이 슬퍼지는 것을 느꼈다. 또 심한 불면증에 시달렸다. 이 때문에 낮잠을 자게 되면 밤에는 전혀 잘 수 없는 경우가 많았고, 집중력과 기억력의 감퇴를 심하게 느꼈다. 부인에 따르면 김 씨는 심한 식욕 저하와 피곤함을 호소했고, 최근 인생에 대해서 비관하는 말을 자주 들었다고 한다. 면담 결과 김 씨는 주요 우울증major depression으로 진단을 받았고 약물치료 후 한 달 만에 증상이 크게 호전되었다.

20대 초반의 여대생 정 모 씨는 지난 3년간 재발하는 우울증으로 힘들어했다. 10대 초반에 로스앤젤레스로 이민을 와서 중·고교를 거치면서 뛰어난 성적과 다양한 과외활동으로 동부의 명문 대학에 진학

했지만 가족들과 떨어져 있어야 하는 낯선 환경과 과중한 학업으로 인해서 많은 스트레스를 받았다. 특히 캘리포니아와 비교해서 길고 추운 겨울을 몹시 견디기 힘들어했고 해마다 겨울이 되면 슬픈 느낌이 재발했다. 이때마다 정 씨는 우울증 때문에 학업에 집중하기가 어려웠다. 진단 결과 정 씨는 특정한 계절(흔히 겨울철)에 우울증이 재발해서 나타나는 계절성 기분 장애Seasonal Affective Disorder로 진단받았다.

우울증은 매우 흔한 질환인데 통계적으로 남성의 12퍼센트, 여성의 25퍼센트는 일생에 한번 정도 우울증을 겪는 것으로 나타난다. 노인이나 어린이를 포함해서 누구나 걸릴 수 있는데 1차 위험인자primary risk factor는 다음과 같다. 우울증은 여성에서 더 흔하고, 부모나 형제에서 우울증의 가족력이 있는 경우 더 흔하며, 과거에 우울증을 앓은 경우 재발할 확률이 높다. 이보다 조금 약한 위험인자secondary risk factor는 사회적으로 고립되어 있거나 심한 스트레스, 약물이나 알코올에 중독된 상태, 부모나 형제 이외의 친척에서 우울증 환자가 있는 경우 등으로 이러한 때에도 우울증에 걸릴 확률이 높다.

우울증의 원인은 확실하지 않지만 세로토닌 등과 같은 뇌 신경물질의 불균형으로 인해서 발생하는 것으로 이해하고 있으며 조기에 진단해서 치료하는 것이 중요하다. 주요 우울증의 50퍼센트에서는 상담과 같은 심리치료만으로 증상의 호전을 가져오고, 최근에는 효과적인 약물치료제도 많이 사용되고 있다. 중요한 점은 전문가와 상담을 통해서 병을 이해하는 것이고 필요하면 약물치료를 병행해야 한다.

정신적 충격

나쁜 소식을 들었을 때 대처법

의사 생활을 하면서 가장 힘든 일 중 하나가 오랫동안 돌보던 환자가 현대 의학으로 치료하기 힘든 병으로 진단되어 환자에게 그 소식을 전해야 하는 경우다. 이때 환자도 충격을 받지만 동시에 의사도 인간이기 때문에 심한 심리적 충격을 경험한다.

60대 중반의 남성인 정 모 씨는 최근 오랫동안 계속된 기침 때문에 병원을 찾았다가 폐암 진단을 받았다. 폐암이 이미 주위 조직으로 퍼져서 수술을 할 수 없다는 의사의 이야기를 듣고 몹시 충격을 받았다. 하지만 요즘은 항암 치료를 잘만 받으면 일상생활을 하면서 살 수 있다는 이야기도 들었다. 정 씨는 폐암의 원인이 20대 초반에 군대 생활에서 배운 흡연 습관 때문이라고 추측하면서도 '다른 사람들은 괜찮은데 하필 왜 나에게 이런 일이?' 하는 비관적인 생각도 들었다.

스위스 출생의 정신의학자인 퀴블러-로스Elizabeth Kubler-Ross 박사는 미국의 병원에서 말기 암 환자들을 진료하던 중 의사들이 환자의 맥박수나 혈압에만 관심을 기울일 뿐 한 인간으로 보지 않는다고 보고 호스피스 운동을 시작했다. 그녀가 남긴 책 가운데 『죽음과 죽어감On Death and Dying』에는 인간이 암 선고를 받거나 현대 의학으로 고칠 수 없는 불치병 진단을 받은 환자의 심리 변화를 시간상으로 잘 묘사하고 있다. 그녀는 이를 슬픔 주기grief cycle라고 명명했다.

1. 부정denial: 환자가 나쁜 소식을 의사로부터 들으면 우선 진단을 부정하게 된다. 즉, 의학적인 진단을 믿지 못하고 다른 의사를 찾거나 다른 검사를 해서 그 진단이 잘못되지 않았을까 하는 생각을 하는 시기다.
2. 분노anger: 자신이 처한 상황을 비관하고 자신과 외부에 화를 낸다.
3. 협상bargain: 종교를 찾는 등 자신이 할 수 있는 일들을 생각한다.
4. 우울depression: 자신이 할 수 있는 일이 많지 않다고 깨닫는 시기다.
5. 용납acceptance: 현실의 상황을 있는 그대로 받아들인다.

이 슬픔 주기는 환자가 불치병을 선고받은 경우에만 해당하는 것이 아니라 갑자기 직장을 잃었거나 사랑하는 가족을 사고로 잃는 등 예상하지 못한 불행한 일을 당한 모든 사람들에게 공통으로 나타나는 단계적 심리 변화다.

누구도 이런 일들이 자기 주위에 일어나는 것을 원하지 않겠지만 일단 발생하면 가족이나 주변 사람들의 적극적인 도움이 필요하고, 본인 스스로는 처한 현실을 있는 그대로 받아들이는 태도가 필요하다.

안락사

완치 희망 없는 환자의 생명 연장 중단

테리 시아보는 1990년 다이어트 후유증으로 병원에 입원했다가 심장마비로 인한 뇌의 저산소증으로 식물인간이 됐다. 그녀의 남편은 6년 전부터 법원에 생명보조장치를 제거해 달라고 청원했고, 그녀의 부모는 딸이 살아 있기 때문에 튜브를 제거하는 것은 살인행위라고 반대하면서 미국에서 안락사 논쟁을 불러일으켰다. 뇌사상태로 15년 동안을 식물인간으로 살아오던 시아보는 결국 법원의 결정으로 영양공급 튜브를 제거하고 나서 13일 만에 죽었다.

미국인들은 안락사에 대한 높은 관심을 보여왔다. 테리 시아보의 경우도 마찬가지였다. 하지만 시아보의 경우를 살펴보면 이는 안락사가 아니라 가족 내의 다른 결정을 법원에서 대신해준 경우로 안락사와는 엄연히 다르다.

안락사euthanasia는 환자의 동의하에 의사가 환자의 생명을 중단시키는 의료행위를 말한다. 이는 일반적으로 의료계에서 부도덕한 행위로 여겨지고 있으며, 이를 허용하는 나라는 전 세계에서 벨기에와 네덜란드뿐이다.

안락사 외에 의사 도움에 의한 자살을 PASphysician assisted suicide라고 하는데 이는 말기 암 환자처럼 완치의 희망이 전혀 없는 환자가 심한 고통으로 죽어갈 경우 판단력이 있는 환자의 결정하에 사망에 빨리 이르게 하도록 도와주는 경우다.

현재 안락사를 법적으로 허용하는 나라는 거의 없지만 의사의 도움에 의한 자살(PAS)을 허용하는 국가는 있다. 미국도 오리건주에서는 1997년 주민 투표를 통해서 의사의 도움에 의한 자살(PAS)을 허용하고 있다. 오리건주의 경우는 환자가 18세 이상의 오리건주 거주자로 6개월 이상 살 가능성이 없는 환자면서 우울증이나 다른 정신 질환이 없고 환자가 객관적으로 판단능력이 있다고 인정될 때만 의사의 도움에 의한 자살(PAS)을 허용하고 있다.

현재 미국 주류 의학계의 안락사에 대한 입장은 안락사나 의사에 의한 도움에 의한 자살(PAS)을 허용하지 않고 있지만 시아보의 경우처럼 환자의 생명이 영양공급 튜브에 의해서 연장되는 경우 환자 본인이 판단 능력이 없다고 볼 때는 결정권을 가진 가족의 동의하에 생명을 연장하는 행위(여기서는 영양공급 튜브)를 중지할 수 있고, 이것은 합법적이고 윤리적인 것으로 받아들이고 있다.

병원에서 흔히 경험하는 바로는 인공기계호흡에 의해서 생명이 연장되는 환자에게 보호자의 동의 아래 기계호흡을 중단해서 환자를 사망하게 하는 경우나 식사를 전혀 하지 못하는 말기 암 환자에서 수액공급을 중단해서 환자의 사망이 앞당겨지는 경우 등은 안락사가 아니라 일반적인 의료 관행이고 합법적으로 실시되고 있다.

DNR

스스로 죽음을 선택할 권리

DNR은 의학용어로 'Do Not Resuscitate'의 약자다. 환자가 급성 호흡정지나 심장마비 등 심각한 질환으로 인해서 응급 심폐소생을 할 때 기도에 튜브를 넣고 심장 마사지를 하는 등 일련의 시술을 하게 된다. 이때 환자나 보호자가 더 이상의 치료를 원하지 않을 경우 의사에게 DNR을 요구할 수 있다. 그러면 의사는 환자와 보호자의 의견을 존중해서 호흡이나 심장이 갑자기 멎을 경우에 기계호흡이나 심폐소생시술을 하지 않는다.

예 80대 후반의 정 모 씨는 갑작스러운 폐렴으로 병원에 입원했다. 입원 후에 병세가 갑자기 악화되었고 항생제 치료로 약간의 호전이 있다가 패혈증으로 다시 병이 진행되었다. 정 씨는 중환자실로 옮겨졌고 호흡상태가 나빠져서 기관지 삽관술을 실시하고 기계호흡의 도움을 받게 되었다. 정 씨의 의식은 회복되었지만 심한 폐렴에 패혈증까지 겹쳐서 장기간 기계호흡을 해야 한다는 의사의 말을 들었다.

며칠 후 정 씨의 심장에 이상이 생겨서 심폐소생술을 해야 했고, 패혈증의 합병증으로 심근경색과 함께 부정맥이 왔다는 말도 들었다. 정 씨의 부인을 비롯한 가족들은 정 씨의 상태가 빨리 호전되기를 기다렸지만 좋아질 것 같지 않아서 매우 고민이 되었다.

중환자실에서 3주 이상 의료진들이 최선을 다했지만 조금 좋아졌다가 다시 악화되는 것을 반복했다. 또 환자가 고령이고 심장 질환 등의 합병증이 생기면서 회복되더라도 정상적인 생활이 쉽지 않을 것이라는 말을 들었다. 또 환자 치료를 어느 단계까지 지속할 것인지에 대해 의료진이 물어왔다. 이에 대한 이해가 부족했던 정 씨 가족들은 가족회의를 통해서 결정하기로 했다.

위의 증례처럼 DNR은 소생 가능성이 희박한 환자나 소생된다 하더라도 의미 있는 삶을 살기 힘든 질환을 앓고 있는 경우(예를 들면 말기 암 환자나 고령에 심한 치매를 앓는 경우 등)에 적용될 수 있다. 또 평소 환자 자신의 철학이나 종교적인 신념도 DNR 여부에 영향을 미칠 수 있다.

이처럼 DNR은 인간이 자신이 원하는 방법으로 죽고 싶은 권리를 어느 정도 존중해준다는 면에서 중요하다. 또 불필요한 의료자원의 낭비를 막아주고 환자나 보호자의 고통을 덜어준다.

DNR을 이야기할 때는 코드 상태code status를 함께 언급한다. 미국 병원에는 코드팀code team이 있어서 언제라도 병원 내에서 응급 상황이 벌어지면 코드팀이 달려가서 응급 소생술을 시행하게 된다. 일반적으로 대학병원에는 당직 내과 레지던트 한 팀씩 24시간 교대로 돌아가면서 코드 임무를 맡게 된다.

예를 들면 폐렴으로 병원에 입원한 환자가 심장에 부정맥이 발생해서 혈압이 떨어지는 응급상황이 발생했다고 하자. 환자 상태를 처음 확인한 간호사가 먼저 '코드 블루code blue'를 선언하면 코드팀은 가능한 빠른 시간에 환자의 병실로 가서 필요한 심폐소생술을 실시하게 된다. 이때 간호사는 코드 상황에 필요한 응급 세트를 가져오고(각 층마다 준비되어 있다) 의사가 도착하기를 기다린다. 물론 코드팀이 아닌 의사들도 응급 상황에서는 코드 상황이 무사히 끝나도록 도와주기도 한다.

일반적으로 환자가 병원에 입원하면 특별한 언급이 없는 경우는 풀 코드full code로 인정을 하고 응급 상황에서는 심폐소생술을 비롯한 모든 조치를 취하지만 환자의 상태가 좋지 않거나 입원 전에 말기 암과 같이 회복되기 힘든 질환을 가지고 있는 경우는 일반적으로 의사가 환자 및 보호자와 상의해서 이를 제한하는 것이 바람직하다. 왜냐하면 코드 블루 상태에서 시행되는 시술들이 환자에게 심한 육체적 고통을 줄 수 있기 때문이다.

이 때문에 환자와 보호자는 DNR을 잘 이해하는 것이 중요하다. 즉 DNR은 미리 언급한 일련의 심폐소생술이나 쇼크 상태에서 혈압을 올리는 혈압상승제 주입, 중환자실로 환자를 이송하는 등 모든 적극적 치료를 하지 말도록 규정한 것이다. 하지만 병원에서 흔히 보는 경우는 환자나 가족들이 심폐소생술(튜브를 기도에 삽입해서 기계호흡을 시키고 심장이 멎을 때 전기자극을 주는 등의 시술)은 원하지 않지만 그 이외에 환자에게 고통을 주지 않는 모든 의료적 시술을 원하는 경우가 많다. 이럴 때는 부분modified DNR을 원한다고 의료진에게 요청을 하면 된다.

흔히 병원에 입원한 부모를 대신해서 자녀들이 결정에 직접적으로 참여해야 하기 때문에 평소 대화를 통해서 부모의 뜻을 잘 이해하는 것이 중요하고, 형제들 사이에서도 이런 문제를 열린 마음으로 이야기해야 한다.

✻✻✻

건강관리

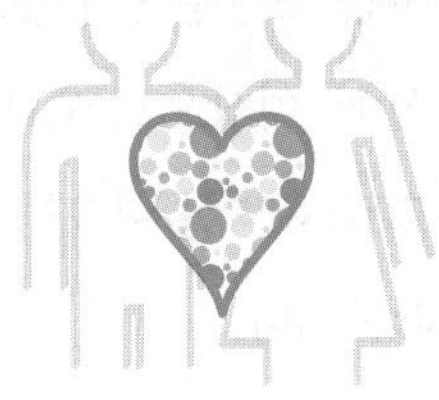

흔히 말하는 미국식 생활방식American lifestyle이란 모든 것이 크고 화려하며 넘치게 먹고 쓰는 것을 뜻한다. 이런 생활방식은 건강 측면에서는 전혀 이롭지 않다. 오히려 각종 성인병의 원인이 되고, 노화를 촉진해서 수명을 단축하는 결과를 가져온다. 적어도 식습관에서는 미국식 생활방식을 버릴 필요가 있다.

장수를 연구하는 사람들은 건강하게 오래 살려면 소식小食을 하라고 권한다. 식사량을 줄이면 오래 산다는 사실은 수많은 동물실험에서 입증되었고, 인간에게도 성인병을 예방하고 치료하는 데 도움을 준다는 것이 과학적으로 밝혀졌다.

일본의 오키나와 섬은 세계적으로 손꼽히는 장수촌이다. 지난 2005

년 통계를 보면 130만 명의 섬 주민 중 699명이 100세 이상 사는 것으로 보고되었다. 10만 명당 51명꼴로 100세 이상의 장수를 누리고 있다는 뜻이다. 미국은 10만 명당 10명꼴로 100세 이상 장수하는 것으로 조사되었다. 100세 이상 사는 초장수 인구를 비교하면 오키나와 섬 주민들이 미국보다 무려 다섯 배 이상으로 오래 산다고 할 수 있다. 오키나와 섬이 이렇게 장수촌으로 유명한 이유는 타고난 유전적인 면과 후천적인 건강한 생활습관 때문이다.

그동안 의학자들은 건강한 생활습관과 장수의 관계를 밝히는 데 주력해왔다. 그 결과 규칙적인 운동과 미네랄이 풍부한 채소나 과일 위주의 식습관이 심장병과 각종 암을 예방할 수 있다는 연구결과가 나왔고, 이런 사실은 일반인에게도 널리 알려졌다. 반대로 햄버거나 피자 같은 칼로리가 높은 음식과 한국인이 많이 섭취하는 흰쌀 위주의 식습관은 대사 증후군의 원인이 되고 노화를 촉진하기 때문에 섭취량을 줄일 것을 권고하고 있다. 또 녹차나 적포도주에는 산화를 억제하는 물질이 들어 있어서 적당히 마시면 심장병이나 암 같은 질병을 예방해주는 효과가 있다는 연구결과가 나왔다. 담배와 폐암의 연관성이 밝혀지면서 흡연이나 지나친 음주를 피하는 것이 건강에 좋다는 것은 널리 알려진 사실이다. 암이나 심혈관 질환은 정기 건강검진을 통해서 예방하고 조기 발견할 수 있기 때문에 정기적인 건강검진이 중요하다. 혈압이나 당뇨, 고지혈증 등과 같은 현대인의 주요 성인병은 약물치료를 적절하게 하면서 이를 계기로 생활습관을 바꾸면 각종 합병증도 예방하고 건강하게 오래 살 수 있다.

하지만 이런 환경적인 요인, 즉 건강한 생활습관만으로 모든 사람이 건강하게 장수하는 것은 아니다. 건강한 생활습관 외에 노화를 방지하는 유전자를 함께 타고나야 한다.

진료실에서 환자들을 만나면 가족병력에 대해서 말하면서 "할머니와 어머니는 90세를 넘게 사셨고, 아버지와 할아버지도 모두 90세 가까이 사셨다."라는 얘기나 "외가 쪽은 모두 건강하게 80대 후반까지 사셨지만, 친가 쪽 친척들은 대부분 성인병을 앓다가 돌아가셨다."라는 이야기를 듣는다. 환자들의 이야기를 듣다 보면 후천적인 건강관리 이외에도 유전적인 면도 있다는 것을 다시 한 번 실감한다.

물론 남달리 건강하게 장수하는 집안에는 그 집만의 전해 내려오는 비결이 있을 수도 있다. 건강한 식습관 방법이나 활동량이 많은 생활방식, 남을 돕거나 서로에게 화내지 않고 격려해주는 집안 분위기 등이 긍정적인 비결일 텐데 이것은 모두 후천적 요소에 가깝다고 볼 수 있다.

또 이런 이야기도 듣는다. "내 아버지는 평생 골초로 살았지만 아흔 살 이상을 살았다." 평생 운동을 전혀 하지 않고 음식 조절도 하지 않았지만 80대 후반인데도 정신적으로나 신체적으로 노화로 인한 영향을 거의 받지 않고 사는 분도 있다. 이런 경우는 선천적으로 노화를 억제하는 유전자를 타고났다고 볼 수 있다.

뇌신경학 저널에 소개된 사례 한 가지는 그런 점에서 매우 흥미롭다. 115세에 사망한 네덜란드 여성은 평생 몸무게를 48킬로그램으로 유지했으며 사망하기 직전까지 치매나 성인병이 없었다고 한다. 그녀는 살아생전에 노화를 연구하는 의사들 사이에서 높은 관심의 대상이었는데 그녀는 사망 후에 과학자들이 자신의 뇌 조직을 연구하도록 허락했다. 그 결과 놀랍게도 그녀의 뇌는 그녀보다 50세가량 젊은 사람의 뇌보다도 젊었다.

또한 초장수(90세 이상) 하는 사람들을 연구하다 보면 적지 않은 수의 사람이 음식을 가리지 않고 먹고 나이가 아주 들어서까지도 술을 마시거나 담배를 피우는 경우를 본다. 유전적인 면이 인간의 수명에 직접적으로 영향을 미친다는 또 다른 예다.

따라서 노화에 따라서 어떤 질병이 발생하는가에 초점을 맞추기보다 어떠한 유전자가 초장수와 관계가 있는지를 밝혀서 의학에 응용할 수 있다면 유전자 조작을 통해서 인간의 수명을 마음대로 늘리는 시대가 올 수도 있을 것이다. 최근에 연구된 바로는 두 개의 유전자를 변형시킨 효모균이 그렇지 않은 균에 비해서 10배 이상 오래 사는 것이 관찰되었고, 이런 수명에 관계된 유전자가 인간에게도 있다는 것을 발견했다. 또 워싱턴 대학의 과학자들은 효모균과 지렁이의 수명을 조절할 수 있는 15개의 유전자를 발견하기도 했다.

그러면 유전자 조작에 의해서 인간의 수명도 쉽게 연장이 될 수 있을 것인가? 현재의 의학 수준으로 볼 때는 아직 회의적이다. 다시 말해서 실험실에서 지렁이나 효모균에서 쉽게 할 수 있는 일들이 인간에게 조만간 적용이 될 수 있다고 보진 않는다. 그 이유는 아직도 노화의 정확한 원인을 모르고 있기 때문이다.

건강한 생활습관이나 건강한 식습관, 교육, 규칙적인 운동, 의료혜택 등이 모두 인간의 수명과 관련이 있다. 케임브리지 대학에서 발표한 연구를 보면 규칙적인 운동, 금연, 절제된 음주, 하루에 5접시 이상의 채소와 과일을 섭취하면 그렇지 않은 경우보다 14년 이상 오래 살 수 있다고 한다.

하버드 대학의 연구를 보면 미국 내 여러 인종 중에서도 교육수준이 높고 상대적으로 건강한 식습관을 가진 뉴저지주에 거주하는 아시아계 미국 여성은 평균수명이 91세로 사우스 다코다에 거주하는 아메리칸 인디언 남성의 평균수명 58세보다 훨씬 길다.

실제로 미국령 괌에서 로스앤젤레스로 각종 수술이나 치료를 받으려고 오는 환자들을 과거에 진료했던 내 경험을 비추어보면 괌 주민들은 고유의 채소와 과일 위주의 식생활을 잃고 기름진 육식 위주의 미국식 식습관에 길들어 있어서 당뇨나 고혈압, 심장병의 발병이 매우 높고 각종 성인병으로 말미암은 합병증이 다른 민족에 비해 매우 높았다.

그러면 로스앤젤레스에 거주하는 한국인의 수명은 어떠할까? 구체적으로 나온 통계는 아직 없지만 3대 사망원인인 심장 질환, 암, 중풍 중 암 발병률은 아시안 계가 다른 인종에 비해서 가장 낮고, 심장 질환이나 중풍도 아시안 계가 낮은 편인 것으로 미루어 볼 때 뉴저지의 아시안 계 미국인의 경우처럼 다른 인종보다 평균수명이 길 것으로 보인다.

미국에 거주하는 아시안 계가 다른 인종에 비해서 오래 산다면 그 이유가 무엇일까? 오히려 힘든 이민 생활과 외로움 때문에 우울증도 많을 것이고 언어소통의 장애로 인한 불편함도 클 텐데 말이다.

로스앤젤레스는 미국에서 한국인이 가장 많이 사는 도시이다. 이곳에서 20~30년 이상 거주한 고령의 노인들을 접하다 보면 식습관이나 생활습관이 한국의 20~30년 전과 오히려 비슷하다는 것을 느낄 때가 많다. 다시 말해서 한국은 지난 30년간 사회적으로 매우 많이 변했지만, 미국에 거주하는 한국인들은 오히려 변화하지 않고 예전 방식을 그대로 고수하고 있다.

미국에 거주하는 한국인들은 일반적으로 육류를 많이 섭취하지만 한인 노인들의 주된 식생활은 여전히 전통적인 한국 음식들이다. 많은 한인 노인들이 노인 아파트에서 독립적인 생활을 하고 있으며 절제된 식생활과 발달한 의료혜택을 누리고 있다. 또 노인들은 개인 승용차보다는 버스 등 대중교통 수단에 의존하고 로스앤젤레스 한인 타운의 경우에는 노인들이 누릴 수 있는 복지혜택이 많다. 직계가족이 주위에 거주하는 예도 있고 그렇지 않으면 같은 연배의 노인들과 서로 어울리고 도와주는 문화도 잘 발달되어 있다.

이를 토대로 생각해보면 한국계 미국인들의 수명이 다른 인종보다 긴 이유는 아마도 미국식 식습관보다는 전통적 한국 음식을 주식으로 하는 것과 대중교통을 주로 이용하는 것, 다양한 의료와 복지 혜택을 누리고 살면서 독립적인 생활을 하기 때문이 아닌가 추측된다. 괌에 거주하는 원주민들의 사례를 통해 기름진 미국식 식습관에 길들고 나서 비만을 비롯한 성인병이 매우 증가했다는 사실은 학계에도 잘 알려졌다.

하지만 중장년층의 질병분포는 미국에 오래 거주할수록 미국인의 경향을 많이 닮아간다. 이는 노인층에 비해서 기름진 미국 식습관에 더욱 익숙하고 대중교통보다는 개인 승용차를 이용하며 운동 시간이 부족하기 때문일 것이다. 하와이에 거주하는 일본계 미국인에 대한 통계를 보면 미국에 거주하는 시간이 길수록 질병 양상은 미국인의 것을 닮아간다는 것을 알 수 있다. 다시 말하면 일본계 3세는 2세나 1세와 달리 질병 양상이 미국인과 매우 유사하게 나타난다. 이는 유전적인 면도 중요하지만 후천적으로 어떠한 식습관을 가지고 사느냐가 수명에 영향을 미친다고 볼 수 있다.

건강식품

건강보조식품이 미치는 영향

건강에 대한 관심이 높아지면서 건강식품을 복용하는 사람들이 늘고 있다. 미국에 사는 한국인도 건강식품을 비타민이나 미네랄 같은 보조식품으로 복용하기도 하고, 실제로 병을 치료하는 약으로 생각하며 건강식품을 먹기도 한다.

로스앤젤레스에 거주하는 60대 초반의 여성 손 모 씨는 이틀 전부터 심한 두통을 느꼈다. 처음에는 일상적으로 오는 두통이라고 생각하고 타이레놀을 먹으면 낫겠지 하고 생각했지만 두통은 가라앉지 않고 점점 더 심해지고 속이 메슥거리기 시삭했나. 심한 두농 때문에 병원 응급실을 찾은 손 씨는 자신의 혈압이 200/110mmHg라는 말을 들었다. 평소에 고혈압이 없었던 손 씨는 자신의 혈압이 매우 높아져 있는 것을 보고 몹시 놀랐다. 손 씨는 평소 무릎 관절염으로 여러 가지 약을 써 왔는데 약을 복용할 때는 통증이 없었지만 약을 먹지 않으면 통증이 재발하는 것을 느꼈다. 며칠 전부터 주위의 권유로 무릎의 통증을 없애주는 A 약을 복용했다. 손 씨는 A 약을 끊고 난 후 혈압이 정상으로 돌아왔다.

70대 중반의 남성 박 모 씨는 이주일 전부터 명치끝에 심한 통증을 느꼈다. 통증은 빈속에 심했고 식사 후에는 조금 가라앉았다. 위 내시경검사상 심한 위궤양 소견이 보였다. 박 씨는 평소에 위장계통 질환을 앓은 적은 없었지만 무릎 관절통으로 두 달 전부터 A라는 약을 복용해 왔다. 박 씨는 A 약은 의사 처방 없이 살 수 있는 건강식품이기 때문에 부작용이 없다고 생각했다. A 약을 끊고 나서 박 씨의 통증은 사라졌다.

생활이 윤택해지고 일반인들의 건강에 관한 관심이 커짐에 따라 의약적으로나 식품학적으로 검증받지 않은 건강식품들이 만병통치약인 것처럼 광고되고 판매되고 있는 것이 사실이다. 미국에서 하나의 의약품이 연구개발단계를 거쳐서 허가를 받고 판매가 되기 위해서는 수년간의 시간과 많은 돈이 필요하다. 허가가 난 약품이라도 부작용이 보고되면 조사를 받게 되고 이상이 있다고 판단되면 허가가 취소된다.

건강식품은 약품으로 취급되지 않기 때문에 그런 복잡한 단계를 거치지 않고 판매된다. 따라서 이런 건강식품은 부작용이 처방약과 같이 명시되어 있지 않기 때문에 의학적 상식이 부족한 일반인들은 안심하고 복용하다가 예상치 못한 부작용을 경험할 수 있다. 또 건강식품을 복용하는 경우 자신은 약을 먹지 않고 있다고 생각하기 때문에 부작용이 생겼을 때 원인을 파악하는 데 시간이 걸릴 수 있다.

건강해지고 싶은 욕구는 인간의 본능이다. 건강식품은 글자 그대로 보조식품이어야 하고 만병통치약이 될 수는 없다. 또 건강보조식품을 복용하고 있다면 의사에게 알리고 약의 효능과 부작용에 대해서 상담을 해보는 것이 중요하다.

비타민

특정 비타민이 부족할 때 생기는 질환들

비타민 부족에 대한 개념이 처음 생기기 시작한 것은 특정 비타민의 부족으로 인한 심각한 질병들이 발견되기 시작한 뒤부터다.

흔히 알려진 대로 비타민 A가 부족하면 어두운 밤에 제대로 볼 수 없는 야맹증이 나타나고 피부와 눈이 건조해질 수 있다.

비타민 B1이 부족하면 각기병beriberi으로 알려진 신경계의 이상이 올 수 있는데 현미나 보리쌀, 달걀 등을 많이 섭취하면 예방할 수 있다.

비타민 C가 부족하면 쉽게 출혈이 나타나는 질환인 괴혈병scurvy을 유발할 수 있는데 비타민 C는 신선한 채소나 과일에서 섭취할 수 있다. 니아신niacin이 부족하면 펠라그라pellagra 질환에 걸릴 수 있는데 이는 피부염dermatitis, 치매dementia, 설사diarrhea 증세를 유발한다.

비타민 B12 부족은 흔히 위 절제술을 한 환자에서 많이 보이는데 그 증상으로는 신경계 질환과 치매, 빈혈 등이 있다.

엽산의 부족은 빈혈을 유발하는데, 임신 중에 엽산을 복용하면 태아의 기형을 막아주는 기능이 있으며, 심장 질환의 원인이 되는 호모시스테인의 혈중 수치를 낮춰주기도 한다.

이처럼 특정 비타민의 부족이 각종 질병을 유발하는 원인이 되기도 하고 그 부족한 비타민을 보충해주면 질병의 예방과 치료가 가능할 수 있다. 그래서 비타민에 대한 잘못된 상식으로 불필요하게 많은 비타민을 복용하는 경우도 있다. 대표적인 예로 한때 비타민 E의 항산화 효과에 대한 지나친 믿음 때문에 미국에서 비타민 E 열풍이 불었던 때도 있었다. 하지만 비타민 E를 가지고 실시한 대규모 임상연구 결과 비타민 E는 심장병, 중풍, 암 발생에 전혀 효과가 없음이 확인되었고 치매 예방에도 효과가 없는 것으로 밝혀졌다. 또 항산화 효과를 임상적으로 증명하기 위해서 비타민 E와 같은 방법으로 비타민 C에 대한 연구를 했는데 그 결과 역시 각종 암 발생이나 심장병, 중풍 예방 효과가 없는 것으로 결론이 났다.

항산화 비타민인 비타민 A, C, E를 가지고 실시한 개별 연구는 심장병, 중풍, 암 발생에 대한 억제 효과가 전혀 없지만 여전히 채소나 과일을 많이 섭취하면 이런 질병의 예방 효과가 큰 이유는 무엇일까? 채소나 과일에는 비타민뿐만 아니라 항산화 효과를 가진 수많은 무기질이 있어서 비타민을 이들 무기질과 함께 섭취할 때만 심혈관 질환이나 암 발생의 예방 효과를 보여준다고 본다.

비타민 D는 최근에 특히 많은 관심을 끌고 있는데 최근 발표되는 연구를 보면 혈중 비타민 D 수치가 높으면 감기나 암과 싸우는 데 도움을 주는 것으로 보고되고 있다. 비타민 D와 칼슘은 건강한 골 형성 및 유지에 필수적인 역할을 한다.

의학계 일부에서는 비타민 D는 칼슘의 흡수를 도와서 뼈의 성장을 도와주는 것 외에도 충분한 일광욕이나 외부에서 비타민 D를 섭취해서 혈중 농도를 높이게 되면 당뇨와 심혈관 질환 등과 같은 내과적인 질환의 발생을 크게 떨어뜨릴 수 있다고 보고 있다. 많은 전문가들은 일일 권장량으로 1,000～2,000IU를 섭취할 것을 권장한다.

특히 다음의 경우에는 추가로 비타민 D를 복용하도록 한다.

첫째, 모유 수유를 받는 아기의 경우 일일 400IU의 비타민 D를 추가로 섭취하도록 한다. 왜냐하면 모유만으로는 비타민 D의 양이 충분하지 않기 때문이다.

둘째, 나이가 50세 이상이 되면 피부에서 비타민 D를 충분히 흡수할 수 없고 신장에서 비타민 D를 활성화시키는 능력이 떨어지기 때문에 50대 이상은 더 많은 비타민 D가 필요하다.

셋째, 햇볕을 오랫동안 보지 못하거나 일광이 부족한 지역에 사는 주민들(예를 들면 극지방이나 북유럽 등)은 외부에서 비타민 D를 보충해야 한다.

넷째, 피부가 검은 경우에도 피부에서 비타민 D를 효과적으로 생산하는 데 방해가 된다.

다섯째, 비타민 D는 지용성, 다시 말하면 지방이 흡수되면서 녹아서 체내에 흡수된다. 지방을 제대로 흡수할 수 없는 병적 상태에서는 비타민 D가 인체 내에서 부족하게 된다. 지방을 제대로 흡수할 수 없는 질병은 췌장효소 결핍증이나 크론병, 외과적으로 장의 일부가 절제된 경우 등으로 이런 질환자는 추가로 비타민 D 섭취가 필요하다.

음주와 건강

술이 건강에 도움이 될까?

술은 건강에 좋은가? 이것은 여러 가지 이유로 인해서 쉽게 대답할 수 없는 질문이다. 인간은 수천 년 동안 술을 즐겨왔고 중요한 종교의식에서도 술은 중요한 위치를 차지해 왔다. 또 적당한 음주는 심장병을 예방한다는 주장도 있다. 하지만 지나친 음주는 신체적으로 각종 질병의 원인을 제공하고 사회적, 가정적인 부작용을 초래한다. 또 음주운전은 자신뿐만 아니라 타인의 안전에 직접적인 위해를 가할 수도 있다.

은퇴한 택시 운전사인 60대 중반의 안 모 씨는 약물치료로 조절되지 않는 고혈압으로 병원을 찾아왔다. 10년 동안 고혈압을 앓아온 안 씨는 현재 세 가지 고혈압약을 복용하고 있지만 항상 혈압이 높았다. 6개월 전 하와이에서 로스앤젤레스로 이사한 안 씨는 은퇴 후 급격한 환경 변화로 심한 불면에 시달렸다. 처음에는 수면을 돕기 위해 자기 전에 술을 조금씩 마시기 시작하다가 그 양이 늘어나서 이제는 보드카를 반병 이상 마셔야 마음이 편안해지고 잠이 왔다. 또 낮에는 몸이 피곤하고 때로는 마음이 불안해져서 신경안정제를 복용해야 했다.

안 씨의 고혈압은 지나친 음주로 인한 것으로 일단 진단하고 먼저 본인이 문제를 파악하고 술을 완전히 끊도록 했다. 다행히 안 씨는 금단 증상 없이 술을 끊을 수 있었고 한 달 후에는 혈압약 한가지로 정상 혈압을 유지할 수 있었다. 또 신경안정제도 스스로 끊을 수 있었다.

과도한 알코올 섭취는 간 질환을 악화시키고 골다공증, 유방암, 위장관계 암 등을 유발하며 각종 건강의 위험이 되고 자살률을 높이며 가정을 파괴하는 원인을 제공할 수 있다. 또 음주는 고혈압과 밀접한 관계가 있고 출혈성 뇌 질환을 증가시킨다. 따라서 지나친 음주는 건강에 적신호임이 분명하다.

그러면 건강에 해롭지 않은 수준의 음주는 어느 정도인가? 이 역시 쉽지 않은 질문이지만 중등도의 알코올 섭취(맥주 한 병이나 와인 한 잔 정도를 일주일에 3~9회 마시는 것)는 심장 질환과 말초 혈관 질환, 허혈성 뇌혈관 질환(혈관이 막혀서 생기는 중풍)과 담석증에 어느 정도 예방 효과가 있다. 45세 이후의 남성, 특히 심혈관 질환의 위험인자가 있는 경우 도움을 받는 것으로 보인다.

하지만 다음의 경우에는 술을 마시지 않는 것이 좋다. 나이가 21세 이하인 경우나 임산부(기형아 출산율이 높다)는 절대로 술을 마셔서는 안 된다. 유방암이나 알코올 중독의 가족력이 있거나 위장관계통의 암, 췌장이나 간 질환을 앓는 경우도 술을 마시지 않는 것이 좋다. 여성에서 알코올 섭취는 유방암을 증가시키는데 엽산folic acid을 같이 섭취하면 유방암을 예방한다는 보고도 있다.

음식이 건강에 미치는 영향

현재 많은 의학 논문들은 식생활이 건강에 어떠한 영향을 미치는지에 대해서 자세한 연구결과들을 보여주고 있다. 특정한 음식과 질병의 관계를 명쾌하게 설명해주는 경우도 많지만 이런 분야에 대한 연구는 더욱 필요하다. 예를 들면 과일이나 채소를 많이 섭취하면 대장암에 걸리는 비율이 줄어들고 육류 위주의 식습관은 전립선암의 위험을 높인다. 또 소금 등에 절인 음식을 너무 많이 먹게 되면 위암에 걸릴 확률이 높고, 고지방 음식은 유방암의 위험을 높인다.

이런 일반적으로 잘 알려진 사실들 이외에도 구체적으로 이런 음식이 우리 건강에 어떠한 영향을 미치는지를 알아보자. 과일과 채소를 많이 섭취하면 관상동맥 질환과 중풍의 위험을 낮춘다. 미국암학회에서는 하루 평균 6접시 이상의 채소와 과일을 권하고 있다. 특히 브로콜리나 양배추, 녹색 채소, 비타민 C가 풍부한 과일(오렌지나 귤) 등은 심혈관 질환을 크게 낮추는 효과가 있다.

채소와 과일에 풍부한 섬유질도 심혈관 질환 예방에 도움을 주는데 섬유질을 섭취하지 않는 사람보다 40~50퍼센트 정도 심혈관 질환의 위험을 낮춘다. 또 섬유질은 성인성 당뇨 예방에 도움을 주고 당뇨를 앓고 있는 환자의 치료에도 도움이 된다.

지방은 심혈관 질환을 일으키는 주원인으로 알려져 있기 때문에 지방질이 낮은 음식 위주의 식생활은 심혈관 질환을 낮출 수 있다. 지방

중에도 포화지방이나 전이지방trans fats이 특히 해로운 것으로 알려져 있다. 전이지방은 상온에서 응고되고 마가린이나 패스트푸드점에서 사용하는 기름 등에 들어 있다. 그리고 포화지방은 쇠고기나 치즈, 버터 등에 많이 들어 있다.

지방 성분이 낮다고 좋은 것만은 아니다. 저지방 음식은 탄수화물 함유량이 많아 오히려 좋은 콜레스테롤치를 떨어뜨려 심혈관 질환의 원인이 될 수도 있다.

엽산은 비타민 B의 일종인데 적혈구 생산에 필요하다. 임산부의 경우 엽산이 부족하면 기형아 분만의 원인이 될 수 있다. 일반적으로 하루에 400마이크로그램(종합비타민제에 이만큼의 양이 들어 있다) 이상을 섭취하도록 권장하는데 특히 임산부인 경우 중요하다. 심혈관 질환이나 대장암을 예방하기 위해서 과거에는 1~5그램 이상 섭취할 것을 권장했지만 지금은 더 이상 권장하지 않는다.

비타민을 나눌 때는 물에 녹는 수용성 비타민과 기름에 녹는 지용성 비타민으로 구분한다. 비타민 A와 D, E, K는 지용성이고 비타민 B, C는 수용성 비타민이다. 항산화 효과는 비타민 A, C, E에 풍부하고 베타카로틴에도 있다. 음식으로는 채소와 과일에 항산화 물질이 많은데 항산화 성분은 우리 체내에 축적되는 독성물질toxic free radical을 청소해주면서 암이나 심혈관 질환을 예방해준다.

하지만 비타민이나 항산화 물질을 추출해서 복용할 때는 암이나 심혈관 질환을 예방하는 데 별다른 도움을 주지 못하는 것으로 보고되고 있다. 즉 항산화 효과가 뛰어난 비타민 C를 복용했을 때 그렇지 않은 경우보다 심장 질환을 예방하는 효과가 전혀 없었고 비타민 E도 마찬가지 결과를 보였다. 하지만 항산화 물질을 채소나 과일 등 음식의 형태로 충분하게 섭취할 경우 심혈관 질환이나 유방암, 대장암 등의 발병률이 감소하는 것으로 보고되고 있다.

여성의 경우 충분한 칼슘과 비타민 D의 섭취는 골다공증 예방을 위해서 중요하다. 폐경기 여성은 하루에 1,500mg 이상의 칼슘을 섭취하고, 비타민 D는 800IU 이상 복용하도록 한다. 비타민 D가 가장 풍부한 음식은 우유로 한 잔에 100IU 정도의 비타민 D가 들어 있다. 칼슘을 과다하게 섭취할 때는 신장 결석이나 전립선암을 약간 증가시킨다는 보고가 있지만 대장암 발생은 낮춘다.

소량의 알코올 섭취는 심장 질환 발생을 낮춘다는 보고가 있지만 얼마만큼이 적당한지는 분명하지 않다. 하지만 알코올 섭취는 유방암, 구강암, 식도암, 후두암, 간암 발생을 증가시키고 간경화증, 알코올 중독을 유발하며 남성에서 알코올로 인한 교통사고나 외상을 증가시킬 수 있다. 따라서 알코올의 유해성을 고려하면 남성은 하루 2잔, 여성은 하루 1잔 이상의 알코올은 해로운 것으로 생각된다. 또한 40세 이하는 심장 질환의 위험이 거의 없으므로 알코올 섭취가 건강에 도움이 되지 않는다.

비만은 유전적인 면도 있지만 섭취한 칼로리를 충분히 대사시키지 못함으로써 발생되는 결과다. 얼마만큼의 칼로리를 섭취하는 것이 적당한지는 몸무게, 나이, 성별, 키와 개인의 활동량에 따라 다르다. 예를 들면 키가 165센티미터, 몸무게가 56킬로그램인 25세의 여성이 하루에 필요한 열량은 약 2,100칼로리다. 나이가 많거나 키가 작고 몸무게가 가볍거나 활동량이 적으면 이보다 적은 칼로리가 필요하다.

일반적으로 말하는 건강한 식생활은 다음과 같다.

첫째, 과일과 채소를 끼니마다 포함시키도록 한다. 신선한 채소나 과일이 없다면 통조림이나 냉동으로 보관된 채소나 과일이라도 먹도록 하고, 시리얼에도 딸기 등의 과일을 항상 넣어서 먹도록 한다.

둘째, 채소를 간식으로 먹는 습관을 들인다. 또 과일 접시를 어른이나 아이들의 주위에 항상 두어 간식으로 먹도록 한다.

셋째, 전이지방산이나 포화지방산이 포함된 음식은 피하고 불포화지방을 섭취하도록 한다. 이를 위해서는 붉은 살코기(쇠고기)나 치즈보다는 닭고기나 생선, 콩을 많이 먹는다.

넷째, 요리를 할 때는 올리브유나 카놀라유 같은 불포화지방이 함유된 기름을 사용하도록 한다. 마가린은 딱딱한 것보다는 부드러운 마가린이 전이시방산이 적나.

다섯째, 크래커나 쿠키, 컵케이크 등 가게에서 구운 과자에는 전이지방이 포함되었을 가능성이 많으므로 피하는 것이 좋다.

여섯째, 패스트푸드점에서 음식을 먹을 때는 튀긴 음식은 피한다.

일곱째, 식사나 파티에서 알코올은 피하고 주스나 음료 등을 마시도록 한다.

여덟째, 한국인이나 동양인들은 쌀이나 국수, 파스타와 같이 탄수화물 위주의 식생활이 내장비만을 악화시켜서 대사 증후군의 원인이 될 수 있으므로 흰쌀보다는 잡곡이나 현미 위주의 식습관을 갖도록 한다.

저탄수화물 식단

과도한 탄수화물 섭취는 비만의 원인

의학계에는 새로운 이론과 가설hypothesis이 항상 제기되지만 연구를 통해서 이를 사실로 증명하는 데는 오랜 시간이 필요하다. 연구결과가 제대로 나와서 일반인들에게 바른 사실을 알려줄 수 있으면 다행이지만 그렇지 못한 경우도 많다.

한때 심장병 예방에 대한 비타민 E의 효과가 과장되게 알려져서 많은 사람들이 심장병 예방을 위해서 비타민 E를 복용했지만 대규모 연구결과 별 효과가 없는 것으로 밝혀졌다. 또 지방을 비만 등 각종 성인병의 주범으로 인식해 지난 수십 년 동안 저지방 음식이 선호되어 왔으나 비만이나 성인병은 계속 늘고 있는 추세다. 실제로 저지방식은 상대적으로 탄수화물 섭취 증가로 이어져 혈당과 혈중 인슐린 수치를 증가시키고 혈중 중성지방 수치를 높이므로 비만과 대사 증후군의 원인이 될 수 있다. 대사 증후군은 당뇨병과 심혈관 질환의 원인이다.

50대 중반의 남성 정 모 씨는 지난 20년간 당뇨병을 앓았다. 평소 운동과 식이요법, 약물치료를 병행해서 당뇨를 잘 조절해왔으나 최근에는 식사 후 혈당을 조절하는 데 어려움을 많이 겪었다. 특히 흰쌀밥이나 국수를 먹고 나서는 항상 혈당이 높았다. 하지만 파스타pasta를 먹고 나면 혈당이 크게 오르지 않았다. 정 씨는 쌀밥이나 파스타는 같은 탄수화물인데 왜 유독 쌀밥을 먹을 때 혈당이 올라가는지 궁금했다.

같은 탄수화물이라 하더라도 화학 구조, 섬유질량, 정제된 정도에 따라서 혈당을 높이는 정도가 다르다. 일반적으로 탄수화물이 포함된 음식이 혈당에 미치는 정도를 나타내는 지표를 GIGlycemic Index라고 한다. 음식마다 GI 수치가 다른데 흰쌀밥이나 흰 빵, 피자, 팬케이크, 캔디, 백설탕 등은 GI가 높고, 보리빵이나 파스타 등은 GI가 낮다. 따라서 같은 탄수화물을 먹더라도 GI가 낮은 음식을 먹으면 혈당에 미치는 영향이 적다(GI에 관한 자세한 정보는www.glycemicindex.com에서 얻을 수 있다).

당뇨병이나 심혈관 질환과 같은 성인병을 가지고 있는 경우 적절한 혈당 조절은 합병증 예방을 위해서 매우 중요하다. 적절한 혈당 조절을 위해서는 다음과 같은 방법이 있다. 식단에서 단백질이나 지방을 늘리고 탄수화물의 비율을 줄이며, GI가 높은 음식을 줄이고 GI가 낮은 음식으로 대체하는 방법이다.

탄수화물은 우리 몸의 에너지를 생산하는 역할을 한다. 특히 뇌의 활동은 포도당을 에너지원으로 쓰기 때문에 충분한 탄수화물 섭취는 청소년 시기에 두뇌 활동을 위해서 중요하다. 하지만 탄수화물의 지나친 섭취는 당뇨병과 심혈관 질환, 대장암의 증가를 가져올 수 있고, 지나친 칼로리 섭취로 비만의 직접적인 원인이 될 수 있다.

건강한 노후

건강하게 오래 사는 방법

지난 100년 동안 인간의 수명은 많이 늘었고 지금도 수명 연장의 행진은 계속되고 있다. 인간의 수명이 연장되면서 과거에 드문 질병이었던 전립선암을 비롯한 각종 암의 진단이 급격히 늘어나고 심혈관 질환의 빈도도 많이 증가했으며 골다공증으로 인한 합병증도 많아졌다.

현재 인간의 수명을 연구하는 과학자들의 관심은 인간의 수명은 과연 얼마만큼 연장될 것이며, 건강하고 오래 살기 위한 방법은 무엇인가 하는 것이다.

역사상 가장 오래 산 사람은 구소련에서 145세까지 살았다는 기록이 있다. 또 안데스 산맥이나 일본의 오키나와 등지에서 사는 사람들이 오래 산다고 하고, 한국에서도 어떤 마을에 오래 사는 사람이 많다고 장수촌이라고 부르기도 한다. 하지만 신빙성 있는 기록이 없기 때문에 추측일 뿐이고 현재 가장 오래 산 사람의 기록은 1996년에 사망한 프랑스 여성으로 122세까지 살았다고 한다.

과학자들이 동물의 최대수명을 이야기할 때 원숭이는 50년, 사자는 30년으로 본다. 인간의 최대수명은 120년 정도로 보면 될 것이다. 현재 평균수명을 남자 75세, 여자 80세 정도로 본다면 최대로 살 수 있는 기간의 3분의 1은 못 살고 이 세상을 떠나는 셈이다.

인간의 수명에 영향을 미치는 인자는 유전과 환경을 들 수 있다. 선천적으로 오래 사는 유전자를 타고나는 사람이 있고 특정 질병을 유발하는 유전자를 가지고 태어나는 사람도 있다. 예를 들면, 최근에 밝혀진 유방암을 유발하는 유전자로 알려진 BRCA1, BRCA2 유전자를 가지고 태어난 사람은 일생 동안 유방암에 걸릴 확률이 80퍼센트 이상이다. 다낭신장병을 유발하는 유전자 이상을 가진 경우는 70세 이상의 과반수가 투석이 필요한 신장 질환을 앓게 된다. 또 대장암을 유발하는 유전자도 밝혀졌고, 노인성 치매의 대표적 질환인 알츠하이머 질환을 유발하는 유전자도 밝혀지고 있다. 이처럼 질병 유발에 있어서 유전이 미치는 영향은 매우 크다고 할 수 있는데 그 연관관계가 빠른 속도로 밝혀지고 있다.

하지만 유전적인 면만 수명에 영향을 미치는 것은 아니고 환경도 역시 중요하다. 환경적인 면을 보게 되면 식습관과 운동도 중요하고 주위의 스트레스, 적절한 질병의 예방 및 치료, 유해한 환경에 노출되는 정도 등이 복합적으로 중요하다고 볼 수 있다.

적게 먹는 식습관이 장수한다는 학설은 이제 거의 정설이 되었다. 실험용 쥐를 대상으로 한 실험에서 음식을 적게 섭취한 쥐가 그렇지 않은 쥐보다 오래 사는 것이 확인이 되었고, 2006년에 실시한 건강한 남녀를 대상으로 한 실험에서도 소식으로 칼로리를 제한한 그룹에서 나이가 들면서 생기는 DNA 파괴가 현저히 줄었으며 신체 대사도 느려졌고 혈중 인슐린 농도와 체온의 감소를 보였다. 이 모두는 소식이 노화의 속도를 지연시킨다는 증거다.

건강한 식습관

균형 잡힌 식단은 건강관리 비결

인간의 수명은 선천적인 것에도 영향을 받지만 후천적인 요인에도 영향을 많이 받는다. 후천적인 것에는 환경, 식습관, 생활습관, 성격, 유해 물질 노출 등이 모두 중요하다. 여러 가지 연구를 통해서 밝혀진 성인이 하루 식사량을 25퍼센트 줄이면 노화 현상을 늦출 수 있다는 사실은 정설이 되고 있다.

어떤 음식을 먹느냐도 중요하다. 한국인과 같은 아시안계는 지난 수천 년 동안 쌀을 주식으로 해왔다. 칼로리가 높은 탄수화물의 섭취가 주식이었던 이유는 농사일과 같은 육체적으로 힘든 일을 하기 위해서는 쌀과 같은 높은 칼로리를 내는 주식이 가장 적합했던 것으로 생각된다.

요즘처럼 자동차가 보편화되었어도 대부분의 한국인은 지하철이나 버스 같은 대중교통을 많이 이용하고 이를 이용하면서 많이 걷는다. 또 집 근처의 슈퍼마켓을 가더라도 걸어야 하기 때문에 섭취한 열량을 충분히 소비할 기회가 많다. 하지만 미국에서는 자동차를 타고 가지 않으면 어디에도 갈 수 없고 대부분의 직장인은 온종일 앉아서 일하기 때문에 스스로 시간을 내어 운동하지 않으면 섭취한 당분이 체내 지방으로 쌓이게 된다.

이 때문에 흰쌀을 주식으로 하는 한국인이나 아시안 계는 식습관을 바꾸지 않고 살다 보면 내장지방visceral fat의 축적으로 인해서 당뇨, 고혈압, 고지혈증과 같은 각종 성인병의 위험에 노출되어 있다고 할 수 있다. 내장지방은 노화를 촉진하고 염증을 증가시키며 지방과 혈당 대사에 관여하는 아디포사이토카인adipocytokine이라는 물질을 분비하는 것으로 밝혀졌다. 이를 예방하기 위해서는 흰쌀, 백설탕, 국수, 흰 빵과 같은 정제된 음식의 섭취를 줄이고 현미나 보리빵과 같은 정맥되지 않은 곡류를 먹도록 하고, 규칙적인 운동을 통해서 열량을 소비해 내장지방의 양을 줄이는 것이 중요하다.

미국에서는 4,500만 명이 비타민과 같은 각종 건강보조식품을 먹는 것으로 알려지고 있다. 30년 전 듀크 대학의 생화학과 대학원생이던 조 맥코드는 연구 중 우연히 인체의 자유기free radical가 산화될 때 생기는 스트레스로 인해서 노화가 촉진된다는 사실을 발견했다. 이 사실을 근거로 비타민 E와 같은 항산화제antioxidant가 노화를 지연시키고 심혈관 질환이나 암 발생을 억제한다고 해서 많은 미국인들이 비타민 E를 복용했다. 하지만 미국 정부에서 비타민 A, C, E에 대한 대규모 연구를 한 결과 심혈관 질환이나 암 예방에 아무런 도움을 주지 못하는 것으로 밝혀졌다(실제로 암 환자에서 비타민 E는 암세포를 더욱 건강하게 해서 인체가 암세포와 싸우는 능력을 감소시킨다고 한다).

따라서 각각의 비타민을 따로 먹는 것보다는 균형 있는 식사(정맥되지 않은 곡류와 채소나 과일이 포함된 식단)를 통해서 각종 비타민이나 미네랄을 풍부하게 섭취하는 것이 중요하다. 이런 균형 잡힌 식단이야말로 항산화제가 많이 들어 있어서 만성 질환이나 노화를 억제하는 역할을 한다.

긍정적 성격과 여유가 건강 비결

그동안 식습관과 질병의 관계에 대한 연구는 끊임없이 계속되어 왔다. 그 결과 인간의 수명에 영향을 미치는 암과 심혈관 질환은 매일 신선한 채소와 비타민과 미네랄이 풍부한 과일을 섭취하고 육류나 탄수화물의 섭취를 줄임으로써 어느 정도 예방할 수 있다는 결론에 도달했다.

식습관 이외에 개인의 성격도 각종 질병에 영향을 미친다. 성격과 질병에 관한 대표적인 연구는 1950년대 심장내과 의사인 프리드만Meyer Friedman에 의한 것인데 A형 성격type A personality을 가진 사람이 그렇지 않은 사람보다 심장병 발병이 2배 이상 높다고 했다. A형 성격이란 참을성이 없고 시간에 대한 강박관념이 강하며 성공에 대한 집착이 높고 공격적이면서 여유가 없는 성격을 말한다. 또 A형 성격은 일중독workaholic 현상을 보이며 조금만 자신이 원하는 대로 이루어지지 않아도 불행하게 느끼는 성격이다. 최근에는 A형 성격 중에 공격적인 성격만이 심혈관 질환의 원인이 된다고 수정되긴 했지만 외부적인 스트레스를 내부에서 건강하게 조절할 수 없는 성격이 질병 유발에 간접적인 원인이 되는 것은 확실해 보인다.

산업이 발전하면서 30년 전에 비해서 누리는 혜택이 많아진 반면 유해한 환경에 노출될 가능성이 더 커졌다고 볼 수 있다. 미국에서는 1971년에 닉슨 대통령이 신년 연설에서 암과의 전쟁war on cancer을 선포한 이후로 암의 치료 및 예방에 관한 많은 발전이 이루어졌다. 하지만 유방암, 전립선암, 고환암, 피부암, 갑상샘암, 신장암, 식도암의 유병률은 계속 증가하고 있다. 특히 갑상샘암이 발생하는 비율은 지난 10년간 2배 증가했는데 그 원인은 분명하지 않다. 이런 암 발생의 증가는 인간이 옛날보다 오래 살고 진단기술이 발달해서 그렇다고 볼 수도 있지만 산업발전으로 인해서 잠재적으로 암을 유발하는 해로운 환경에 더 노출되기 때문에 그렇다고 보는 시각도 있다.

휴대전화가 일상화되면서 휴대전화가 뇌종양 발생을 증가시키는지에 대한 연구가 많이 이루어졌다. O. J. 심슨을 변호해서 세계적인 유명세를 탔던 자니 코크란Johnny Cochran 변호사가 뇌종양으로 죽자 직업상 휴대전화를 많이 사용했기 때문이라는 주장이 나왔고 휴대전화와 뇌종양의 관계가 도마에 올랐다. 하지만 대규모 연구결과 아직 그 관계를 밝히지 못하고 있다.

1970년대에 인공감미료인 사카린이 쥐를 대상으로 한 실험에서 방광암을 유발한다는 사실이 알려지면서 각종 감미료가 잠재적으로 암을 유발할 수 있다고 보지만 아직 분명히 밝혀지진 않았다. 또 우유 생산을 증진시키기 위해 젖소에 성장호르몬을 주입하는데 그 소에서 생산된 우유가 각종 암을 유발할 수 있다고 우려하기도 하고, 유전자 변형으로 만들어진 식품GMO: genetically modified organisms이 각종 암을 유발할 것이라는 추측이 많지만 아직 어느 하나도 연구를 통해서 밝혀진 바는 없다.

대개 이런 역학 조사들의 결론이 나기까지는 오랜 시간이 걸리고 입증하는 과정이 쉽지 않기 때문에 건강하게 오래 사는 방법에 관심이 많은 사람들은 잠재적인 위험이 있는 음식이나 생활습관은 피하는 것이 좋다.

건강하지 않은 생활습관은 좋지 않은 식습관만큼이나 인간의 수명에 영향을 끼친다. 걷지 않고 운동하지 않는 생활습관은 내장지방의 축적을 가져오고 지방조직은 아디포사이토카인adipocytokine이라고 불리는 인체에 해로운 각종 물질을 분비해서 대사 증후군의 원인이 된다.

흡연 습관은 폐암뿐 아니라 구강암, 식도암, 위암, 췌장암, 방광암 등의 직접적인 원인으로 작용하고 심혈관 질환의 원인과도 밀접한 관계가 있고 만성 폐 질환의 가장 주된 원인이다. 흡연에 간접적second hand smoke으로 노출되는 경우도 폐암 및 심혈관 질환, 천식의 악화를 가져온다. 따라서 건강하게 오래 살기 위해서는 흡연 습관을 버리는 것이 매우 중요하다. 연구결과에 의하면 30세에 담배를 끊으면 계속 담배를 피우는 사람보다 10년을 더 살 수 있다고 하고, 60세에 담배를 끊더라도 3년을 더 산다고 한다.

담배와 달리 음주와 인간의 수명 관계는 좀 더 복잡하다. 지나친 음주나 임산부의 음주는 본인과 태아에 치명적인 위해를 끼칠 수 있다. 하지만 소량의 음주는 심혈관 질환의 위험이 높은 경우에는 어느 정도의 예방 효과가 있는 것으로 보인다. 하지만 나이가 21세 이하거나 출혈성 중풍의 위험이 있고 유방암의 위험이 있는 경우는 피해야 하고, 간 질환이나 췌장 질환, 위장관계통의 병을 가지고 있는 경우는 술을 삼가야 한다.

기름진 음식을 많이 먹고 담배를 많이 피우는 프랑스 사람들에게 심혈관 질환이 적은 이유는 적포도주를 많이 마시기 때문이라고 설명을 한다. 적포도주에는 레스베라트롤resveratrol이라는 물질이 들어 있는데 이 물질은 노화를 억제하는 유전자로 알려진 SIR2 유전자를 활성화하는 것으로 밝혀졌다. SIR2silent information regulator 유전자는 살아 있는 모든 생물에 존재하는 유전자로서 노화 방지를 위해 많이 연구되고 있다. SIR2 유전자를 이스트나 원충에 주입하면 30~50퍼센트 이상 더 오래 살고, 식사량을 줄인 동물실험에서 칼로리를 적게 섭취한 경우에도 SIR2 유전자가 활성화되는 것이 발견되었다.

건강하지 않은 성관계unsafe sex도 각종 성병을 전파할 수 있기 때문에 수명에 영향을 미친다. 후천성면역결핍증은 아프리카, 인도, 동남아시아, 중국 등지에서 빠른 속도로 확산되고 있는데 치료제의 발달도 그 확산을 저지하지 못하고 있다. 이 질병은 아프리카 사하라 이남 지역에서는 가장 흔한 사망의 원인이 되고 있으며 그 외 개발도상국에서도 수명에 영향을 미치는 잠재적인 위협이 되고 있다. 또 자궁경부암의 직접적인 원인이 되는 인유두종 바이러스human papilloma virus도 성관계에 의해서 유발된다.

간접흡연의 피해

나뿐 아니라 다른 사람의 건강까지 해치는 행위

지난 1세기 동안 축적된 역학조사 결과 흡연은 폐암을 비롯한 각종 암을 직접 유발할 뿐만 아니라 심혈관 질환 사망률을 증가시킨다는 사실이 입증되었다. 흡연이 건강에 미치는 영향이 여러 가지 방향으로 연구되었는데 그 결과 간접흡연은 성인에게 직접 흡연하는 경우처럼 심혈관 질환과 폐 질환, 각종 암의 발생을 증가시키고 특히 여성에게 유방암의 발생을 증가시킨다고 나왔다.

담배 연기에 노출된 아이들의 경우 기관지 천식과 같은 호흡기 질환의 발생을 증가시키고, 중이염을 유발하며 폐의 발달과 성장을 지연시켜서 성인이 되었을 때 폐 기능의 감소를 초래한다. 흥미로운 것은 간접흡연에 노출된 한 살 미만의 영아에서는 수면 중 갑자기 사망하는 질환인 영아돌연사증후군sudden infant death syndrome의 원인이 된다는 사실이다. 캘리포니아주를 비롯한 미국의 15개 주는 공공건물에서의 흡연을 완전히 금지하고 있으며, 공원이나 해변에서의 흡연을 점점 금하는 추세다. 따라서 흡연자들은 오르는 담뱃값과 각종 공공장소에서의 금연으로 인해서 입지가 점점 좁아지고 있다.

간접흡연passive smoking이란 담배를 피우지 않는 사람이 다른 사람이 피우는 담배 연기에 노출됨으로써 담배를 피우는 효과를 갖는 것을 말한다. 이때 발생하는 연기를 세컨드핸드 스모크second-hand smoke라고 하고 ETSEnvironmental Tobacco Smoke라고 줄여서 부르기도 한다. 현재 세계적으로

11억 명의 인구가 흡연을 하고 있기 때문에 간접흡연에 전혀 노출되지 않는 것은 힘들지만 이로 인해서 발생하는 질병은 예방 가능하기 때문에 간접흡연을 피하는 것은 매우 중요하다.

담배 연기는 흡연자가 들이마신 후 내뿜는 연기(주류 담배 연기mainstream smoke)와 담배 끝에서 나오는 연기(비주류 담배 연기sidestream smoke)의 혼합이다. 비주류 담배 연기에는 다량의 독성물질이 필터에 여과되지 않고 나오기 때문에 독성이 더욱 강하고, 또한 담배 연기의 입자가 작아서 주류 담배 연기보다 폐의 더 깊은 부분에 침착한다. 따라서 담배 연기를 분석해보면 비주류 담배 연기의 독성이 2~3배 더 많아서 노출량은 적더라도 간접흡연은 흡연 못지않게 인체에 해가 된다. 또 담배 연기에 일시적으로 노출되더라고 심장 및 호흡기 질환의 발생 위험을 증가시킬 수 있다.

간접흡연에 관한 개인의 노출 여부는 혈중 생물 표식자biomarker로 검사할 수 있는데 이는 니코틴의 대사물질인 코티닌cotinine을 검사해서 알아볼 수 있다. 2002년 통계를 보면 간접흡연에 관한 캠페인과 각종 법규의 제정으로 1988년에 비해서 비흡연자의 혈액을 채취해서 혈중 코티닌 농도를 측정했을 때 그 농도가 반으로 줄었다고 한다. 하지만 아직도 담배를 전혀 피우지 않는 성인의 혈중에서 43퍼센트, 어린이의 혈중에서 22퍼센트 코티닌이 검출되고 있다는 사실은 간접흡연의 위험에 관해서 더욱 경각심을 가져야 함을 의미한다.

금연

첫 일주일 잘 넘겨야 성공

일 년에 40만 명 이상의 미국인이 흡연과 관계된 질환으로 사망하고 간접흡연으로 인한 사망은 일 년에 4만 명 정도로 추산된다. 그 외에도 흡연은 골다공증, 위궤양, 발기부전, 임신 중 각종 부작용 등 많은 질환의 원인이 되고 있다.

담배에는 약 4,000종 이상의 발암물질이 있어서 흡연을 하면 폐암, 후두암, 구강암, 신장암, 방광암, 식도암, 췌장암 등 각종 암을 유발할 뿐만 아니라 심장병이나 중풍과 같은 심혈관 질환의 직접적인 원인이 되고, 폐기종이나 만성 기관지염 같은 호흡기 질환의 주된 원인이 된다.

통계적으로 50세 전에 담배를 끊으면 금연 후 15년 동안의 사망률이 담배를 계속 피우는 사람에 비해서 절반으로 준다고 한다. 흡연이 건강에 미치는 나쁜 영향은 1900년대 초부터 꾸준하게 제기되었으나 실제로 그 연관성이 밝혀진 것은 1960년대다. 이때부터 미국에서는 금연 운동이 시작되었고 이로 인해서 백인 남성의 흡연율은 현저하게 떨어졌다(하지만 여성과 소수민족의 흡연율은 증가했다).

담배를 끊는 것은 건강하게 오래 살기 위한 첫 단계라고 할 수 있다. 금연을 하기 위해서는 먼저 철저한 준비를 하는 것이 중요하다. 다음과 같은 방법은 금연에 도움을 줄 수 있다.

첫째, 금연을 하겠다고 마음을 먹었으면 금연을 시작할 날짜를 미리 정해서 완전히 담배를 끊는 것이 좋다. 담배를 서서히 끊거나 타르나

니코틴의 함량이 낮은 담배를 피우면서 끊으려는 사람도 있지만 이런 경우는 담배를 더 깊이, 자주 피울 수 있기 때문에 성공률이 낮다. 둘째, 금연 날짜를 정했으면 주위의 친구나 가족, 동료들에게 자신이 담배를 끊었다고 알리고 도움을 청하는 것이 좋다. 셋째, 금연을 결심하면 집이나 차 안 등 자신이 시간을 많이 보내는 곳에서부터 담배를 피우지 않는다. 넷째, 과거에 담배를 끊기 위한 시도 중 실패 원인이 무엇이었는지 생각해본다. 다섯째, 금연 후 나타날 수 있는 불안, 초조, 우울증 등 금단현상들이 생겼을 때 어떻게 대처할지를 생각해보자. 담배를 완전히 끊고 나서 몇 주 안에 이런 증상은 사라지게 된다. 여섯째, 담배를 피우고 싶은 충동을 느낄 때가 언제인지 미리 생각하고 대처하라. 가정이나 직장에서 스트레스를 받을 때 담배가 아니고 건강한 방법으로 스트레스를 처리할 수 있는 능력이 필요하다. 마지막으로 금연 계획을 의사와 상의하고 자신에게 가장 적합한 방법을 선택한다.

금연 방법은 행동요법behavioral approach과 약물요법pharmacologic approach이 있는데 요즘 흔히 쓰는 약물요법으로는 니코틴 패치와 같이 혈중의 니코틴 용량을 일정하게 유지해서 금단증상을 줄여주는 방법이 있고, 항우울 성분의 약을 금연 목적으로 쓰기도 하고, 두 가지 방법을 함께 사용하기도 한다. 중요한 것은 금연 시작 후 실패의 대부분이 금단증상이 가장 심할 때인 첫 일주일이므로 그 기간을 잘 넘기는 것이다.

건강검진

정기적인 검진으로 예방과 조기 치료 가능

미국에 살고 있는 교민들의 다수는 20~30년 전에 이민 와서 그동안 열심히 일해왔고 그 노력으로 한인 사회가 양적, 질적으로 성장을 해왔음은 누구나 알고 있는 사실이다. 이들은 생활이 바쁘고 여유가 없어서 기본적인 건강검진을 못하는 분들이 많다.

식품점을 하는 50대 후반의 김 씨는 최근 한국에 다녀올 기회가 있었다. 김 씨는 미국에서 사는 동안 너무 바빠서 건강을 돌볼 시간이 없었고 의료보험에 가입하지 않아서 병원에 가서 제대로 된 건강검진을 받지 못했다. 오랜만에 한국을 방문한 김 씨는 친척과 친구들을 만나서 즐거운 시간을 보냈는데 문득 친구로부터 종합 검진을 해보라는 이야기를 듣고 대학병원에서 운영하는 건강검진센터를 방문했다. 그 병원에서 일정액을 내면 전신 단층촬영에서 PET(방사선검사의 일종) 촬영에 이르기까지 모든 검사를 한군데에서 할 수 있다는 말을 들었다.

종합검사 후에 김 씨는 모든 검사에서 정상이라는 말을 들었다. 김 씨는 미국에 돌아온 뒤 주위의 많은 사람들이 이런 건강 패키지 상품을 이용한다는 것을 알게 되었다.

건강에 관심을 갖고 정기적으로 그 연령에 적절한 검사를 하는 것은 질병의 조기 발견을 위해서 중요하다. 하지만 건강검진 상품화는 의료인으로서는 한번 생각해볼 문제다. 특히 김 씨가 촬영하고 왔다는 전신 단층촬영이나 PET 촬영은 미국에서는 과다한 방사선 노출로 인해서 질병이 없는 일반인을 대상으로 한 조기 검진에는 사용하지 않고 있다. 특히 PET 촬영은 각종 암의 전이 등을 확인하기 위한 용도로 사용을 제한하고 있는데, 이는 PET 사용으로 인한 위험이 득보다 더 크기 때문이다.

지난 100년 동안 현대 의료는 무제한의 양적, 질적 성장을 해왔는데 이런 성장이 질병의 치료 및 예방에 적절히 사용되고 있는지 살펴볼 필요가 있다. 예를 들면 MRI라고 일반인들에게 잘 알려진 방사선 검사방법은 뇌나 신경, 근육의 이상을 알아내는 데는 단층촬영보다 장점이 있지만 폐와 같이 움직이는 장기의 질환을 알아내는 데는 거의 도움이 되지 않는다. 따라서 발달한 검사방법을 잘 활용하는 것이 매우 중요하다. 단층촬영은 매우 빠르고 손쉽게 촬영할 수 있으며 거의 모든 장기에서 MRI에 못지않은 선명한 화상을 보여주지만 단층촬영 시 발생하는 방사선 노출이 암의 발생과 직접적인 관계가 있을 수 있기 때문에 꼭 필요한 경우에만 찍도록 하고 있다.

최근 한국의 의료기관이 앞다퉈 교포들을 상대로 건강검진 패키지를 홍보하는 것을 자주 본다. 보험이 없는 교민들을 대상으로 한 이러한 상품은 저렴한 가격에 조기 암 검진을 비롯한 여러 가지 검사를 포함하고 있기 때문에 환자들로부터 이런 검진이 과연 의학적으로 필요한지에 대한 문의를 많이 받는다. 결론부터 말하자면 이런 검진을 잘 활용하면 미국에 비해서 싼 가격에 건강검진을 받을 수 있을 것 같지만 실제로는 가격도 그다지 싸지 않고 비용에 비해서 효과는 회의적이다. 왜냐하면 검진에 필요한 기본적인 검사 외에도 값비싼 검사들이 많고 연령이나 성별, 환자 개인의 병력을 고려하지 않은 검사가 포함되어 있기 때문이다.

미국에 살고 있는 교민들의 다수는 열심히 일하느라 자신의 건강을 제대로 돌볼 기회가 없는 경우가 많다. 몸이 아프기 전에는 병원을 찾지 않고 질병의 예방보다는 치료에 치중하고 있는 것도 사실이다. 또 미국의 값비싼 의료보험제도하에서 자영업을 하며 보험에 가입하지 않은 사람이 많다는 사실도 한인들이 중국계나 인도계와 같은 다른 아시안에 비해서 의료혜택에서 소외되는 원인이 되고 있다.

건강에 관심을 갖고 정기적으로 그 나이에 적절한 검사를 하는 것은 질병의 조기 발견을 위해서 중요하다. 특히 유방암이나 위암, 대장암, 전립선암 등 현대인들에게 흔한 암은 조기에 발견해서 수술적인 치료를 하면 생존율을 90퍼센트 이상 끌어올릴 수 있기 때문에 적절한 시기에 적절한 검사를 해서 발견하는 것이 가장 효과적인 방법이다.

그렇다면 어떠한 검사를 언제부터 시작할 것인가?

유방암 검사mammogram가 보편적으로 이루어지면서 유방암으로 인한 사망률이 조금 감소했다. 40~70세의 여성은 유방암 검진을 1~2년 주기로 받도록 하고, 40세 이하나 70세 이상의 여성은 의사와 상의하도록 한다. 다만 유방암 가족력이 있거나 유방암의 위험이 큰 그룹은 더 어린 나이부터 유방암 검사를 받도록 한다.

대장암도 조기 진단으로 사망률을 크게 낮출 수 있다. 50세부터 75세까지 검진을 하는데 대장 내시경colonoscopy을 매 5~10년마다 하거나 매년 잠혈검사fecal occult blood와 5년마다 직장경sigmoidoscopy을 실시한다. 대장 내시경검사에서 용종이 나타나면 위험 정도에 따라서 더 자주 검사를 받도록 한다. 대장암을 조기에 발견하면 5년 생존율이 90퍼센트 이상 되기 때문에 조기 진단이 중요하다. 최근에는 75세 이상의 노인은 대장 검사를 꼭 필요한 경우만 하도록 권하고 있는데 이는 검사 중에 발생하는 위험이 크기 때문이다.

50세 이상의 남성은 전립선암 검진을 받는데 매년 직장 수지 검사와 PSA라는 혈액검사로 할 수 있다. 전립선암 역시 조기 진단으로 생존율을 높일 수 있다.

여성은 자궁경부암 검사를 받아야 하는데 성적 접촉을 하기 시작한 지 3년 후부터 매년 자궁암 검사pap smear를 하고, 이전 검사가 세 번 연속 정상이면 30대 초반부터는 2~3년에 한 번씩 자궁암 검진을 받도록 한다. 근본적으로 자궁경부암을 예방하기 위해서 26세 미만의 여성은 예방백신을 맞도록 하고 있다.

한인들을 많이 치료하고 미주 한인들에게 흔한 질병을 많이 접하다 보면 오랫동안의 식습관과 환경, 유전적인 부분이 훗날 각종 암 발생의 원인이 되는 것을 자주 본다. 예를 들면, 위암이나 원발성 간암(다른 장기에서 전이된 간암이 아니고 간 자체에서 발생한 간암)은 한국인을 비롯한 동양인에서는 매우 흔하지만 백인에게는 드문 질환이다. 위암은 한인들의 식습관과 관련이 있고, 간암은 한인들에서 흔한 B형 간염과 직접적인 연관이 있다. 따라서 미주 한인들의 경우 미국 사회에서 실시하는 건강검진 이외에 위암이나 간암에 관한 검진을 별도로 할 필요가 있다.

위암의 경우 위 세포의 화생intestinal metaplasia(위암의 전 단계)이 위 조직 검사에서 나왔을 때는 위 검사를 주기적으로 해야 하고, 헬리코박터균이 발견되면 항생제 치료를 통해서 제거하면 위암의 예방 효과가 있다. 활동성 B형 간염 환자인 경우는 주기적으로 간암에 관한 검진을 받고 적극적인 약물치료를 받으면 간암으로의 진행을 막을 수 있다.

폐암의 조기 검진에 관한 연구는 많이 이루어졌으나 아직 결론이 난 것은 없고 다만 최근에 발표된 바로는 흡연자에서 폐 단층촬영이 조기 폐암 진단에 도움이 된다는 연구결과가 있었다. 하지만 단층촬영을 할 때 발생하는 방사선은 암 발생에 직접적인 영향을 미칠 수 있기 때문에 의학단체에서는 조기 검진을 위해서는 권하지 않고 있다.

일반인들은 전문 의료 지식이 부족하기 때문에 무턱대고 병원에 가서 어떤 검사를 하고 싶다고 하거나 패키지로 하는 것은 옳지 않고 자기 연령과 과거 병력에 맞는 검사가 무엇인지 의사와 상의한 후에 결정하는 것이 좋다. 예를 들면 유방암 검사를 조기 검진 목적으로 30대에 실시하는 것은 검사할 때 발생하는 방사능 노출로 인한 발암 효과가 암 예방 효과보다 더 크기 때문에 권하지 않고 있으며, 20~30대의 장 내시경검사도 꼭 필요한 경우에만 하도록 한다.

인간의 수명에 관하여

인간의 수명은 유전에 의해서 영향을 받기도 하지만 식습관이나 생활방식 등 후천적인 면에 의해서도 많이 좌우되기 때문에 흰쌀밥과 같은 당도가 높은 식사보다는 채소와 과일을 많이 먹는 식습관을 가지고 햄버거나 콜라 등 패스트푸드 섭취는 줄여야 한다. 또 흡연이나 지나친 음주를 피하고 일주일에 두세 번 정도 30분 이상 운동을 하는 것이 좋다.

질병은 미리 예방하는 것이 중요하고 예방의 노력에도 불구하고 암이나 심혈관 질환이 발생했을 때는 조기에 발견하면 합병증이나 사망을 예방할 수 있다. 따라서 질병의 조기 발견은 매우 중요하다.

조기 암 발견은 지난 30년 동안 대규모 역학 연구들의 결과로 많은 의학단체들에 의해서 발표되어 왔다. 하지만 아직도 많은 사람이 여러 가지 이유로 조기 검진을 못 받고 있다. 실제로 거의 모든 암은 조기에 발견하면 사망률을 크게 낮출 수 있다.

고대로부터 많은 사람들이 장수(혹은 영생)에 대해서 생각해왔다. 중국의 황제들은 영원히 살기 위해서 불로초를 구하려고 했던 기록이 있고, 고대 이집트나 잉카 등에서는 죽고 나서 시신을 잘 보존하면 영혼이 영원히 산다고 믿었기 때문에 미라를 만들어서 보존했다. 현재도 많은 사람들이 노화라는 자연의 섭리를 쉽게 받아들이지 못하고 젊게 보이기 위해서 피부 주름을 제거해주는 보톡스 주사를 맞거나 주름개선 크림을 바르는 등 노력을 한다. 의학자들도 유전자 치료나 줄기세포 연구 등을 통해서 인간의 수명을 획기적으로 연장하기 위한 노력을 많이 하고 있지만 아직은 임상적으로 응용을 못하고 있다. 앞으로 어떤 발견이 인간의 수명에 큰 영향을 미칠지 현재로서는 알 수 없지만 다음과 같은 노력은 건강하게 자신에게 주어진 수명을 사는 데 도움을 줄 수 있을 것이다.

첫째, 흡연과 지나친 음주는 피해야 한다. 흡연 습관을 가지고 있거나 술을 하루에 2잔 이상 거의 매일 마신다면 적신호로 봐야 한다. 흡연은 거의 모든 암의 발생에 직간접적으로 영향을 미치고 심혈관 질환의 직접적인 원인이 된다. 30대에 담배를 끊으면 10년을 더 살 수 있다는 것을 명심하자. 습관적인 음주도 혈압을 상승시키고 출혈성 뇌 질환의 위험을 증가시킨다.

둘째, 비만은 외모의 문제를 떠나서 실제로 건강에 직접적인 악영향을 끼친다. 과체중은 대장암과 유방암의 위험인자로 알려져 있으며 복부비만, 특히 내장지방에는 아디포사이토카인adipocytokine이라는 물질이 분비되어서 당뇨병과 같은 대사 증후군 발병에 직접적인 역할을 한다는 것이 밝혀졌다.

셋째, 한인 이민자들은 특히 당뇨, 고혈압, 고지혈증과 같은 대사 질환에 쉽게 노출되어 있는데 그 원인은 흰쌀이나 국수와 같은 탄수화물 위주의 식습관을 그대로 유지하면서 걷지 않는 미국식 생활습관에 길들어 있기 때문이다. 또 한인을 비롯한 아시안 계는 타 인종에 비해서 내장에 쉽게 지방이 쌓이는 내장비만의 비율이 높다. 따라서 흰쌀밥 위주의 식사보다는 정맥되지 않은 현미나 잡곡 위주로 섭취하고 채소와 과일을 충분히 섭취해야 한다. 또 일주일에 2~3회 약 1시간가량의 운동을 하도록 한다.

넷째, 안전하지 않은 성관계는 에이즈나 각종 성병의 원인이 되기도 하고 자궁경부암을 일으키는 바이러스 감염도 성관계에 의해서 유발된다. 따라서 안전하지 않은 성관계는 피하는 것이 좋다.

다섯째, 도심의 공해나 환경 유해물질은 피해야 한다. 개인적인 차이가 있겠지만 통계적으로 볼 때는 결혼한 부부가 그렇지 않은 경우보다 더 행복하고 오래 사는 것으로 보고되고 규칙적으로 종교 생활을 하는 경우에도 비슷한 결과가 보고되고 있다.

마지막으로, 건강은 건강할 때 지킨다는 말이 있듯이 정기 건강검진을 통해서 질병의 조기 발견에 힘쓰도록 한다.

약물 복용 부작용

약도 부작용이 있다

새로운 신약이 개발되기 위해서는 오랜 시간과 비용이 소모된다. 미국에서 발표된 한 통계를 보면 지난 28년 동안 신약 개발 비용이 23배가 올랐는데 새로운 약 하나를 개발하는 데 소모되는 비용은 12억 5,000만 달러, 개발 기간은 평균 15년 정도가 걸린다. 이렇게 오랜 개발 시간과 많은 비용이 드는 이유는 신약의 안정성을 입증하는 데 오랜 시간이 걸리기 때문이다. 이렇게 만들어진 약이 승인을 받게 되면 시장에 나와서 임상에서 사용된다. 이때 약 개발 과정 중에 보고된 부작용은 약 설명서에 의무적으로 모두 기재하게 되어 있다. 대부분은 인체에 치명적이지 않은 부작용이고 약을 끊으면 원래 상태로 회복되는 것이지만 아주 드물게는 심각한 부작용을 가져오는 경우도 있다.

증권회사에 다니는 50대 중반의 김 모 씨는 전신에 심한 가려움증을 동반한 두드러기 증상으로 병원을 찾아왔다. 3일 전부터 다리가 가렵기 시작했다가 이제는 가려움증이 가슴과 등, 양팔로 퍼졌다. 가려워서 긁고 나면 피부가 더욱 부풀어 올랐다. 발열감이나 오한 등은 없었다. 일주일 전에 김 씨는 감기 몸살을 앓았고 인근 병원에서 항생제 처방을 받아서 약을 먹었다. 김 씨는 약물로 인한 알레르기성 피부 질환으로 진단받았다.

은행에 근무하는 오 모 씨는 한 달 동안 마른기침을 했다. 처음에는 목감기인 줄 알았는데 기침은 그치지 않았고 기침약을 먹어도 그치지 않았다. 과거에 담배를 피운 적이 있었던 오 씨는 폐에 이상이 생긴 걸로 생각하고 정밀 검사도 받았지만 아무런 이상이 없었다. 병원을 찾아온 오 씨는 자신이 한 달 전에 바꾼 혈압약이 기침을 유발한다는 말을 들었다. 혈압약을 바꾸고 나서는 기침이 멎었다.

약물로 인한 부작용은 입원 환자의 2~3퍼센트에서 발생하며 외래 환자까지 합치면 그 수는 훨씬 많다. 통상적으로 약물에 의한 부작용은 시간이 흐르면 조금씩 약해지게 된다. 예를 들면, 페니실린에 의한 부작용을 일으킨 사람이 20년 후에도 페니실린에 같은 부작용을 가질 가능성은 20퍼센트밖에 되지 않는다.

부작용을 일으키는 흔한 약물로는 페니실린계 항생제로 인한 피부 부작용이 매우 흔하지만 증상 치료를 할 경우 대부분 완치된다. 혈압약으로 흔히 복용하는 에이스차단제는 심장, 신장 보호 효과로 미국 내에서 매우 흔히 처방되는데 한국계와 같은 아시안 계에는 마른기침과 같은 부작용이 흔하고 신장 동맥 협착증 환자에게 사용하면 신장 질환을 유발할 수 있다. 아스피린이나 모트린과 같은 소염제는 장기간 사용하면 위장 장애가 흔하고, 고지혈증 치료에 많이 쓰이는 스타틴statin 계열의 약물은 근육통 등의 부작용이 생길 수 있다. 혈압약이나 심장약으로 흔하게 사용되는 베타차단제는 심장 블록heart block을 유발하고 성기능을 떨어뜨릴 수 있다. 약물로 인한 부작용은 피부 질환 외에도 간 질환, 신장 질환 등 다양하기 때문에 새로운 약을 복용할 때는 전문의와 상의하는 것이 매우 중요하다.

처방약의 부작용

당뇨약인 아반디아Avandia-Rosiglitazone란 약이 심장병의 발병률을 증가시킨다는 연구 발표가 나온 후 이 약을 복용하는 환자들뿐만 아니라 다른 약을 복용하고 있는 사람도 약을 복용하는 것에 대해서 거부감을 느끼거나 의문을 가지는 것을 본다. 이 약에 대한 최종 결론은 좀 더 기다려봐야 하겠지만 당뇨나 혈압과 같은 성인병을 치료하기 위해서는 환자 스스로 약에 대한 지식을 갖는 것이 중요하다.

예 50대 중반의 회사원인 김 씨는 10년 동안 당뇨를 앓았다. 평소 잘 조절되던 당뇨가 최근에는 조절되지 않아서 의사의 처방에 따라 새로운 약을 추가해서 복용하게 되었다. 약을 복용한 지 2주 만에 김 씨는 양다리가 붓고 숨이 차서 의사를 찾아갔는데, 이러한 증상들이 약의 부작용으로 인한 것임을 알았다.

예 고혈압 환자인 40대 초반의 주부 박 씨는 지난 6개월 동안 기침으로 시달렸다. 만성 기침 때문에 찾아갔던 병원에서 기침의 원인이 혈압약 때문이라는 이야기를 듣고 혈압약을 끊자 박 씨를 괴롭히던 기침은 사라졌다.

예 70대 중반의 이 씨는 관절염으로 오랫동안 고생을 해왔다. 이 씨는 최근에 새로 나왔다는 관절약을 복용하고 증상이 좋아지는 것을 느꼈다. 하지만 복용 일주일 후부터 뒷골이 아파서 의사를 찾아갔는데 혈압이 매우 높아져 있는 것을 발견했다. 새로 시작한 관절약 때문이라고 생각되어서 관절약을 중지한 후에는 혈압이 정상으로 돌아왔다.

위에 열거한 사례들은 임상에서 매우 흔히 보는 경우다. 거의 모든 신약은 크고 작은 부작용을 유발할 수 있다고 본다. 따라서 새로운 약이 만들어질 때는 제약회사가 가능한 한 모든 부작용들을 보고하도록 되어 있고 이 정보가 환자들에게도 모두 공개된다. 제약회사에 불리한 정보를 고의로 공개하지 않았을 경우 나중에 큰 금전적인 배상을 해야 하는 경우도 종종 본다. 일례로 다국적 제약회사 머크Merck는 몇 년 전 관절약 바이옥스vioxx의 심혈관계 부작용을 고의로 공개하지 않았다가 나중에 밝혀져 2004년 9월에 약이 회수되고 16,000건의 소송에 휘말린 적이 있다.

현재 처방되는 약의 부작용은 대부분 일시적인 것들이고 심각한 해를 끼치지는 않지만 드물게 인체에 치명적인 해를 끼칠 수도 있다. 따라서 만성 성인병을 치료하기 위해서 오랫동안 약물을 복용해야 하는 경우에는 자신이 먹는 약의 부작용에 대해서 의사와 상의하는 습관을 들이는 것이 중요하다.

소염제 부작용

비(非)스테로이드계 소염제NSAIDs: nonsteroidal anti-inflammatory drugs란 스테로이드 성분이 없으면서 염증을 완화해주는 약물들을 통칭해서 쓰는 말이다. 그 대표적인 것으로는 심혈관 질환의 예방 및 치료로 널리 사용되는 아스피린과 감기 몸살에 자주 복용하는 모트린motrin이나 에드빌advil 등인데 미국에서만 매일 1,700만 정이 팔리고 있으며 세계적으로도 가장 흔히 복용된다. 인구의 노령화에 따라 관절염 등의 통증 질환이 급격히 늘면서 이들 약물의 복용도 크게 늘고 있는데 이 때문에 발생하는 부작용도 적지 않다.

은행에서 일하는 45세의 여성 황 모 씨는 일주일 전에 심한 감기 몸살을 앓았다. 황 씨는 열이 나고 온몸이 쑤실 때마다 상비약으로 집에 보관하던 소염제인 모트린을 2~3알 먹고 일을 하곤 했다. 일주일이 지나자 열도 나지 않고 몸이 아픈 증상도 거의 사라져서 이제는 거의 다 나았다고 생각했다. 이틀 전부터는 소화가 되지 않고 명치끝이 아픈 느낌이 있었는데 감기약 때문이라고 생각했다. 그런데 아침에 일어나서 변을 보는데 붉은 변이 변기에 보였다. 평소에 치질이 심하던 황 씨는 변비 때문에 치질에서 피가 나오는 것이 아닌가 하고 대수롭지 않게 생각하고 넘어갔다. 그 후에도 세 차례나 대변에서 피가 나와서 의사의 권유로 병원에 입원을 했다.

황 씨는 입원 시 수축기 혈압은 90mmHg, 이완기 혈압은 60mmHg으로 낮았고, 맥박은 분당 100회로 빨랐다. 혈색소치는 8.2g/dL로 낮았다. 중환자실로 입원한 황 씨는 응급 수혈을 받았다. 위 내시경검사상 출혈성 위염이 있었고 출혈 부위는 응급 지혈 치료를 받았다. 황 씨는 모트린으로 인한 위염NSAIDs-induced gastritis으로 최종 진단되었다.

소염제는 해열이나 진통의 목적으로 주위에서 아주 흔히 사용하는 약물이다. 대부분 의사의 처방 없이도 살 수 있기 때문에 많은 사람이 일상적으로 복용하는 경우가 많지만 이에 대한 부작용을 잘 모르고 있다. 다른 부작용도 많지만 소염제의 가장 흔한 부작용은 위장 장애와 신장에 대한 부작용이다. 이 부작용은 용량이 증가하거나 노인층에서 사용할 때 더 흔히 발생하므로 가급적이면 용량을 낮게 사용하는 것이 중요하고 노인의 경우 소염제 중 위장이나 신장 부작용을 줄여주는 것으로 알려진 Cox-2 억제제 등을 복용하는 것이 안전하다.

또 심하지 않은 진통이나 해열 목적으로는 소염제보다는 타이레놀을 복용하는 것이 좋고, 꼭 소염제를 복용해야 하는 경우에도 타이레놀을 병행해서 사용함으로써 소염제의 사용 빈도와 용량을 줄여서 부작용을 예방할 수 있다.

아스피린 장기 복용은 위장 장애 부작용 위험

기원전부터 고대 인도나 중국에서는 버드나무 껍질이 해열이나 진통 작용이 있다고 보고 약제로 사용했고, 고대 서양의학의 아버지라고 불리는 히포크라테스도 버드나무에서 화학적으로 정제되지 않은 일종의 초창기 아스피린을 주성분으로 한 생약을 환자 치료에 사용했다는 기록이 있다. 이후 1897년 독일의 바이엘사에서 처음으로 아스피린의 화학적 정제에 성공해서 진통 해열제로 사용해왔고, 1970년대에 들어와서는 아스피린의 항응고 작용(혈액이 굳는 것을 막는 작용)이 입증되면서 심장병과 뇌졸중 등 심혈관 질환을 막아주는 약으로 널리 복용되고 있다. 하지만 아스피린 복용으로 인한 위장 장애 등 부작용도 동시에 발생할 수 있기 때문에 아스피린 치료를 시작할 때는 장점과 단점을 동시에 알고 복용하는 것이 중요하다.

60대 초반의 부동산업에 종사하고 있는 임 모 씨는 2주 전부터 속이 심하게 쓰리고 소화가 되지 않았다. 며칠 전부터는 속이 쓰려서 음식을 먹기가 힘들었고 구토 증세도 있었다. 또 대변 색깔이 검게 나왔고 가끔 어지러운 증세도 느꼈다. 숨이 차거나 가슴이 아픈 증상은 없었고, 설사나 변비도 없었다. 임 씨는 고혈압을 10년간 앓았지만 적절한 약물치료로 잘 조절되고 있었고 당뇨병이나 고지혈증은 없었다. 평소에 복용하던 혈압약 이외에 6개월 전부터는 325밀리그램 아스피린을 매일 복용해왔다. 담배는 20년 전 미국에 이민 올 때 끊었고, 술은 일주일에 한두 번 정도 마시고 과음을 하는 경우는 없었다. 주말마다 가족과 함께 등산을 하는 등 규칙적인 운동을 해왔고 6개월 전 건강검진 때 위 내시경 촬영을 했는데 정상이라는 이야기를 들었다.

임 씨를 검진했다. 혈압은 130/80mmHg, 맥박은 분당 80회였고, 이학적 검사는 별다른 이상이 없었다. 대변검사상 검은 흑변이 나왔고 정밀 검사상 혈액이 발견되었다. 혈액검사상 혈색소치는 12g/dL로 6개월 전에 비해 조금 감소했다. 6개월 전 내시경검사가 정상으로 나왔으므로 임 씨의 증상을 아스피린으로 인한 위염으로 진단하고 먼저 아스피린을 끊고 위장을 보호해줄 수 있는 약물치료를 시작했다. 임 씨의 위상 증상은 호전되었고 대변 색도 정상을 되찾았다.

아스피린과 심장병 예방의 관계는 지난 20년간 많은 연구 대상이었다. 현재 미국심장학회에서는 심장 질환의 위험도가 높거나 관상동맥 질환을 앓은 적이 있는 경우는 매일 아스피린을 복용할 것을 권하고 있지만 심혈관 질환의 위험이 높지 않거나 건강한 사람들에게는 일반적으로 아스피린을 권하지 않는다. 이는 아스피린으로 인한 부작용이 심혈관 보호 효과보다 더 크다고 보기 때문이다. 따라서 장기간 아스피린을 복용할 때는 반드시 전문가와 상의해서 자신이 아스피린을 복용하는 것이 적합한지 알아보는 것이 중요하다.

항생제 내성

항생제 내성antibiotic resistance이란 같은 항생제를 오랫동안 사용할 때 인체 내에서 저항 균이 생겨서 그 항생제가 더 이상 살균 역할을 하지 못하게 되는 것을 말한다. 항생제를 많이 사용하는 미국 등 선진국에서는 큰 사회적 문제가 되고 있다.

50대 주부인 김 모 씨는 지난 일주일 동안 아랫배가 아프고 소변을 볼 때마다 밑이 아파서 먹다 남은 항생제를 일주일 동안 먹었지만 소변 볼 때 아픈 증상이 계속되어서 병원을 찾아왔다. 소변검사상 방광염이 진단되었고 균 배양 검사에서 각종 항생제에 내성이 있는 균에 방광이 감염된 사실이 밝혀졌다.

70대 초반의 박 모 씨는 평소 건강한 편이었지만 2주 전부터 기침과 함께 노란 가래가 심해 집에 있던 항생제를 복용했는데 아무런 차도가 없었다. 기침은 더욱 심해졌고 이틀 전부터는 발열과 함께 온몸이 떨려서 병원에 갔는데 폐렴과 함께 패혈증 증세가 나타나서 입원했다. 가래를 검사하자 항생제에 내성이 있는 폐렴쌍구균이 나타났다. 박 씨는 평소에도 감기 증상이 나타나면 스스로 항생제를 복용하곤 했다.

1941년 인류 첫 항생제인 페니실린이 의학적으로 사용된 후 약 30년 후인 1970년대부터 페니실린에 내성이 있는 폐렴쌍구균이 발견됐다. 그 후에 페니실린을 보완한 항생제들이 개발되고 그 몇 년 후에는 내성이 있는 균들이 발견되는 현상이 지금까지 계속되고 있다.

주위에서 흔히 볼 수 있는 사례들을 보면 여성에게 흔한 방광염에 많이 사용되는 퀴놀론 계열의 항생제에 내성이 있는 대장균, 급성 기관지염이나 폐렴에 흔히 사용되는 페니실린 계열의 항생제나 지펙z-pack으로 불리는 항생제 등에 내성을 가진 폐렴쌍구균, 현재의 결핵약에 내성을 지닌 결핵균 등이 있다. 항생제에 내성을 가진 균의 출현으로 21세기 의학은 새로운 도전을 받고 있다고 할 수 있다.

다행히 새로운 내성균에 대한 역학조사가 선진국에서는 잘 이루어지고 있고 내성균에 대한 항생제가 만들어지고 있다. 하지만 일반인도 항생제 내성에 관해서 알고 지켜야 할 사실이 있다.

첫째, 한번 사용한 항생제를 짧은 시일 안에 다시 사용하는 경우가 항생제 내성을 유발하는 가장 흔한 원인이다. 즉, 방광염으로 항생제를 복용한 후 한 달 이내에 다시 방광염이 발생했다면 반드시 다른 계열의 항생제로 바꾸어서 복용하는 것이 중요하다. 둘째, 일단 항생제를 시작하면 전문의의 처방에 따라 복용해야 한다. 세균성 기관지염으로 일주일간 항생제를 처방받고 항생제를 이틀 복용하고 증상이 좋아졌다고 약을 중단하면 내성균이 생길 수 있는 토양이 된다. 셋째, 방광염이나 만성 폐 질환으로 기관지염이 잦은 환자의 경우 정기적으로 소변이나 객담 검사를 통해서 항생제 내성 상태를 점검하고 적절한 항생제를 전문의와 상의한 후에 사용하는 것이 좋다.

문화적 차이 때문에 생기는 낯선 병원 풍경

일반적으로 한국에서 이민 와서 미국 병원을 이용하다 보면 느끼는 점이 매우 불편하다는 것이다. 한국에서 영어를 조금 한다고 생각한 사람도 생소한 의학 전문용어를 듣다 보면 제대로 의사소통이 되었는지 의심하는 경우도 많고, 한국처럼 모든 것이 빨리빨리 진행되지도 않는다. 또 문화적인 차이에서 오는 오해도 생길 수 있다. 그러다 보면 웃지 못할 일이 벌어지기도 한다. 한 가지 일례를 소개한다.

70대 중반의 할머니 한 분이 내가 근무하는 병원에 입원했다. 마침 그 병동에는 한국인 간호사가 없었고 할머니가 입원해 있는 동안 미국인 간호사가 돌보게 되었다. 하루는 아침에 병원 회진을 돌고 있는데 할머니를 돌보던 간호사가 내게 다가와 그 할머니 환자는 매우 무례하고 말을 듣지 않는다고 말했다. 좀처럼 환자에 대해서 나쁜 말을 하지 않는 간호사이기에 자초지종을 물어보니 대답하기를 할머니 환자가 식사를 하고 나서 꼭 식기를 병실 입구 바닥에 두는데 지나가는 사람들이 걸려서 넘어질 수도 있기 때문에 매우 위험하다는 것이다. 그렇게 하시지 말라고 한국말 통역을 통해서 여러 번 당부를 했지만 웃으면서 계속 식기를 바닥에 두는데 자기는 왜 저러는지 도저히 이해를 할 수 없다고 했다.

그 이야기를 듣는 순간 나 역시 할머니가 왜 그러실까 하고 생각했다. 몇 초쯤 후에야 대답이 나왔다. 할머니는 음식을 먹고 고마워서 식기를 치워주는 수고를 덜어주기 위해서 식기를 바닥에다 내려두신 것이다. 마치 한국에서 자장면을 먹고 나서 그릇을 밖에 두면 배달부가 가져가듯이 말이다. 하지만 서서 생활하는 미국에서는 그릇을 바닥에 내려놓는 경우는 거의 없다.

이 상황을 서로 다른 문화에서 오는 이해부족 때문에 생긴 것으로 판단하고 그 간호사에게 이해할 수 있도록 이야기를 해줬다. 그다음부터 간호사도 이해를 하고 간혹 한국 환자들이 식사 후 식기를 문밖에 놔두더라도 웃으면서 치울 수 있었다. 문화에 대한 이해와 존중이 얼마나 중요한지를 보여주는 일례다.

미국 병원을 이용할 때는 영어에 자신이 없는 경우 통역을 부르는 것이 중요하다. 미국 내 응급실을 비롯한 각 병실에서는 환자가 자신의 언어로 의사소통을 요구할 경우 반드시 통역을 준비해야 하는 것이 법으로 정해져 있다.

질병에 따라 보험료 차등 지불

한국에서 살던 사람들이 미국에 와서 느끼는 차이점 중 하나가 병원제도일 것이다. 한국에서는 병원에 입원하는 것을 대수롭지 않게 여기고 건강검진이나 휴식을 위해서도 병원에 며칠씩 머무르는 데 비해서 미국에서는 크게 아플 때만 입원 치료를 하는 것을 원칙으로 한다. 그 주된 이유는 미국의 병원 입원비가 한국에 비해서 비싸서 가벼운 질환으로는 보험 적용을 받을 수 없기 때문이다.

20여 년 전만 해도 미국 병원은 지금의 한국과 같이 쉽게 입원을 할 수 있었고 이 때문에 미국 병원의 병상 수는 지금보다 2배 이상 되었다. 하지만 불필요한 병원 입원으로 인한 의료수가의 상승으로 인해서 정부보험인 메디케어와 메디케이드에서 1983년부터 포괄수가제DRG: dignosis-related group를 실시하면서 입원 환자의 숫자가 급격히 줄어들게 되었다.

포괄수가제란 병원 입원 일수나 치료 내용에 관계없이 질병 진단에 따라서 보험회사에서 지급하는 제도를 말한다. 예를 들면 합병증 없이 폐렴으로 병원에 입원하게 되면 보험회사에서는 입원비를 사흘 동안만 지급한다. 따라서 의료기관에서는 짧은 기간에 가장 효과적인 치료를 해야 하고, 그렇지 못할 경우 의료기관은 생존할 수 없게 된다. 병원은 효율적인 경영을 위해서 노력해야 하고 불필요한 입원이나 검사 등은 자제해야 한다.

결과적으로 병원 운영은 개인 기업을 운영하듯 효율성에 근거한 경영방법이 도입되었고, 미국에서는 큰 질병이 있어야만 병원에 입원할 수 있는 것으로 환자들이나 의사들이 인식하게 되었다. 병상 수도 이 때문에 크게 줄어들었다. 일례로 한국 대형 병원의 병상 수는 2,000개 병동이 넘지만 미국은 초대형 병원도 1,000개 병상을 넘는 경우가 극히 드물다. 따라서 대부분의 진단과 치료는 개인병원에서 이루어지고 개인병원에서 할 수 없는 경우 종합병원에서 입원 치료를 하는데 이때도 개인병원과 종합병원이 밀접한 연관성을 갖고 치료를 하도록 되어 있다.

한국에서는 대학병원을 선호하는 것을 볼 수 있지만 미국의 대학병원은 흔히 볼 수 없는 질병 치료나 연구 목적으로 가는 경우가 많다. 대부분의 치료는 개인병원과 연결된 그 지역의 종합병원에서 이루어진다고 보면 된다. 폐렴이나 심장 질환 등 일반인들에서 흔한 질병의 치료 결과는 대학병원이나 일반 종합병원이나 별 차이가 없다. 다만 심장 수술과 같은 고도의 기술을 요하는 수술은 대학병원이나 일반 종합병원에 관계없이 수술 경험이 많은 병원에서 생존율이 높다는 보고가 있다.

미국 의료제도의 특징

미국 대통령 선거를 앞두고 많은 후보들이 미국이 안고 있는 의료제도의 문제점에 관해서 진지한 토론을 거듭했다. 현재 미국에서는 전국민 의료보험 도입 이후의 변화에 관심이 집중되고 있다.

미국의 의료체계는 치밀한 연구결과를 바탕으로 효율성을 끊임없이 추구하면서 자유 경쟁을 통한 지속적인 환자 중심의 의료를 지향해 왔다. 하지만 1990년대 초부터 부분적으로 실시된 의료제도의 개혁으로 인해서 의료에도 변화가 일어났다. 끊임없이 새로 생산되는 신약과 새로운 의료기기의 도입 등으로 인한 치솟는 의료수가를 기존의 제도로는 감당할 수 없게 되면서 그동안 의료수가에는 신경을 쓰지 않고 환자 치료의 질만 향상시키면 된다고 생각하던 사고방식에 변화가 생겼다.

따라서 HMOHealth Maintenance Organization라고 잘 알려져 있는 제도가 보편화되기 시작했고 이로 인해서 미국의 의료제도는 질 중심의 의료에서 벗어났다는 평가를 받기 시작했다. 기존의 제도는 대부분 환자와 의사 사이에서 모든 의료 행위가 이루어지는 데 반해 HMO는 의사와 환자 사이에 제삼자가 개입하면서 의사 입장에서는 의사의 자율성을 감소시키고 환자의 입장에서는 환자의 권리를 침해당할 수 있다는 문제가 있다. 병원에 입원하게 되면 자기 의사가 아닌 지정 의사에게 치료를 받아야 하는 불편도 있다. 또 HMO가 처음 생길 때부터 지향해온 질병의 예방에 관한 부분은 의사가 자주 바뀌는 문제 때문에 효과적으로 실시되지 못하고 있다.

결론적으로 HMO는 치솟는 의료수가를 억제하기 위해서 생긴 제도지만 양질의 의료를 베풀 수 없다는 약점을 안고 있다고 볼 수 있다. 다시 말하면 자유 경쟁적인 의료시장에 정부나 제삼자가 인위적으로 개입함으로써 시장의 생명력을 저하했고 애초 목표였던 의료수가 억제도 보험회사들이 개입함으로써 효과적으로 억제하지 못하고 의료의 질만 떨어뜨리는 결과를 낳았다.

HMO와 반대되는 것이 PPO_{Preferred Provider Organization}로 이는 HMO와는 달리 지정 의사 없이 그룹에 가입된 의사를 자신이 선택해서 볼 수 있기 때문에 환자나 의사에게 자율성을 주는 장점이 있다. 하지만 이 제도도 의료보험회사들의 지나친 경쟁과 이윤추구로 인해서 개혁해야 할 부분이 있다.

의사 입장에서 볼 때 미국 병원제도와 한국 병원제도의 가장 큰 차이점 중 하나는 미국의 종합병원은 의사를 고용할 수 없다는 것이다. 의과대학에서는 의대생을 가르치고 연구를 하기 위해서 의사(교수)를 고용하지만 대학과 연계된 병원(대학병원)에서는 의사를 고용하지 않는다. 또 대학병원이 아닌 종합병원에서도 의사를 고용하는 것을 금지하고 있다. 의사는 환자 진료를 위해서 병원을 사용할 뿐이고, 병원은 이로 인해서 발생하는 이익을 가지는 것이다.

미국의 의료는 커뮤니티에서 개업하는 개업의 중심이다. 그 의사가 대학병원 근처에 있는 큰 메디컬 빌딩에서 환자를 돌보든 외떨어진 시골에서 개업을 하든 개업의로서의 역할은 똑같다고 할 수 있다. 이런 개업의들이 종합병원의 각 과에 속해서 외래에서 진료를 하기도 하고 병원 입원이나 수술을 위해서 병원을 사용하기도 한다. 이처럼 대부분의 의료 행위는 개업의와 종합병원 단계에서 이루어진다고 볼 수 있다.

하지만 한국의 경우는 개업의와 종합병원(혹은 대학병원) 의사가 나누어져 있고 종합병원의 봉직 의사는 병원으로부터 월급을 받는다. 또 개업의가 되면 종합병원에서 환자 진료를 할 수 없어 의사가 되기 위해서 배운 지식을 모두 활용할 수 없다는 아쉬움이 있다.

지난 10여 년 동안 미국에서도 병원의사hospitalist 제도가 생겨서 외래 환자는 거의 보지 않고 입원 환자만 전문적으로 보는 의사가 생겨나긴 했지만 이는 부분적인 변화다. 미국 병원 제도는 종합병원(혹은 대학병원) 자체는 의사를 고용하지 않고 개업의가 종합병원의 의사로서attending physician 병원의 모든 입원 환자를 돌보게 된다. 이 제도는 의사에게 끊임없는 자기 발전의 기회와 동기를 주는 장점이 있다고 볼 수 있다.

미국의 병원은 이익을 추구하는 병원for-profit이 있고, 그렇지 않은 비영리 병원non-for-profit이 있는데 서로 다른 종류의 병원들이 공존하고 있는 것이 장점이다. 미국에서는 종합병원 응급실로 환자가 들어오면 보험 유무를 가리지 않고 누구나 치료를 해주도록 법으로 규정되어 있다. 대도시의 경우에는 의료보험이 없고 병원비를 낼 수 없는 응급 환자가 많기 때문에 이런 환자가 많이 가는 병원은 경제적으로 어려움을 겪는 수가 많다.

주치의사 개념에 대해서

미국에서 주치의사라는 개념은 명확하다. 미국에서 수련을 받고 의사면허증을 가진 의사는 누구나 될 수 있지만 주로 내과나 가정의, 산부인과나 소아과 전문의사가 주치의사를 담당한다. 하지만 환자의 기호에 따라서 심장내과 등 분과 전문의를 선택해서 주치의사로 정할 수도 있다.

미국의 의료는 지난 30년간 매우 세분화되었다. 이는 의학의 발달속도가 너무 빨라서 기존 의사들이 이런 세부적인 의료 지식을 소화해서 적용하는 것이 거의 불가능해졌기 때문이다. 일례로 30년 전 의학교과서에는 항암치료에 대한 내용이 매우 간단했지만 지금은 너무 다양하고 복잡해서 암 치료도 유방암, 혈액암 등 장기별로 나누어서 전공을 해야 할 정도다. 또 불치의 병으로 잘 알려진 에이즈AIDS도 치료방법이 매우 다양하게 나오고 있기 때문에 별도로 전공을 하지 않으면 치료를 할 수 없다. 현재 에이즈 치료는 별도의 수련을 더 받은 전문의가 치료하고 있다.

빠른 의학 발전에 따라 의학이 세분화되는 것은 자연스러워 보인다. 하지만 이에 따른 단점도 있다. 그 일례를 보자.

65세의 여성인 김 모 씨는 최근 대학병원에서 뇌 수술을 했다. 뇌 수술은 성공적으로 끝났지만 수술 후유증으로 심장에 합병증이 왔다. 대학병원에서 지정해준 심장 전문의에게 치료를 받으러 다니던 중 당뇨증상이 나타났고 신장에도 이상 소견이 보였다. 대학병원의 심장 전문의는 자신의 영역이 아니라고 각 과의 전문의에게 환자를 보냈다. 그 이후에도 조그만 이상이 있으면 다른 과로 보내는 것이 몹시 불편했다. 매번 새로운 의사를 만나는 것도 부담스러웠지만 자신을 전체적으로 돌보고 조언해줄 수 있는 의사가 절실히 필요하다고 느꼈다.

정규 수련을 받은 의사는 대부분 기본적인 내과 질환들은 볼 수 있기 때문에 필요한 건강상담이나 약 처방을 받는 데는 별 문제가 없다. 하지만 의사가 감당할 수 없는 질병에 걸렸을 경우는 다른 과로 환자를 보내게 된다. 예를 들면 그동안 돌보던 환자에게 탈장이 생겼을 때는 내과 의사가 수술을 할 수 없기 때문에 수술을 하는 외과 의사에게 환자를 보내게 된다. 복잡한 수술 후 내과적인 합병증이 생겨 병원에서 입원일수가 길어질 경우에는 내과의사가 내과적인 문제를 외과 의사와 함께 상의하고 돌보는 경우도 많다. 이처럼 여러 분과의 전문의와 의사의 협력이 잘 이루어질 경우에는 매우 효과적인 환자 치료가 이루어질 수 있고 환자의 만족도도 극대화될 수 있다.

미국 의료보험제도의 문제점

현재 미국인의 15퍼센트에 육박하는 4,500만 명이 의료보험이 없는데 이는 선진국 중에서는 가장 높다. 이로 인해서 개인 파산과 신생아 사망률 증가, 질병의 예방과 조기 진단에 어려움을 겪고 있다. 불법 체류자와 이민자가 많은 캘리포니아주는 미국에서도 비보험 인구가 가장 많은 주로 20퍼센트(약 650만 명) 주민이 의료보험이 없는 것으로 집계되고 있다. 자영업자의 비율이 많은 한인들의 비보험 인구는 이보다 더 높다.

미국은 세계에서 가장 최신의 장비와 잘 교육 받은 의사, 효율적이고 조직적인 병원관리체계를 가지고 있다. 하지만 비효율적인 미국의 의료보험제도는 국민들로부터 불만의 대상이 되었고 많은 미국인들이 의료 서비스를 받기 위해서 외국으로 떠나고 있다. 미국보다 경제상태나 위생시설이 낙후된 인도나 태국, 싱가포르와 같은 동남아시아 국가나 멕시코 등지로 담낭 수술, 심혈관 수술을 받기 위해서 미국을 떠나고, 미국에 사는 한국인들도 건강검진이나 간단한 성형 및 외과적 수술을 받기 위해서 한국에 가는 경우를 자주 본다.

이렇게 의료 서비스를 받기 위해서 미국을 떠나는 이유는 고비용 구조의 미국 의료체계 때문이다. 고비용의 원인은 다음에서 찾을 수 있다.

첫째, 정부에서 운영하는 65세 이상 노인들을 위한 의료보조 프로그램인 메디케어와 저소득층을 위한 메디칼을 제외한 나머지 프로그램들은 영리단체인 의료보험회사에서 운영하고 있는데 보험회사의 지나친 이윤 추구 때문이다. 이로 인해서 가입자들은 높은 가입비를 내는데도 그 혜택이 제한되어 있다.

둘째, 비싼 약값도 고비용 구조의 원인이다. 대다수의 브랜드 약값은 한 달 비용이 100달러 이상으로 웬만한 미국의 중산층들은 자력으로 사기 어려운 실정이다.

셋째, 지난 20년간 의료소송 비용의 증가로 인한 의료 환경의 왜곡을 들 수 있다. 의료소송이 증가하게 되면 의사들은 이를 피하고 자신의 행위를 정당화하기 위한 의료(방어진료defensive medicine)를 하게 되는데 이 때문에 불필요한 검사가 증가하게 되고 이것이 의료비를 상승시키는 원인이 된다. 예를 들면, 뉴욕주에서 산부인과 병원을 운영하려면 의사가 부담해야 하는 의료과실보험료malpractice premium만 연간 평균 20만 달러가 훨씬 넘고, 일리노이주의 신경외과 의사의 과실보험료는 연간

30만 달러가 넘는다.

각 주마다 전 주민의 의료보험을 실행하기 위해서 주지사 선거 때마다 공약으로 내세우지만 엄청난 비용을 누가 부담하느냐 하는 문제 때문에 실천하기는 어려울 것으로 보인다. 매사추세츠주에서는 전 주민 의료보험안을 통과시켰고, 앞으로 그 성공 여부를 의료계가 주시하고 있지만 캘리포니아주와 같이 보험이 없는 주민의 비율이 많은 주에서는 이익집단의 의견이 엇갈려 성공 여부가 불투명하다. 또 의회에서는 현실적인 약값의 결정을 위해서 많은 노력을 기울이고 불필요한 의료 소송을 막기 위한 법안tort reform도 많이 제출되고 있다. 이 모든 노력이 전 국민 의료보험 실시와 함께 어떤 열매를 맺을지 앞으로 두고 볼 일이다.

＊＊＊

추천사

지역사회 주민의 건강 지킴이

박성우
성균관대 의대 교수, 대한당뇨병학회 이사장

얼마 전 미국의 이영직 선생에게 전화 한 통을 받았다. 책을 발간하게 되었으니 추천사를 써달라는 내용이었다. 선생의 성품으로 보아 무엇인가 재미있을 것이라는 기대와 함께 내가 현재 대한당뇨병학회 이사장으로 활동하고 있으니 당뇨병 또는 기타 내분비 질환에 대한 내용일 것으로 짐작하고 선선히 추천사를 쓰기로 약속했다. 하지만 막상 원고를 읽어보니 제목부터 심상치 않았고 읽어 내려갈수록 간단한 문제가 아닌 것 같아서 의례적인 인사말을 적어주면 되려니 했던 처음의 생각이 너무 가벼웠다는 것을 곧 깨닫게 되었다.

이 책은 우선 내과 영역 전반에 걸친 다양한 내용을 포함할 뿐 아니라 일반의가 마주치는 다양한 문제들을 포함하여 제목이 말해주듯이 건강 전반에 걸친 모든 주제를 망라하고 있어서 선생의 박식함에 놀라움을 금할 수 없었다. 당뇨병에 관한 부분만 보아도 20년 이상 당뇨병을 전공한 나보다 어떤 면에서는 훨씬 더 환자에게 친절하고 알기 쉽게 접근할 수 있는 소양을 갖추고 있다고 실토하지 않을 수 없어 일말의 부러움을 느낄 만도 했다.

처음에는 잠깐 일별하고 빨리 추천사를 써야겠다는 생각에 페이지를 넘기다 보니 어느덧 미국 의료제도의 장단점과 재미 한국인이 처한 의료 상황의 문제점까지 이르게 되었다. 내게는 참으로 신선한 충격이 아닐 수 없었으며, 이영직 선생의 다양한 사고의 폭과 함께 지역사회를 사랑하는 마음이 저절로 느껴지는 부분이었다.

내용은 일반 의사는 물론 약간의 의학상식이 있다면 건강을 생각하는 일반인도 쉽게 접근할 수 있을 정도의 쉬운 문체로 소개되어 있다. 오랫동안 환자를 보면서 얻은 소중한 경험들에 바탕을 둔 내용임을 한 번 읽어본 사람이라면 누구나 쉽게 알 수 있도록 잘 쓰여 있다.

너무 책에 대한 내용만 이야기하다 보니 이영직 선생의 인간적인 면에 대한 소개가 부족한 것 같다. 이영직 선생은 나보다 10년 이상 후배인 내과 전문의다. 대구에서 출생하여 경북대학을 졸업하고 군의관을 마친 뒤 미국의 웨인 의과대학 병원Wayne State University Hospitals에서 내과 수련을 마치고 미시간 대학병원University of Michigan Medical Center에서 호흡기내과 펠로십을 거쳐서 현재 굿사마리탄 병원Good Samaritan Hospital, 세인트빈센트 메디컬센터Saint Vincent Medical Center, 할리우드 장로병원Hollywood Presbyterian Hospital에서 내과 전문의 및 자문의사로 활동하는 동시에 LA에서 내과 및 호흡기 개업의사로 활동하면서 지역사회 주민에게 봉사하고 있다.

또한 LA메디컬이미징센터Medical Imaging Center의 대표이사 겸 메디컬 디렉터를 역임하는 등 진료실 밖에서도 시간을 쪼개어 부지런히 지역사회를 위해 활약 중이다.

또한 환자들을 포함하는 지역사회 주민들과도 꾸준히 대화하고 있으며 미국 내 주류와 한인 언론의 각종 건강에 관한 인터뷰 및 기고를 규칙적으로 하고 있는데 이제 발간하게 될 이 책의 내용이 이러한 활동과 무관하지 않은 듯하다. 한국에 있는 내게 가끔 당뇨병이나 대사 증후군 등을 비롯한 내분비 질환에 관한 내용을 문의하는데 이것 또한 이러한 대민 활동에 활용하는 것으로 보인다.

지난해 미국에 들렀을 때 저녁 식사 후 피아노 연주와 노래방을 비롯해서 가족들과 재미있게 시간을 보내는 이 선생의 가정적이고 자상한 가장으로서의 또 다른 면을 보았다. 그러면서 이 선생이야말로 사람을 사랑할 줄 아는 따뜻하고 훌륭한 의사가 되어 지역사회를 위해 봉사할 큰 일꾼이 될 것이라는 믿음을 가지게 되었다. 이처럼 훌륭한 이영직 선생이 정성껏 펴낸 이 책의 추천사를 부탁받은 것에 대해 개인적으로 큰 영광이라 생각하며 이 선생에게 깊은 감사를 드린다.

이 선생께서 앞으로도 계속 환자들과 지역사회 주민들의 건강 지킴이로서 활동할 수 있도록 이 선생을 비롯하여 가족들 모두 항상 건강하기를 기원하면서 추천사를 마친다.

✻✻✻

추천사

환자를 위한 뛰어난 조언자이자 안내자

김기수
미국 남가주한인의사회 회장

정력적이고 야심차며 걸출한 실력을 갖추어 동료 의사들에게 존경받는 의사이자 젊은 저자가 분명 이영직 선생 한 사람만은 아닐 것이다. 그러나 감히 단언하건대 이영직 선생만큼 풍부하고 다양한 의료현장의 경험을 독특하고 매력적으로 소개하는 사람은 없을 것이다. 그의 책 출간을 누구보다도 기쁘게 생각하며 내가 그의 첫 번째 독자가 된 것을 영광으로 생각한다.

이 책은 우리가 매일매일 부딪히는 건강에 관련된 의학적 문제를 모든 분야에서 소개하고 있다. 저자는 우리가 건강하게 살 수 있도록 쉽고 간단한 팁을 통해 안내하는 좋은 조언자로 우리가 도움이 필요할 때 올바른 곳으로 인도할 것이다. 의사와 환자의 관계는 같은 배를 타고 항해할 때 신뢰할 수 있는 선장이자 즐거운 동반자와 같은 관계라고 할 수 있다. 그리고 이영직 선생은 내가 아는 한 누구보다도 뛰어난 조언자이자 안내자다.

이영직 선생과 나는 남가주한인의사회에서 함께 일해왔는데 이영직 선생은 LA의사협회, 캘리포니아주의사협회, 한인의사회를 연결하는 교량 역할을 하고 있다. 우리는 특히 남가주 지역에 거주하는 재미 한국인의 질병 양상 문제에 많은 관심을 기울이고 있으며 이를 미국 사회에 알리는 일에서 이영직 선생은 가장 적극적인 활동으로 신뢰받고 있다.

이 책을 읽다 보면 독자는 그가 얼마나 듬직한 주치의인지, 그리고 전공인 내과뿐 아니라 모든 질병 치료에서 그가 얼마나 뛰어난 의사인지 느끼게 될 것이다.

***

Not only is the author a young, energetic and ambitious physician with outstanding political sense among the fellow physicians, but also a charming, reliable and solid individual with the abundance of knowledge and experience in the medical field.

I am very glad to see the publication of his first memoir, and it is my privilege and honor to read the first manuscripts. As I read, this book covers every aspect of most commonly encountered issues of health in our dally life. He will lead and guide you to the right place as you look for the help, and you will find proper advice from him. When you sail through with him in the same boat, you will find him to be a reliable captain and delightful companion.

We have relied on him to delegate our interests to Los Angeles county medical association and California medical association while we have worked for Korean American medical association of Southern California. I am confident in that you will find him a reliable and effective advisor and healer on your concern whenever it arises.

– Alan Kims, M. D. President of KAMASC

✻✻✻

추천사

연구하고 공부하는 의사

존 찰리슨
굿사마리탄 병원 호흡기내과 전문의

이영직 선생은 특별한 의사다. 그는 폐 질환 및 기타 그의 손길이 필요한 환자들을 치료하는 데 그의 능력을 최대한 발휘한다. 그는 호흡기내과 전문의지만 다른 질병으로 병원을 찾는 환자들을 진료하고 치료하는 데도 부족함이 없으며 늘 정성을 쏟는다.

한인타운과 가까운 진료실에서 이영직 선생은 환자 치료 외에도 언제나 한국인의 건강을 위해 그가 알고 있는 모든 의학지식과 능력을 발휘하려고 노력하고 있다.

이영지 선생은 환자는 물론 동료 의사들에게도 감탄의 대상이다. 미국에서 의사란 으레 장시간 근무하기 마련인데 이 선생은 같은 시간을 일하면서도 늘 효율적으로 우리보다 더 뛰어난 능력을 발휘한다. 이 선생은 기본적인 환자 진료는 물론 기초 의학 연구, 의료약물에 대한 연구, 질병 연구 등 항상 연구 조사하며 그 결과를 의학 저널 등에 꾸준히 발표하고 있다. 그는 대다수 내과전문의가 꿈꾸는 진료와 연구 활동에서 많은 것을 이루고 있다.

그럼에도 그는 여전히 연구를 멈추지 않고 항상 새로운 의학지식을 익히고 있다. 또한 많은 사람이 의학지식을 쉽게 이해할 수 있도록 신문이나 잡지에 글을 기고하거나 의학칼럼 등을 꾸준히 연재하고 있다. 그가 그동안 발표한 의학칼럼을 묶은 이 책은 충실한 의학정보는 물론 새로운 질병에 대한 소개, 의료계의 변화, 변화하는 질병 양상의 통계정보, 새로운 치료법, 일상에서 지킬 수 있는 건강관리 비법까지 다루고 있다.

그동안 나는 이영직 선생의 활동을 통해 미국 내 한국인의 건강을 위해 봉사하고자 하는 그의 마음을 조금이나마 짐작할 수 있었다. 그러니 이영직 선생이 특별하다고 하는 나의 표현은 조금도 과장이 아닐 것이다.

그의 동료로서 함께 일할 수 있다는 점을 기쁘게 생각하며, 이 책을 읽는 독자분도 그의 특별한 능력과 따뜻한 마음을 느끼길 바란다.

* * *

Dr. Young Jik Lee is an extraordinary physician. In the hospital, he uses his special skills in pulmonary discase and critical care medicine to nurse his patients to health. At his office, he sees patients with many different ailments, which he skillfully diagnoses and treats. A large Korean-American community, located near his office, is well aware of his practice and takes advantage of his medical knowledge and abilities.

Dr.Lee is admired by both patients and physicians. He works long hours like his colleagues, but because of his efficiency, he seems to get more done than most of us. In addition to the practice of medicine, Dr.Lee has done basic research, made medical discoveries, and published in medical journals. He has accomplished what many of our physicians merely dream of doing.

Notwithstanding the demand of his practice, he studies and writes a medical newsletter, which is intended to educate the Korean community about medical matters. Dr.Lee is truly an extraordinary physician.

– John Chalison, M.D. Pulmonologist in Good Samaritan Hospital

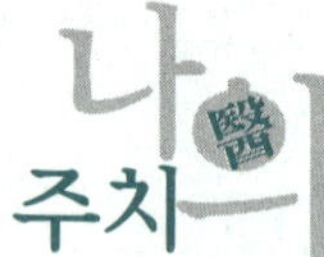

140가지 질병의 증상과 치료

1판 1쇄 펴낸날 2010년 10월 15일
1판 2쇄 펴낸날 2011년 04월 25일

지은이 | 이영직
펴낸이 | 김시연

펴낸곳 | (주)일조각
등록 | 1953년 9월 3일 제300-1953-1호(구 : 제1-298호)
주소 | 110-062 서울시 종로구 신문로 2가 1-335
전화 | 734-3545 / 733-8811(편집부)
733-5430 / 733-5431(영업부)
팩스 | 735-9994(편집부) / 738-5857(영업부)
이메일 | ilchokak@hanmail.net
홈페이지 | www.ilchokak.co.kr

ISBN 978-89-337-0593-3 03510
값 22,000원

* 이 도서의 국립중앙도서관 출판시도서목록(CIP)은 e-CIP 홈페이지
(http://www.nl.go.kr/cip.php)에서 이용하실 수 있습니다.
(CIP제어번호 : CIP2010002828)